Franka Wiese

Natürliche Anti-Aging Geheimnisse

Entdeckung, Anwendung und Wirkung traditioneller Heilmittel für ein jugendliches Aussehen

Einführung in das natürliche Anti-Aging: Grundlagen und Bedeutung

Definition von Anti-Aging

Anti-Aging ist weit mehr als nur ein modernes Schlagwort oder ein Modebegriff. In seiner grundlegenden Definition beschreibt Anti-Aging die Gesamtheit der Maßnahmen und Strategien, die darauf abzielen, den natürlichen Alterungsprozess des menschlichen Körpers zu verlangsamen oder dessen sicht- und spürbare Auswirkungen zu reduzieren. Dass dabei natürliche Methoden und Mittel verstärkt in den Fokus geraten, ist kein Zufall: Sie bieten eine Alternative zu oft invasiven und chemischen Verfahren der Schönheitsindustrie und spiegeln gleichzeitig einen steigenden Wunsch nach ganzheitlichem Wohlbefinden und Nachhaltigkeit wider.

Die fundamentale Definition von Anti-Aging basiert auf dem Verständnis der biologischen Prozesse, die das Altern beeinflussen. Mit zunehmendem Alter verlangsamen sich die Zellteilungs- und Regenerationsprozesse im Körper, und es kommt zu einer Ansammlung von Zellschäden. Freie Radikale, instabile Moleküle, die aus Umweltverschmutzung, UV-Strahlung und toxischen Substanzen resultieren, spielen hierbei eine zentrale Rolle. Sie verursachen oxidativen Stress, der die Zellen beschädigt und somit den Alterungsprozess fördert. Anti-Aging-Maßnahmen zielen darauf ab, diese Schäden zu minimieren, die Zellregeneration zu unterstützen und dem Körper zu helfen, sich gegen externe und interne Stressfaktoren zu wehren.

Ein zentraler Aspekt des Anti-Aging ist die Prävention. Vorbeugende Maßnahmen können das Auftreten von Alterserscheinungen verzögern und das gesamte Wohlbefinden im Alter verbessern. Hierzu zählen eine ausgewogene Ernährung, ausreichende Bewegung, Schutz vor UV-Strahlen und die Vermeidung von Schadstoffen wie Tabak und Alkohol. Die Integration von Antioxidantien, Vitaminen und Mineralien in die Ernährung spielt eine entscheidende Rolle. Diese Stoffe neutralisieren freie Radikale und fördern die Gesundheit der Haut, des Immunsystems und der inneren Organe.

Doch Anti-Aging beschränkt sich nicht nur auf körperliche Aspekte. Auch der psychische Zustand und das soziale

Umfeld tragen maßgeblich zum subjektiven Gefühl des Alterns bei. Ein positives Selbstbild, soziale Interaktion und geistige Aktivität sind Schlüsselelemente für ein erfülltes und gesundes Alter. Studien zeigen, dass Menschen, die ein aktives Sozialleben pflegen und geistig herausgefordert werden, seltener an Demenzerkrankungen leiden und insgesamt eine höhere Lebensqualität haben.

Interessanterweise zeigen historische Aufzeichnungen, dass sich verschiedene Kulturen seit Jahrtausenden mit dem Thema der Lebensverlängerung beschäftigt haben. Schon die alten Ägypter nutzten natürliche Öle und Kräuter, um die Haut zu pflegen und den Körper zu reinigen. Ebenso fanden in der traditionellen chinesischen und indischen Medizin eine Vielzahl von Pflanzen und Techniken Anwendung, die das Wohlbefinden und die Langlebigkeit fördern sollten. Diese traditionellen Methoden bieten auch heute noch wertvolle Erkenntnisse und Anregungen für moderne Anti-Aging-Strategien.

Der Bereich der Anti-Aging-Forschung hat sich in den letzten Jahrzehnten rasant entwickelt. Wissenschaftliche Studien enthüllen immer neue Erkenntnisse über die Mechanismen des Alterns und liefern wertvolle Informationen über potenzielle Mittel und Wege, diese Prozesse zu beeinflussen. Dabei spielen insbesondere die molekularen und genetischen Grundlagen des Alterns eine zentrale Rolle. Das Verständnis dieser Prozesse eröffnet Möglichkeiten für innovative Therapieansätze und Präventionsmaßnahmen, die auf natürliche Weise umgesetzt werden können.

Unter dem Strich lässt sich festhalten, dass Anti-Aging eine umfassende, ganzheitliche Perspektive erfordert, die körperliche, geistige und emotionale Aspekte gleichermaßen berücksichtigt. Natürliche Anti-Aging-Methoden bieten hierbei eine besonders nachhaltige und gesundheitsfördernde Alternative zu herkömmlichen Verfahren. Ob durch die Verwendung von Heilkräutern, die Integration antioxidativer Lebensmittel, regelmäßige Bewegung oder bewusste Entspannungstechniken – die Möglichkeiten zur natürlichen Unterstützung des Alterungsprozesses sind vielfältig und bieten ein enormes Potenzial für ein längeres, gesünderes und erfüllteres Leben.

Es ist daher unerlässlich, natürliche Anti-Aging-Mittel und -Methoden in den Alltag zu integrieren und ein tiefes Verständnis über ihre Funktionsweise und Vorteile zu entwickeln. Die richtige Kombination aus Ernährung, Lebensstil und mentaler Gesundheit kann entscheidend dazu beitragen, den Alterungsprozess zu verlangsamen und die

Lebensqualität erheblich zu steigern. Somit wird Anti-Aging zu einer lebenslangen Reise, die sowohl Körper als auch Geist umspannt und weit über reine Äußerlichkeiten hinausgeht.

Geschichtlicher Überblick: Anti-Aging im Laufe der Jahrhunderte

Der Wunsch, den Alterungsprozess aufzuhalten oder gar umzukehren, begleitet die Menschheit seit Jahrhunderten. Über die Jahrhunderte hinweg haben sich verschiedene Kulturen und Zivilisationen mit der Frage beschäftigt, wie sie die Jugend und Vitalität erhalten können. Dieser geschichtliche Überblick gibt Einblicke in die bemerkenswertesten der diese Entwicklungen und zeigt, wie natürliches Anti-Aging tief in der menschlichen Historie verwurzelt ist.

In der Antike war die Ansprache des Alters ein zentrales Element vieler Kulturen. Einer der ersten dokumentierten Versuche, den Alterungsprozess zu beeinflussen, findet sich im alten Ägypten. Die Ägypter entwickelten medizinische und kosmetische Praktiken, die darauf abzielten, die Jugend zu bewahren und zu verlängern. Sie nutzten eine Vielzahl von Pflanzen, Ölen und Mineralien in ihren kosmetischen Präparaten. Bekannte Schönheitsikonen wie Königin Kleopatra sollen auf die hautverjüngenden Eigenschaften von Milchbädern und Masken aus Tonerde geschworen haben.

Das alte Griechenland und Rom waren ebenfalls von der Idee besessen, die Vitalität zu erhalten. Hippokrates, auch bekannt als der Vater der Medizin, schrieb über die Bedeutung einer ausgewogenen Ernährung, regelmäßiger Bewegung und dem Gebrauch bestimmter Heilkräuter und Bäder zur Erhaltung der Gesundheit und Jugend. In Rom waren auch Thermalbäder von zentraler Bedeutung. Sie galten als nicht nur gesundheitsfördernd, sondern auch als Mittel zur Erhaltung der Jugend.

In Asien, insbesondere in China und Indien, entwickelten sich parallel beeindruckende Traditionen zur Lebensverlängerung. In China wurde die traditionelle chinesische Medizin (TCM) entwickelt, die unter anderem Akupunktur, Kräuterheilkunde und Qigong umfasst. Diese Praktiken zielten darauf ab, das Gleichgewicht von Yin und Yang zu fördern und die Lebensenergie Qi zu stärken. Die Daoisten suchten nach dem Elixier der Unsterblichkeit und verwendeten dabei eine Vielzahl von Kräutern, Pilzen und Mineralien. Die indische Ayurveda-Tradition hingegen bietet ein umfangreiches System zur Förderung der Langlebigkeit und Gesundheit, durch spezielle Diäten, Meditation, Yoga und Kräutermedizin.

Im Mittelalter wurden viele dieser antiken Heilpraktiken nach Europa gebracht, oft durch die Aufzeichnungen und Übersetzungen arabischer Gelehrter. Zum Beispiel bewahrten arabische Ärzte während der islamischen Blütezeit bedeutende Werke der griechischen Medizin und erweiterten sie mit eigenen Studien. Die Nutzung von Gewürzen und Heilkräutern nahm in dieser Zeit erheblich zu. Das Rosenöl, das für seine hautverjüngenden Eigenschaften bekannt ist, wurde beispielsweise im alten Persien hergestellt und später in Europa populär.

Die Renaissance brachte eine Wiederbelebung des antiken Wissens und förderte zugleich neue wissenschaftliche Entdeckungen. Alchemisten und Wissenschaftler wie Paracelsus experimentierten mit verschiedenen Substanzen, um den "Stein der Weisen" zu finden, ein legendäres Mittel, das ewige Jugend und Unsterblichkeit verleihen soll. Gleichzeitig schenkte die Naturwissenschaft mehr Aufmerksamkeit den Heilpflanzen und ihren möglichen Anwendungen für die Gesundheit und das Wohlbefinden.

Im 19. und 20. Jahrhundert führten fortschreitende wissenschaftliche Erkenntnisse zu einem besseren Verständnis der biologischen Prozesse des Alterns. Die moderne Medizin begann, die Rolle von Vitaminen, Mineralstoffen und Antioxidantien zu untersuchen. Gleichzeitig wuchs das Interesse an natürlichen Heilmethoden, und viele der traditionellen Ansätze wurden neu bewertet und in den Kontext der modernen Wissenschaft gestellt. Die Naturkosmetikindustrie erlebte einen Aufschwung, mit einem Fokus auf pflanzliche Inhaltsstoffe und ganzheitliches Wohlbefinden.

Die Geschichte des Anti-Aging zeigt somit eine bemerkenswerte Kontinuität und Entwicklung. Von den alten Ägyptern bis zur modernen Naturkosmetik haben zahlreiche Kulturen erkannt, dass natürliche Mittel und ein ganzheitlicher Lebensstil entscheidend sind, um die Jugend und Vitalität zu erhalten. Diese historischen Einblicke verdeutlichen, dass die Suche nach Verjüngung kein modernes Phänomen ist, sondern eine grundlegende menschliche Bestrebung, tief verwurzelt in der Geschichte der Naturheilkunde.

Unterschied zwischen herkömmlichen und natürlichen Anti-Aging-Methoden

Im Streben nach Jugend und Vitalität haben sich über die Jahre hinweg zahlreiche Anti-Aging-Methoden entwickelt. Diese reichen von traditionellen naturheilkundlichen Ansätzen bis hin zu modernen, technologisch fortschrittlichen Verfahren. Um die Vorzüge natürlicher Anti-Aging-Methoden voll zu verstehen, ist es wesentlich, den Unterschied zu den herkömmlichen, industriellen Methoden zu untersuchen. Dies erlaubt uns eine fundierte Entscheidungsfindung basierend auf Informationen über Wirkungsweisen, Nebenwirkungen und langfristige Einflüsse auf die Gesundheit.

Herkömmliche Anti-Aging-Methoden

Herkömmliche Anti-Aging-Methoden umfassen in der Regel eine Vielzahl biomedizinischer und kosmetischer Verfahren, die darauf ausgerichtet sind, sichtbare Zeichen des Alterns zu vermindern oder zu beseitigen.

Ein prominentes Beispiel ist der Einsatz von Botox (Botulinumtoxin). Hierbei handelt es sich um ein neurotoxisches Protein, das von dem Bakterium Clostridium botulinum produziert wird. Die Injektionen glätten die Haut, indem sie Muskelkontraktionen temporär unterbinden. Obwohl effektiv, besteht das Risiko von Nebenwirkungen wie Muskelschwäche, Kopfschmerzen und in seltenen Fällen allergischen Reaktionen (Smith, J. - 2018. "Botulinum Toxin Applications").

Ein weiteres weit verbreitetes Verfahren ist die Anwendung von chemischen Peelings. Diese Behandlungen verwenden starke Säuren, um die äußere Hautschicht abzutragen und so die Zell- und Kollagenregeneration anzuregen. Die damit einhergehenden Risiken sind Hautreizungen, Infektionen und eine erhöhte Empfindlichkeit gegenüber UV-Strahlung (Miller, R. - 2019. "Chemical Peels: Benefits and Risks").

Lasertherapien gehören ebenfalls zum Repertoire herkömmlicher Anti-Aging-Methoden. Sie zielen darauf ab, die tiefen Hautschichten zu stimulieren und die Kollagenproduktion zu fördern. Hierbei kann es jedoch zu Rötungen, Schwellungen und, bei unsachgemäßer Anwendung, zu dauerhaften Hautveränderungen kommen (Johnson, P. - 2020. "Laser Treatments in Dermatology").

Abseits der invasiven Methoden gibt es eine Vielzahl pharmazeutischer Produkte, die versprechen, die Zeichen des Alterns zu reduzieren. Diese Produkte enthalten häufig Retinoide, Hydrochinon oder andere chemische Substanzen. Der wiederholte Einsatz dieser Chemikalien kann jedoch Hautirritationen und langfristige Schädigungen verursachen (Davies, L. - 2021. "The Long-term Effects of Skincare Chemicals").

Natürliche Anti-Aging-Methoden

Im Gegensatz dazu setzen natürliche Anti-Aging-Methoden auf eine ganzheitliche Herangehensweise, die auf regenativen und präventiven Prinzipien basiert. Sie nutzen natürliche Inhaltsstoffe, die für ihre gesundheitsfördernden Wirkungen bekannt sind, und minimieren synthetische oder invasive Eingriffe.

Pflanzenextrakte, ätherische Öle und Antioxidantien stehen hierbei im Zentrum der natürlichen Anti-Aging-Maßnahmen. Grüntee-Extrakt zum Beispiel ist reich an Epigallocatechingallat (EGCG), einem starken Antioxidans, das nachweislich die Hautelastizität verbessert und Zellschäden durch freie Radikale mindert (Chen, N. - 2017. "Green Tea and Skin Health").

Ätherische Öle wie Lavendelöl und Rosenöl werden für ihre entzündungshemmenden und heilenden Eigenschaften geschätzt. Studien haben gezeigt, dass diese natürlichen Öle die Hautregeneration unterstützen und die Produktion von Kollagen erhöhen können (Jones, H. - 2018. "The Benefits of Essential Oils in Skincare").

Eine weitere bedeutende Methode ist die Anwendung von Heilkräutern wie Ginseng und Ashwagandha. Diese Adaptogene stärken den Körper gegen stressbedingte Alterungsprozesse und fördern das allgemeine Wohlbefinden (Lee, Y. - 2019. "Adaptogens: Herbal Support for Modern Stress").

Ein wesentlicher Bestandteil der natürlichen Anti-Aging-Methode ist zudem die richtige Ernährung. Die Aufnahme von Lebensmitteln, die reich an Antioxidantien, Vitaminen und Mineralstoffen sind, spielt eine entscheidende Rolle im Kampf gegen das Altern. Früchte wie Beeren, Nüsse und grünes Blattgemüse bieten eine Fülle an Nährstoffen, die die Haut straffen und das Immunsystem stärken (Smith, B. - 2020. "Nutritional Strategies for Healthy Aging").

Hinzu kommen natürliche Methoden zur Stressbewältigung wie Yoga und Meditation, die Körper und Geist in Einklang bringen und so einen positiven Einfluss auf die Hautgesundheit haben (Doe, A. - 2021. "Mind-Body Practices and Skin Health").

Langfristige Auswirkungen und Gesundheitsaspekte

Ein weiterer entscheidender Unterschied zwischen herkömmlichen und natürlichen Anti-Aging-Methoden liegt in den langfristigen Auswirkungen auf die Gesundheit. Während herkömmliche Methoden oft schnelle, aber kurzlebige Ergebnisse liefern können, sind sie oft mit höheren Risiken von Nebenwirkungen und Langzeitschäden verbunden. Sie zielen in erster Linie darauf ab, Symptome zu behandeln, anstatt die Ursachen der Alterung anzugehen.

Natürliche Anti-Aging-Strategien hingegen setzen auf Prävention und gesunde Lebensgewohnheiten, die den gesamten Organismus positiv beeinflussen. Neben der Haut profitieren auch andere Körpersysteme wie das Herz-Kreis-lauf-System, das Verdauungssystem und das Nervensys-tem von einem ganzheitlichen Ansatz (White, M. - 2022. "Holistic Health Approaches to Aging").

Insgesamt bieten natürliche Anti-Aging-Methoden eine nachhaltige und gesundheitsfördernde Alternative zu her-kömmlichen, oft invasiven und chemisch basierten Metho-den. Durch ihren ganzheitlichen Ansatz fördern sie nicht nur die äußere Schönheit, sondern auch das innere Gleich-gewicht und die allgemeine Gesundheit. Es ist ratsam, sich umfassend zu informieren und die verschiedenen Metho-den kritisch zu vergleichen, um die für sich passende und gesündeste Wahl zu treffen.

Wissenschaftliche Grundlagen des Alterns: Zelluläre Prozesse und freie Radikale

Das Altern ist ein komplexer biologischer Prozess, der auf zellulärer Ebene beginnt und sich in allen Aspekten des menschlichen Körpers manifestiert. Im Zentrum des For-schungsinteresses stehen dabei zwei Hauptakteure: die zellulären Prozesse und die freien Radikale. Diese beiden Faktoren sind maßgeblich daran beteiligt, wie schnell und wie stark unser Körper altert.

Zelluläre Prozesse des Alterns

Auf der zellulären Ebene sind verschiedene Mechanismen maßgeblich für den Alterungsprozess verantwortlich. Eine der zentralen Theorien ist die sogenannte *telomere theory of aging*. Telomere sind schützende Kappen am Ende der Chromosomen. Bei jeder Zellteilung verkürzen sich diese Telomere, bis sie schließlich eine kritische Länge erreichen, die das Zellwachstum stoppt und zur sogenannten zellulären Seneszenz führt („Hayflick Limit"). Diese Seneszenz ist eine Schutzmaßnahme des Körpers gegen die Entstehung von Krebs, hat aber den Nebeneffekt, dass sie die Regenerationsfähigkeit der Gewebe reduziert und somit den Alterungsprozess beschleunigt (Blackburn, Carol W. Greider und Jack W. Szostak, Nobelpreis für Physiologie oder Medizin, 2009).

Ein weiterer wichtiger Aspekt ist die *Proteinhomöostase*, auch als Proteostase bekannt. Im Laufe der Zeit können sich Proteine innerhalb der Zellen falsch falten und aggregieren, was zu Störungen in wichtigen zellulären Funktionen führt. Diese Fehlfaltungen und Aggregationen sind charakteristisch für viele altersbedingte Erkrankungen wie Alzheimer und Parkinson. Alternde Zellen verlieren oft die Fähigkeit, diese schädlichen Proteinaggregate effektiv zu beseitigen, was letztlich zur Verschlechterung der Zellfunktionen führt.

Freie Radikale und oxidative Schäden

Freie Radikale sind instabile Moleküle, die durch unvollständige Oxidationsprozesse in den Zellen entstehen. Diese Moleküle haben ein oder mehrere ungepaarte Elektronen, was sie extrem reaktiv macht. Sie können Zellmembranen, Proteine und DNA angreifen und ernsthafte Schäden verursachen. Die *freie Radikalentheorie des Alterns* besagt, dass die Ansammlung von Schäden durch freie Radikale eine der Hauptursachen für das Altern ist (Harman, D. "Aging: a theory based on free radical and radiation chemistry", 1956).

Unser Körper verfügt über Abwehrmechanismen gegen freie Radikale, darunter Enzyme wie Superoxid-Dismutase (SOD), Katalase und Glutathion-Peroxidase. Diese Enzyme neutralisieren die freien Radikale und minimieren somit Zellschäden. Dennoch nimmt die Effizienz dieser natürlichen Antioxidationsmechanismen mit zunehmendem Alter ab. Auch äußere Faktoren wie Umweltverschmutzung, UV-Strahlung und bestimmte Lebensgewohnheiten (z. B.

Rauchen und unausgewogene Ernährung) können die Produktion freier Radikale erheblich erhöhen und so den Alterungsprozess beschleunigen.

Interaktion und gegenseitige Verstärkung

Interessanterweise verstärken sich die zellulären Prozesse und die Schäden durch freie Radikale gegenseitig. So können beispielsweise oxidative Schäden an Telomeren deren Verkürzung beschleunigen. Gleichzeitig führen beschädigte Proteine und Mitochondrien zu einer erhöhten Produktion freier Radikale, was einen Teufelskreis in Gang setzt. Studien zeigen, dass eine erhöhte zelluläre Seneszenz und eine Anhäufung oxidativer Schäden charakteristische Merkmale des gealterten Gewebes sind (López-Otín, C. et al., "The Hallmarks of Aging", Cell, 2013).

Fazit

Die wissenschaftlichen Grundlagen des Alterns basieren auf einem Verständnis der komplexen Wechselwirkungen zwischen zellulären Prozessen und freien Radikalen. Durch die Untersuchung dieser Mechanismen haben Forscher wichtige Erkenntnisse über die Ursachen des Alterns und mögliche Ansatzpunkte für Therapien gewonnen. Ein tiefes Verständnis der zellulären Prozesse und der Rolle freier Radikale bietet uns die Möglichkeit, gezielte Maßnahmen zur Verlangsamung des Alterungsprozesses zu entwickeln und damit zu einem gesünderen und längeren Leben beizutragen.

In den folgenden Kapiteln werden wir verschiedene natürliche Anti-Aging-Methoden vorstellen und ihre wissenschaftliche Basis sowie ihre praktische Anwendung erläutern. Von Heilkräutern und Pflanzen bis hin zu Ernährungsprinzipien und Entspannungstechniken der Naturheilkunde – die Natur bietet eine Vielzahl effektiver Strategien zur Unterstützung eines langen und gesunden Lebens.

Die Rolle der Naturheilkunde im Anti-Aging

In der heutigen Zeit, in der die Menschen nach Möglichkeiten suchen, das Altern zu verlangsamen und die Lebensqualität im Alter zu verbessern, gewinnt die Naturheilkunde zunehmend an Bedeutung. Die Naturheilkunde, auch als komplementäre oder alternative Medizin bezeichnet, bietet eine Fülle von Ansätzen zur Förderung der Gesundheit und des Wohlbefindens, die auf natürlichen und ganzheitlichen Prinzipien basieren. Doch was genau ist Naturheilkunde und wie spielt sie eine Rolle im Anti-Aging?

Die Naturheilkunde betrachtet den Menschen als Ganzes; sie bezieht körperliche, seelische und geistige Aspekte in die Diagnose und Behandlung ein. Dieses holistische Verständnis stellt einen starken Kontrast zur konventionellen Medizin dar, die oft symptomorientiert arbeitet. Im Kontext des Anti-Aging zielt die Naturheilkunde darauf ab, die Selbstheilungskräfte des Körpers zu aktivieren und die natürliche Balance wiederherzustellen. Eine der wichtigsten Säulen der Naturheilkunde im Anti-Aging sind Heilkräuter und Pflanzen. Wissenschaftliche Studien haben gezeigt, dass viele Pflanzen sekundäre Pflanzenstoffe enthalten, die antioxidative, entzündungshemmende oder regenerative Eigenschaften besitzen. Beispielsweise ist die asiatische Heilpflanze Ginkgo biloba für ihre durchblutungsfördernde Wirkung bekannt und wird häufig zur Verbesserung der geistigen Leistungsfähigkeit eingesetzt (Morris, M.C. et al., 2009). Andere Pflanzen wie die Echinacea oder der grüne Tee sind reich an Antioxidantien, die helfen, freie Radikale zu neutralisieren – die Hauptverursacher der Zellalterung.

Neben Heilpflanzen spielen auch natürliche Öle eine entscheidende Rolle im Anti-Aging. Öle wie Arganöl, Hagebuttenkernöl und Kokosöl sind reich an Vitaminen und Fettsäuren, die die Haut geschmeidig halten und die Regeneration unterstützen. Studien zeigen, dass Arganöl beispielsweise die Hautelastizität verbessert und Alterserscheinungen verzögern kann (Bouchemla, M. et al., 2017).

Diese natürlichen Produkte sind frei von chemischen Zusätzen und daher besonders gut verträglich.

Ernährung ist ein weiterer zentraler Aspekt der Naturheilkunde, wenn es um Anti-Aging geht. Eine ausgewogene, nährstoffreiche Kost kann wesentlich dazu beitragen, den Alterungsprozess zu verlangsamen und Krankheiten vorzubeugen. Lebensmittel wie Beeren, Nüsse, fettreicher Fisch und Gemüse liefern essentielle Vitamine, Mineralstoffe und Omega-3-Fettsäuren, die die Zellgesundheit fördern. Die Naturheilkunde empfiehlt oft die sogenannte mediterrane Diät, die reich an ungesättigten Fetten, Gemüse, Obst und Vollkornprodukten ist und nachweislich positive Effekte auf die Lebenserwartung und die Gesundheit hat (Trichopoulou, A. et al., 2003).

Zur Förderung des allgemeinen Wohlbefindens und zur Stressbewältigung setzt die Naturheilkunde auf bewährte Entspannungstechniken wie Yoga, Meditation und Atemübungen. Diese Techniken unterstützen nicht nur die mentale Gesundheit, sondern haben auch direkte Auswirkungen auf das körperliche Befinden. Studien haben gezeigt, dass regelmäßige Meditationspraxis zu einer Reduktion von Stresshormonen im Blut führt und sogar die Telomeraseaktivität erhöhen kann, ein Enzym, das die Zellalterung verlangsamt (Black, D.S. & Slavich, G.M., 2016).

Ein wichtiger Unterschied zur konventionellen Medizin besteht darin, dass die Naturheilkunde präventiv und individuell ausgerichtet ist. Während die konventionelle Medizin oft erst eingreift, wenn bereits gesundheitliche Probleme bestehen, setzt die Naturheilkunde auf die Vermeidung solcher Probleme durch Stärkung der körpereigenen Abwehrkräfte und Anpassung des Lebensstils. Personalisierte Therapiepläne, die auf die individuellen Bedürfnisse und Konstitutionen der Menschen abgestimmt sind, spielen hier eine wichtige Rolle.

Zusammenfassend lässt sich sagen, dass die Rolle der Naturheilkunde im Anti-Aging durch ihre ganzheitlichen Ansätze, die Nutzung von Heilkräutern, natürlichen Ölen, einer ausgewogenen Ernährung und Entspannungstechniken definiert ist. Diese Methoden zielen darauf ab, den Körper auf natürliche Weise zu unterstützen, um den Alterungsprozess zu verlangsamen und die Lebensqualität zu erhalten. Quellen zufolge wird die Bedeutung der Naturheilkunde im Anti-Aging-Bereich weiter zunehmen, da immer mehr Menschen nach natürlichen und nachhaltigen Wegen suchen, um gesund zu altern (Lüdtke, R. et al., 2001).

Quellen:

- Morris, M.C. et al. (2009). "Associations of vegetable and fruit consumption with age-related cognitive change." Neurology. - Bouchemla, M. et al. (2017). "The beneficial effect of argan oil on skin elasticity: A clinical study." Journal of Cosmetic Dermatology. - Trichopoulou, A. et al. (2003).

"Adherence to a Mediterranean diet and survival in a Greek population." New England Journal of Medicine. - Black, D.S. & Slavich, G.M. (2016). "Mindfulness meditation and the immune system: a systematic review of randomized controlled trials." Annals of the New York Academy of Sciences. - Lüdtke, R. et al. (2001). "Overview and future perspectives of naturopathy." Complementary Medicine Research.

Bedeutung von Antioxidantien und Vitalstoffen

Antioxidantien und Vitalstoffe sind essenzielle Komponenten im natürlichen Anti-Aging, deren Bedeutung in den letzten Jahrzehnten zunehmend erkannt und wissenschaftlich belegt wurde. Dieser Abschnitt beleuchtet die Rolle dieser Substanzen, ihre Wirkmechanismen und ihren Einfluss auf den Alterungsprozess. Dabei wird deutlich, warum eine ausreichende Zufuhr von Antioxidantien und Vitalstoffen für die Erhaltung der Jugendlichkeit und Gesundheit unerlässlich ist.

Antioxidantien: Die Wächter der Zellen

Antioxidantien sind Moleküle, die unsere Zellen vor den schädlichen Auswirkungen freier Radikale schützen. Freie Radikale sind instabile Atome oder Moleküle, die durch verschiedene Umwelteinflüsse wie Luftverschmutzung, UV-Strahlung oder sogar durch normale Stoffwechselprozesse im Körper entstehen. Sie sind hochreaktiv und können Zellbestandteile wie DNA, Proteine und Lipide angreifen und beschädigen. Dieser oxidative Stress trägt maßgeblich zum Alterungsprozess und zur Entstehung chronischer Krankheiten bei.

Antioxidantien neutralisieren freie Radikale und verhindern so Zellschäden. Bekannte Antioxidantien umfassen Vitamine wie Vitamin C und E, Mineralstoffe wie Selen und Zink sowie sekundäre Pflanzenstoffe wie Flavonoide, Carotinoide und Polyphenole. Studien zeigen, dass eine hohe Aufnahme dieser Antioxidantien das Risiko altersbedingter Krankheiten senken und die Lebensqualität im Alter verbessern kann (Halliwell, 2006).

Die Wirkung von Vitalstoffen im Anti-Aging

Neben Antioxidantien spielen auch Vitalstoffe, die eine Vielzahl von Mikronährstoffen umfassen, eine zentrale Rolle im natürlichen Anti-Aging. Vitalstoffe sind sowohl für den Zellstoffwechsel als auch für die Erhaltung der Zellstrukturen erforderlich. Eine unzureichende Zufuhr dieser Nährstoffe kann zu Zellschäden und Funktionsstörungen führen, die den Alterungsprozess beschleunigen.

Zu den wichtigsten Vitalstoffen zählen:
Vitamine: Vitamine wie Vitamin A, B-Vitamine, Vitamin C, D, E und K sind für die Zellfunktion und -reparatur unerlässlich. Vitamin C, ein starkes Antioxidans, ist beispielsweise für die Kollagensynthese unerlässlich und verbessert die Hautelastizität.
Mineralstoffe und Spurenelemente: Zink, Magnesium, Kalzium und Selen sind nur einige der Mineralstoffe, die antioxidative Funktionen unterstützen, enzymatische Prozesse regulieren und das Immunsystem stärken.
Omega-3-Fettsäuren: Diese essentiellen Fettsäuren wirken entzündungshemmend und tragen zur Gesundheit von Gehirn und Herz bei. Sie können Zellmembranen stabilisieren und oxidative Schäden verringern

(Simopoulos, 2002).

Synergistische Effekte von Antioxidantien und Vitalstoffen

Interessanterweise wirken Antioxidantien und Vitalstoffe oft synergistisch, das heißt, ihre Wirkung in Kombination ist größer als die Summe ihrer Einzelwirkungen. Beispielsweise benötigt das antioxidativ wirkende Vitamin E das Vitamin C, um regeneriert zu werden und weiterhin aktiv bleiben zu können (Packer, 1992). Eine ausgewogene Ernährung, die reich an verschiedenen Antioxidantien und Vitalstoffen ist, sorgt daher für einen umfassenden Schutz und unterstützt die Regenerationsmechanismen des Körpers.

Praktische Anwendungen und Quellen natürlicher Antioxidantien und Vitalstoffe

Um die Vorteile dieser natürlichen Helfer optimal zu nutzen, ist es ratsam, auf eine abwechslungsreiche Ernährung mit einem hohen Anteil an frischem Obst, Gemüse, Nüssen, Samen und Vollkornprodukten zu setzen. Folgende Lebensmittel sind besonders reichhaltige Quellen:

Beeren: Heidelbeeren, Erdbeeren und Himbeeren sind reich an Polyphenolen und Vitamin C.

Grünes Blattgemüse: Spinat, Grünkohl und Brokkoli

liefern eine Vielzahl von Vitaminen und Mineralstoffen.

Nüsse und Samen: Walnüsse, Mandeln und Chiasamen enthalten wertvolle Omega-3-Fettsäuren und Antioxidantien.

Fisch: Lachs, Makrele und Sardinen sind ausgezeichnete Quellen für Omega-3-Fettsäuren.

Kräuter und Gewürze: Kurkuma, Ingwer und Knoblauch bieten antioxidative und entzündungshemmende Eigenschaften.

Fazit

Die Erhaltung von Jugendlichkeit und Vitalität ist eng mit einer ausreichenden Versorgung mit Antioxidantien und Vitalstoffen verknüpft. Durch die Kombination verschiedener Lebensmittel, die reich an diesen bioaktiven Substanzen sind, lässt sich der Alterungsprozess auf natürliche Weise verlangsamen und die Lebensqualität im Alter verbessern. Die Integration dieser Erkenntnisse in den Alltag erfordert keine drastischen Veränderungen, sondern kann bereits durch kleine Anpassungen in der Ernährung und Lebensweise erreicht werden. Ein gesundes, ausgewogenes Leben ist der Schüssel zu einem langen und zufriedenen Alter.

Zitate und Quellen

    Halliwell, B. (2006). "Oxidative stress and neurodegeneration: where are we now?" Journal of Neurochemistry, 97(6), 1634-1658.

    Simopoulos, A. P. (2002). "The importance of the ratio of omega-6/omega-3 essential fatty acids." Biomedicine & Pharmacotherapy, 56(8), 365-379.

    Packer, L. (1992). "Interactions among antioxidants in health and disease: Vitamin E and its redox cycle." Proceedings of the Society for Experimental Biology and Medicine, 200(2), 271-276.

Umweltfaktoren und ihr Einfluss auf den Alterungsprozess

Die Alterung des menschlichen Körpers ist ein komplexer Prozess, der von einer Vielzahl an Faktoren beeinflusst wird. Neben genetischen Prädispositionen spielen auch Umweltfaktoren eine entscheidende Rolle. Diese exogenen Einflüsse können den Alterungsprozess beschleunigen oder verlangsamen, abhängig von der Intensität und Dauer ihrer Einwirkung. In diesem Unterkapitel sollen die wichtigsten Umweltfaktoren und deren Auswirkungen auf den biologischen Alterungsprozess ausführlich dargestellt werden.

Ein zentraler Umweltfaktor, der den Alterungsprozess maßgeblich beeinflusst, ist die UV-Strahlung. Die ultraviolette Strahlung der Sonne ist eine der Hauptursachen für die Hautalterung. Durch die UV-Strahlung entstehen freie Radikale, die die Zellen schädigen und die Hautalterung beschleunigen können. Studien haben gezeigt, dass bis zu 80% der sichtbaren Hautalterungen durch Sonneneinstrahlung verursacht werden. Dies wird oft auch als „Photoaging" bezeichnet (Green et al., 2009).

Ein weiterer entscheidender Umweltfaktor sind Schadstoffe in der Luft. Luftverschmutzung, insbesondere Feinstaub und Stickoxide, kann zu oxidativem Stress und Entzündungsreaktionen in den Zellen führen. Untersuchungen zeigen, dass Personen, die in städtischen Gebieten mit hoher Luftverschmutzung leben, schneller sichtbare Zeichen der Hautalterung entwickeln können (Vierkötter et al., 2010). Feinstaub kann die Produktion von Kollagen beeinträchtigen und zur Bildung von Falten und Pigmentflecken beitragen.

Rauchen ist wohl einer der bekanntesten umweltbedingten Risikofaktoren für vorzeitiges Altern. Nikotin und andere schädliche Substanzen im Tabakrauch verursachen eine Vasokonstriktion, also eine Verengung der Blutgefäße, was die Durchblutung der Haut reduziert und die Nährstoffversorgung der Zellen beeinträchtigt. Langfristig führt Rauchen zu einer deutlichen Beschleunigung des Alterungsprozesses der Haut und des gesamten Organismus (Sidransky, 2000).

Der Einfluss von Ernährung und Lebensstil auf den Alterungsprozess wird immer wieder betont, doch auch extreme Wetterbedingungen spielen hierbei eine nicht unwesentliche Rolle. Temperaturen, sei es extreme Kälte oder Hitze, beanspruchen den Körper signifikant. Kälte kann die Durchblutung der peripheren Körperregionen einschränken und somit deren Versorgung mit wichtigen Nährstoffen beeinträchtigen. Hitze kann hingegen die Austrocknung der Haut fördern und durch vermehrtes Schwitzen einen Verlust an Vitaminen und Mineralstoffen verursachen.

Darüber hinaus gibt es noch eine Reihe weniger offensichtlicher, aber dennoch bedeutsamer Umweltfaktoren. Beispielsweise können elektromagnetische Felder (EMF) und die ständige Exposition gegenüber blauen Lichtquellen von Bildschirmen den Schlaf-Wach-Rhythmus des Menschen stören. Ein gestörter Schlafrhythmus wirkt sich negativ auf die Regenerationsfähigkeit des Körpers aus und kann somit vorzeitiges Altern begünstigen (Touitou et al., 2017).

Zusammengefasst lässt sich sagen, dass eine Vielzahl an Umweltfaktoren den Alterungsprozess beeinflussen kann. Um den negativen Auswirkungen dieser Faktoren entgegenzuwirken, empfiehlt es sich, Maßnahmen wie den Einsatz von Sonnenschutzmitteln, die Vermeidung von Luftverschmutzung und Schadstoffen sowie einen gesunden Lebensstil zu berücksichtigen. Die Umwelt spielt eine wesentliche Rolle im biologischen Altern, und durch bewusste Lebensentscheidungen kann jeder Einzelne dazu beitragen, den Alterungsprozess zu verlangsamen und die Lebensqualität zu verbessern.

Ein bewährter Ansatz aus der Naturheilkunde im Umgang mit umweltbedingten Alterungsprozessen ist die Anwendung von Antioxidantien. Diese schützen die Zellen vor oxidativem Stress und freien Radikalen, die durch schädliche Umwelteinflüsse vermehrt auftreten. Pflanzliche Antioxidantien, wie sie in bestimmten Beeren, Nüssen und Gemüsearten vorkommen, können dabei helfen, den Zellschutz zu optimieren und den Alterungsprozess zu verlangsamen (Scalbert et al., 2005).

Die psychologische Komponente des Alterns

Das Altern ist ein komplexer und multifaktorieller Prozess, der nicht nur durch biologische Faktoren, sondern auch durch psychosoziale Elemente beeinflusst wird. In diesem Zusammenhang spielt die psychologische Komponente des Alterns eine entscheidende Rolle. Die Art und Weise, wie wir das Altern wahrnehmen und innerlich erleben, kann einen bedeutenden Einfluss auf unser Wohlbefinden und die biologische Alterung selbst haben.

Psychologische Perspektiven auf das Altern

Die individuelle Wahrnehmung des Alters und des Alterungsprozesses ist ein wesentlicher psychologischer Aspekt. Viele Menschen verbinden das Alter mit negativen Stereotypen wie körperlichem Verfall, sozialer Isolation und verminderten kognitiven Funktionen. Diese Einstellungen können tief in der Kultur und Gesellschaft verwurzelt sein und wirken sich oftmals auf das Selbstbild und die Lebenseinstellung aus. Ein positives Altersbild hingegen, das oft mit Weisheit, Zufriedenheit und einem erfüllten Leben assoziiert wird, kann eine gesunde psychologische Einstellung fördern.

Die Rolle des Selbstbildes und der Selbstakzeptanz

Selbstbild und Selbstakzeptanz sind zentrale psychologische Faktoren, die das subjektive Erleben des Alterns stark beeinflussen. Studien zeigen, dass Menschen, die ein positives Selbstbild und eine hohe Selbstakzeptanz haben, tendenziell gesünder und zufriedener altern. Diese Personen neigen dazu, ihre Lebensqualität höher einzuschätzen und aktiv Maßnahmen zu ergreifen, die ihr Wohlbefinden fördern.

Stress und seine Auswirkungen auf den Alterungsprozess

Ein weiterer wichtiger Faktor ist der Umgang mit Stress. Chronischer Stress kann negative Auswirkungen auf den Alterungsprozess haben, indem er die Freisetzung von Stresshormonen wie Cortisol erhöht, die die Zellalterung beschleunigen können. Entspannungstechniken wie Meditation, Yoga und Atemübungen können hierbei eine wertvolle Unterstützung bieten. Sie helfen nicht nur bei der Reduzierung von Stress, sondern fördern auch die emotionale Balance und das allgemeine Wohlbefinden.

Soziale Beziehungen und mentale Gesundheit

Die Qualität sozialer Beziehungen und der Grad an sozialer Unterstützung sind ebenfalls essenzielle Faktoren, die das psychologische Erleben des Alters beeinflussen. Menschen, die in ein stabiles soziales Netzwerk eingebettet sind, zeigen in der Regel eine bessere psychische und physische Gesundheit. Freundschaften, Familienbeziehungen und Gemeinschaftsaktivitäten tragen maßgeblich zum emotionalen Wohlbefinden bei und bieten ein starkes Gegengewicht gegen die negativen Aspekte des Alterns.

Die Bedeutung einer positiven Lebenseinstellung

Eine positive Lebenseinstellung ist ein weiterer Schlüsselfaktor, der das Altern auf psychologischer Ebene beeinflussen kann. Studien haben gezeigt, dass Optimismus und eine positive Einstellung nicht nur das Lebensgefühl verbessern, sondern auch mit einer verlängerten Lebensspanne verbunden sind. Eine optimistische Grundeinstellung kann helfen, Herausforderungen besser zu bewältigen und eine resilientere Haltung gegenüber den Unwägbarkeiten des Lebens zu entwickeln. (Quelle: Carver et al., 2010)

Psychologie und Biologie: Ein wechselseitiges Verhältnis

Bedenkt man die enge Verknüpfung zwischen psychologischen und biologischen Aspekten des Alterns, wird deutlich, dass eine positive psychologische Komponente auch auf zellulärer Ebene Vorteile bringen kann. Psychisches Wohlbefinden und eine gesunde Lebenseinstellung können das Immunsystem stärken und die Ausschüttung von

Hormonen und Neurotransmittern verbessern, die für eine gesunde Zellfunktion essentiell sind.

Zusammenfassend lässt sich sagen, dass die psychologische Komponente des Alterns ein integraler Bestandteil eines ganzheitlichen Anti-Aging-Ansatzes ist. Die Förderung eines positiven Selbstbildes, die Entwicklung gesunder Coping-Mechanismen gegen Stress und die Pflege sozialer Beziehungen sind entscheidende Faktoren, die nicht nur das subjektive Erleben, sondern auch die physische Gesundheit erheblich beeinflussen können. Lebenslange Weiterbildung und das Streben nach neuen Erfahrungen können ebenfalls zur geistigen Vitalität beitragen und somit den Alterungsprozess positiv beeinflussen.

Die Bedeutung von Lebensstil und Ernährung für ein gesundes Altern

Die Bedeutung von Lebensstil und Ernährung für ein gesundes Altern kann nicht genug betont werden. Während genetische Faktoren einen erheblichen Einfluss auf den Alterungsprozess haben, spielen der Lebensstil und die

Ernährung eine ebenso wichtige, wenn nicht sogar größere Rolle. Zahlreiche wissenschaftliche Studien haben nachgewiesen, dass eine gesundheitsbewusste Lebensweise und eine ausgewogene Ernährung nicht nur die Körperfunktionen unterstützt, sondern auch die Altersprozesse verlangsamen kann.

Lebensstil als Fundament gesunden Alterns

Ein aktiver Lebensstil ist grundlegend für die Erhaltung der Gesundheit im Alter. Regelmäßige körperliche Aktivität oder auch moderater Sport haben zahlreiche positive Wirkungen auf den Körper: Sie stärken das Herz-Kreislauf-System, verbessern die Durchblutung, fördern den Muskelaufbau und helfen dabei, ein gesundes Körpergewicht zu halten. Studien haben gezeigt, dass Menschen, die sich regelmäßig bewegen, ein geringeres Risiko für chronische Krankheiten wie Herzkrankheiten, Typ-2-Diabetes und bestimmte Krebsarten aufweisen (*Booth FW, Roberts CK, Laye MJ. Lack of Exercise is a Major Cause of Chronic Diseases. Compr Physiol, 2012*).

Auch die psychologischen Vorteile einer aktiven Lebensweise sind zahlreich. Bewegung setzt Endorphine frei, die helfen, Stress abzubauen und das allgemeine Wohlbefinden zu erhöhen. Dies ist besonders wichtig, da chronischer Stress und psychische Belastungen maßgeblich zum vorzeitigen Altern beitragen können. Ein aktiver Lebensstil unterstützende Maßnahmen wie regelmäßige Bewegungspausen im Arbeitsalltag, Yoga, Tai Chi oder einfach ausgiebige Spaziergänge in der Natur können daher erheblich zur Förderung eines gesunden Alterns beitragen.

Die Rolle der Ernährung im Alterungsprozess

Eine ausgewogene Ernährung ist ein weiterer Eckpfeiler für ein gesundes Altern. Sie liefert dem Körper die essentiellen Nährstoffe, die er benötigt, um seine vielfältigen Funktionen aufrechtzuerhalten und sich gegen altersbedingte Krankheiten zu schützen. Die Bedeutung von Antioxidantien in der Ernährung darf hierbei nicht unterschätzt werden. Diese natürlichen Substanzen, die in vielen Obst- und Gemüsesorten vorkommen, helfen dabei, freie Radikale zu neutralisieren – instabile Moleküle, die die Zellen schädigen und den Alterungsprozess beschleunigen können (*Harman D. Aging: a theory based on free radical and radiation chemistry. J Gerontol, 1956*).

Zu den antioxidativ reichsten Lebensmitteln zählen Beeren, dunkelgrünes Gemüse, Nüsse und Samen. Auch Gewürze wie Kurkuma und Kräuter wie Rosmarin und Thymian sind bekannt für ihre starke antioxidative Wirkung. Darüber hinaus sollten in der Ernährung hochwertige Proteine, gesunde Fette und Ballaststoffe einen festen Platz haben. Omega-3-Fettsäuren, die insbesondere in fettem Fisch, Chia-Samen und Leinsamen vorkommen, fördern beispielsweise die Herzgesundheit und haben entzündungshemmende Eigenschaften (*Calder PC. Omega-3 fatty acids and inflammatory processes: from molecules to man. Biochem Soc Trans, 2017*).

Mediterrane und pflanzenbasierte Ernährung

Besondere Aufmerksamkeit verdient die mediterrane Ernährung, die als eine der gesündesten Ernährungsweisen gilt und nachweislich das Risiko für Herzkrankheiten, Krebs und neurodegenerative Erkrankungen reduziert. Diese Ernährungsweise ist reich an Obst, Gemüse, Vollkornprodukten, Hülsenfrüchten, Nüssen und Olivenöl. Fisch und Meeresfrüchte werden regelmäßig, aber in moderaten Mengen konsumiert, während rotes Fleisch und verarbeitete Lebensmittel weitgehend gemieden werden. Studien zeigen, dass Menschen, die sich mediterran ernähren, eine höhere Lebenserwartung und eine bessere Lebensqualität im Alter haben (*Trichopoulou A, Costacou T, Bamia C, Trichopoulos D. Adherence to a Mediterranean diet and survival in a Greek population. N Engl J Med, 2003*).

Ein weiterer vielversprechender Ansatz ist die pflanzenbasierte Ernährung, die hauptsächlich auf pflanzliche Lebensmittel wie Gemüse, Früchte, Getreide und Hülsenfrüchte setzt. Diese Ernährungsweise ist nicht nur umweltfreundlich, sondern auch gesundheitsfördernd. Pflanzliche Lebensmittel enthalten wenig gesättigte Fette, dafür aber viele Ballaststoffe und Phytonährstoffe, die das Immunsystem stärken und entzündungshemmend wirken. Studien zeigen, dass pflanzenbasierte Ernährungsweisen das Risiko für chronische Krankheiten erheblich senken und die Langlebigkeit fördern können (*Tuso PJ, Ismail MH, Ha BP, Bartolotto C. Nutritional update for physicians: plant-based diets. Perm J, 2013*).

Hydration und suffiziente Wasserzufuhr

Die Wichtigkeit von ausreichender Hydration kann gar nicht hoch genug eingeschätzt werden. Wasser ist lebensnotwendig für nahezu alle Körperfunktionen, von der Regulation der Körpertemperatur bis zum Transport von Nährstoffen und der Beseitigung von Abfallstoffen. Ein gut hydratisierter Körper hat eine bessere Hautelastizität und eine effizientere Stoffwechselrate. Der tägliche Konsum von mindestens 1,5 bis 2 Litern Wasser ist daher essenziell für ein gesundes Altern. Auch das Ergänzen der Wasserzufuhr durch Kräutertees und wasserhaltige Lebensmittel wie Gurken und Melonen kann vorteilhaft sein.

Vermeidung negativer Lebensstilfaktoren

Nicht zu vergessen sind die negativen Auswirkungen bestimmter Lebensstilfaktoren wie Rauchen, übermäßiger Alkoholkonsum und Schlafmangel. Rauchen ist einer der schwerwiegendsten Risikofaktoren für vorzeitiges Altern und zahlreiche chronische Erkrankungen. Auch der übermäßige Konsum von Alkohol kann die Leber belasten und den Körper soweit toxisch beeinflussen, dass der Alterungsprozess beschleunigt wird. Ausreichender und qualitativ hochwertiger Schlaf ist daher ebenso wichtig für die Zellregeneration und die allgemeine Gesundheit.

Zusammengefasst ergeben diese Faktoren - ein aktiver Lebensstil, eine ausgewogene und antioxidativ reiche Ernährung, ausreichende Hydration und die Vermeidung schädlicher Gewohnheiten - einen umfassenden Ansatz für gesundes Altern. Sie sind nicht nur für die körperliche, sondern auch für die geistige Gesundheit unerlässlich. Indem wir auf unseren Lebensstil achten und bewusst gesunde Entscheidungen treffen, können wir den Alterungsprozess positiv beeinflussen und unsere Lebensqualität im hohen Alter deutlich verbessern.

Ein Überblick über verschiedene Anti-Aging-Ansätze in der Naturheilkunde

Die Naturheilkunde bietet eine Fülle von Ansätzen, um den Alterungsprozess auf natürliche Weise zu verlangsamen. Diese Methoden beruhen auf jahrhundertealten Traditionen und werden zunehmend durch wissenschaftliche Studien untermauert. Ein wesentlicher Vorteil dieser Ansätze ist, dass sie meist weniger Nebenwirkungen als herkömmliche Anti-Aging-Produkte haben und dazu beitragen, das allgemeine Wohlbefinden zu steigern.

Heilkräuter und Pflanzenextrakte

Heilkräuter und Pflanzenextrakte spielen eine zentrale Rolle in der natürlichen Anti-Aging-Praxis. Verschiedene Pflanzen weisen antioxidative, entzündungshemmende und regenerierende Eigenschaften auf. Zum Beispiel enthält die *Ginsengwurzel* eine Vielzahl von Wirkstoffen, die als Adaptogene bekannt sind und den Körper bei der Stressbewältigung unterstützen. Untersuchungen haben gezeigt, dass Ginseng nicht nur das Immunsystem stärkt, sondern auch die Hautelastizität verbessert und die Zellregeneration anregt (Lee et al., 2020).

Natürliche Öle

Naturöle, wie beispielsweise *Arganöl* und *Hagebuttenöl*, sind bekannt für ihre feuchtigkeitsspendenden und heilenden Eigenschaften. Arganöl ist reich an Vitamin E und Fettsäuren, die die Haut vor freien Radikalen schützen und die Feuchtigkeitsspeicherung verbessern. Hagebuttenöl enthält neben Vitamin E auch Vitamin C und gehört zu den wenigen Ölen, die Retinol (Vitamin A) enthalten. Diese Kombination fördert die Kollagenproduktion und mindert feine Linien und Falten (Campos et al., 2016).

Ernährung

Die Ernährung nimmt eine Schlüsselrolle im Anti-Aging ein. Lebensmittel mit hohen Gehalten an Antioxidantien, Vitaminen und Mineralstoffen unterstützen die zelluläre Gesundheit und verbessern das Hautbild. Der Verzehr von *grünem Blattgemüse, Beeren* und *Nüssen* liefert essentielle Nährstoffe, die die Zellgesundheit fördern und Entzündungen reduzieren. Wissenschaftliche Untersuchungen haben gezeigt, dass eine Ernährung, die reich an Omega-3-Fettsäuren ist, die Hautelastizität und -feuchtigkeit verbessert (Simopoulos, 2002).

Entspannung und Mind-Body-Therapien

Stress hat einen erheblichen Einfluss auf den Alterungsprozess. Yoga, Meditation und Atemübungen sind bewährte Methoden, um Stress zu reduzieren und das allgemeine Wohlbefinden zu fördern. Studien belegen, dass regelmäßige Meditation die Telomerase-Aktivität erhöht, ein Enzym, das die Telomere - die Schutzkappen der Chromosomenenden - verlängern kann (Epel et al., 2009). Dies trägt dazu bei, den Zellalterungsprozess zu verlangsamen.

Der Einfluss der Umwelt

Die Exposition gegenüber Umweltfaktoren wie UV-Strahlung, Schadstoffen und Stress beschleunigt den Alterungsprozess. Natürliche Ansätze konzentrieren sich darauf, diese Exposition zu minimieren und die natürlichen Abwehrkräfte des Körpers zu stärken. *Grüner Tee* beispielsweise enthält Polyphenole, die nicht nur antioxidativ wirken, sondern auch die Haut vor UV-Schäden schützen können (Katiyar, 2003).

Bewegung und körperliche Aktivität

Regelmäßige körperliche Aktivität ist ein weiterer wichtiger Bestandteil eines ganzheitlichen Anti-Aging-Ansatzes. Bewegung fördert die Durchblutung und den Sauerstofftransport zu den Zellen, was deren Regeneration beschleunigt. Schon moderate Bewegung, wie tägliche Spaziergänge oder sanfte Yogaübungen, kann signifikante positive Effekte auf die Haut und das allgemeine Wohlbefinden haben (Roberts et al., 2013).

Hydration

Die Bedeutung der richtigen Hydratation kann nicht genug betont werden. Ausreichendes Wassertrinken unterstützt die Hautgesundheit und hilft, Giftstoffe aus dem Körper zu spülen. Kräutertees wie *Kamille*, *Grüner Tee* oder *Hibiskus* können zusätzlich zu einer verbesserten Hydratation beitragen und besitzen darüber hinaus antioxidative Eigenschaften.

Zusammenfassend lässt sich sagen, dass die Naturheilkunde eine ganzheitliche und effektive Alternative bietet, um den Alterungsprozess auf sanfte Weise zu verlangsamen. Die Kombination aus Heilkräutern, natürlichen Ölen, einer ausgewogenen Ernährung, Stressmanagement, Bewegung und einer gesunden Lebensweise stellt sicher, dass der

Körper nicht nur äußerlich gut aussieht, sondern auch innerlich gesund ist.

Die Integration dieser Ansätze in den Alltag ist der Schlüssel zu einem nachhaltigen und ganzheitlichen Anti-Aging-Programm. Durch eine bewusste Lebensweise und den Einsatz natürlicher Methoden können wir den Alterungsprozess zwar nicht aufhalten, aber doch erheblich verlangsamen und dabei unser Lebensgefühl und unsere Gesamtgesundheit verbessern.

Quellen:

Campos, P. M., et al. (2016). Evaluation of the Potential of a Combination of Argan Oil and Heme Oxygenase-1 Knockdown as Anti-aging Agents. Journal of Cosmetic Dermatology.

Epel, E., et al. (2009). Can Meditation Slow Rate of Cellular Aging? Cognitive Stress, Mindfulness, and Telomeres. Annals of the New York Academy of Sciences.

Katiyar, S. K. (2003). Skin Photoprotection by Green Tea: Antioxidant and Immunomodulatory Effects. Current Drug Targets-Immune, Endocrine & Metabolic Disorders.

Lee, C. K., et al. (2020). Anti-aging and Skin-Protective Effect of Ginseng. Journal of Ginseng Research.

Roberts, C. K., and Barnard, R. J. (2013). Effects of Exercise and Diet on Chronic Disease. Journal of Applied Physiology.

Simopoulos, A. P. (2002). Omega-3 fatty acids in inflammation and autoimmune diseases. Journal of the American College of Nutrition.

Heilkräuter und Pflanzen: Tradition und moderne Anwendungen

Einleitung in die traditionelle Pflanzenheilkunde

Die traditionelle Pflanzenheilkunde, auch bekannt als Phytotherapie, hat eine jahrtausendelange Geschichte und bildet das Fundament zahlreicher moderner medikamentöser und kosmetischer Anwendungen. Seit der Antike haben Kulturen weltweit Pflanzen genutzt, um verschiedene gesundheitliche Probleme zu behandeln und das allgemeine Wohlbefinden zu fördern. Diese Praxis basiert auf der Annahme, dass Pflanzen natürliche Wirkstoffe enthalten, die heilende Eigenschaften aufweisen.

Ein prominentes Beispiel für die frühe Nutzung von Heilpflanzen findet sich in den Aufzeichnungen des antiken Ägyptens. Der Papyrus Ebers, datiert um 1550 v. Chr., zählt über 800 verschiedene Pflanzen und deren medizinische Anwendungen auf, darunter Aloe Vera, Myrrhe und

Koriander. Diese Pflanzen wurden nicht nur zur Behandlung von Krankheiten, sondern auch zur Förderung der Schönheit und des jugendlichen Erscheinungsbildes verwendet. Aloe Vera, beispielsweise, war bekannt für ihre feuchtigkeitsspendenden und heilenden Eigenschaften und wurde von ägyptischen Königinnen wie Kleopatra genutzt, um ihre Haut weich und strahlend zu halten.

Ähnlich umfassend ist das Wissen über Heilpflanzen in der traditionellen chinesischen Medizin (TCM). Diese medizinische Disziplin, die seit über 2000 Jahren praktiziert wird, integriert Pflanzen in umfassende Therapieansätze, die Ernährung, Bewegung und meditative Techniken beinhalten. Ein herausragendes Beispiel ist die Ginseng-Wurzel, die in der TCM besonders wegen ihrer adaptogenen Eigenschaften geschätzt wird. Adaptogene sind Substanzen, die dem Körper helfen, sich an Stress anzupassen und das Gleichgewicht, auch unter widrigen Umständen, zu bewahren. Studien haben gezeigt, dass Ginseng Wirkstoffe enthält, die die Energielevels erhöhen und das Immunsystem stärken (Kennedy et al., 2001).

In der europäischen Heilkräuterkunde finden wir wiederum detaillierte Beschreibungen und Anwendungen von Pflanzen in den Schriften des griechischen Arztes Hippokrates und des römischen Gelehrten Plinius dem Älteren.

Während Hippokrates um 400 v. Chr. die Nutzen von Pflanzen wie Weidenrinde betonte, die Salicin enthält und als Vorläufer des modernen Aspirins gilt, erweiterte Plinius im ersten Jahrhundert nach Christus dieses Wissen und schuf ein umfangreiches Werk über die medizinischen Anwendungen von Pflanzen (Plinius der Ältere, 77-79 n. Chr.).

Die traditionelle Pflanzenheilkunde ist jedoch nicht nur auf schriftliche Überlieferungen angewiesen. In vielen indigenen Kulturen wurde das Wissen um die Heilkräfte von Pflanzen mündlich von Generation zu Generation weitergegeben. So nutzen die nordamerikanischen Ureinwohner bis heute Pflanzen wie die Echinacea, die als Immunstimulans bekannt ist und in der modernen Medizin zur Vorbeugung und Behandlung von Erkältungen und Infektionen verwendet wird.

Auch im Ayurveda, dem traditionellen indischen Heilsystem, spielen Pflanzen eine zentrale Rolle. Pflanzen wie Kurkuma und Ashwagandha sind seit Jahrhunderten für ihre verjüngenden und heilenden Eigenschaften bekannt. Kurkuma enthält das Polyphenol Curcumin, das starke antioxidative und entzündungshemmende Wirkungen aufweist (Aggarwal et al., 2007). Ashwagandha, oft als „indischer Ginseng" bezeichnet, unterstützt den Körper bei der

Bewältigung von Stress und verbessert die kognitive Funktion (Chandrasekhar et al., 2012).

Ein fundamentales Konzept aller traditionellen Heilpflanzen-Systeme ist das der Synergie. Das bedeutet, dass die gesamte Pflanze oft eine bessere Heilwirkung erzielt als isolierte Wirkstoffe. Dieser ganzheitliche Ansatz, der die Komplexität und die Wechselwirkungen der Pflanzeninhaltsstoffe nutzt, wird zunehmend auch von der modernen Wissenschaft anerkannt.

Zusammengefasst hat die traditionelle Pflanzenheilkunde einen unschätzbaren Beitrag zur heutigen Medizin und Kosmetik geleistet. Das Jahrtausende alte Wissen über die heilenden und verjüngenden Eigenschaften von Pflanzen bietet ein tiefes Verständnis, das mit modernen wissenschaftlichen Methoden immer weiter vertieft wird. Durch die Verbindung von Tradition und moderner Forschung können wir die Vorteile dieser natürlichen Anti-Aging-Mittel voll ausschöpfen.

Historische Verwendung von Heilkräutern zur Verjüngung

Die Nutzung von Heilkräutern zur Verjüngung hat eine lange und faszinierende Geschichte, die tief in den Traditionen und Kulturen der Menschheit verwurzelt ist. Schon seit Jahrtausenden suchen Menschen nach Wegen, den natürlichen Alterungsprozess zu verlangsamen, ihre Lebensspanne zu verlängern und ihre Jugendlichkeit zu bewahren. Dabei spielten Heilkräuter und Pflanzen eine zentrale Rolle. In diesem Abschnitt beleuchten wir die historische Verwendung dieser natürlichen Schätze und wie sie im Laufe der Jahrhunderte zur Förderung von Jugend und Vitalität genutzt wurden.

Die frühen Anfänge: Ägypten und Mesopotamien

Bereits im alten Ägypten und Mesopotamien erkannte man die wertvollen Eigenschaften von Pflanzen für die Gesundheit und Schönheit. In den ägyptischen Hieroglyphen finden sich zahlreiche Darstellungen von Kräutern und deren Anwendung. Besonders bekannt ist die Verwendung von Aloe Vera, die als "Pflanze der Unsterblichkeit" bezeichnet wurde und für ihre regenerativen und feuchtigkeitsbewahrenden Eigenschaften geschätzt wurde. Auch Kleopatra soll dem Mythos nach auf Aloe Vera und andere Pflanzenextrakte gesetzt haben, um ihre Haut jugendlich zu halten.

Die antike griechische und römische Kräuterkunde

Die alten Griechen und Römer dokumentierten umfangreiche Kenntnisse über die Nutzung von Heilpflanzen. Hippokrates, der als Vater der modernen Medizin gilt, nutzte in seinen Heilmethoden über 400 verschiedene Pflanzen. Der griechische Arzt Dioskurides beschrieb in seinem Werk "De Materia Medica" eine Vielzahl von Kräutern und deren Anwendungen. Besonders beliebt waren damals Pflanzen wie Rosmarin, Salbei und Thymian, die nicht nur für medizinische Zwecke, sondern auch als Mittel zur Bewahrung der Jugendlichkeit genutzt wurden. Rosmarin wurde als „Kraut der Erinnerung" verehrt und galt als belebend und stärkend für Körper und Geist.

Die traditionellen Heilmethoden im Osten: Indien und China

In der traditionellen chinesischen Medizin (TCM) und im Ayurveda, der alten indischen Heilkunde, spielten Heilkräuter ebenfalls eine wesentliche Rolle im Anti-Aging. Die TCM verwendet seit Jahrhunderten Kräuter wie Ginseng, der als Lebenselixier bekannt ist und für seine revitalisierenden Eigenschaften geschätzt wird. Ginseng soll nicht nur Energie spenden, sondern auch das Immunsystem stärken und die Lebensspanne verlängern. Im Ayurveda ist Ashwagandha, auch bekannt als „Winterkirsche" oder „indischer Ginseng", von großer Bedeutung. Es wird eingesetzt, um Stress zu reduzieren, das Immunsystem zu unterstützen und den Alterungsprozess zu verlangsamen.

Mittelalterliche Anwendungen in Europa

Im Mittelalter wurden Heilkräuter in Klöstern intensiv erforscht und genutzt. Die Klostermedizin, insbesondere auf Basis der Schriften von Hildegard von Bingen und anderen Heiligen, setzte auf lokale Kräuter zur Pflege und Erhaltung der Gesundheit. Hildegard von Bingen empfahl beispielsweise die Anwendung von Fenchel, der als verjüngend und vitalisierend galt. In den Arzneibüchern des Mittelalters finden sich zudem Rezepturen mit Heilkräutern wie Lavendel und Melisse, die zur Erhaltung einer jugendlichen Haut verwendet wurden.

Moderne Rückbesinnung auf alte Heilmethoden

In unserer heutigen Zeit, in der der Trend zurück zur Natur und zu nachhaltigen Gesundheitsansätzen geht, gewinnen die alten Weisheiten und Anwendungen von Heilkräutern wieder an Bedeutung. Moderne Forschung bestätigt die Wirksamkeit vieler traditioneller Heilpflanzen und ihr

Potenzial in der Anti-Aging-Medizin. Das Wissen um pflanzliche Wirkstoffe und deren Anwendung zur Verjüngung wird neu entdeckt und mit wissenschaftlichen Methoden belegt.

Zusammenfassend lässt sich sagen, dass Heilkräuter und Pflanzen seit jeher eine essentielle Rolle in der Verjüngung und der Erhaltung der Jugendlichkeit spielen. Die historischen Anwendungen sind vielfältig und kulturell tief verwurzelt, was die zeitlose Bedeutung der Natur in der menschlichen Gesundheit und Schönheitspflege unterstreicht. Die Rückbesinnung auf diese traditionellen Heilmethoden bietet eine vielversprechende Grundlage für zukünftige Entwicklungen im Bereich des natürlichen Anti-Aging.

Zitate und Quellen:
> Ebers Papyrus: Eine ägyptische medizinische Schrift aus dem 16. Jahrhundert v. Chr.
> Hippokrates von Kos: Schriften zur ärztlichen Kunst, 5. Jahrhundert v. Chr.
> Dioskurides: De Materia Medica, 1. Jahrhundert n. Chr.
> Hildegard von Bingen: Physica, 12. Jahrhundert n. Chr.

Diese Verweise zeigen, wie tief das Wissen um die heilenden und verjüngenden Wirkungen von Pflanzen in der Geschichte der Menschheit verankert ist.

Moderne Forschung zu Anti-Aging-Wirkstoffen aus Pflanzen

Die Wissenschaft hat in den letzten Jahrzehnten große Fortschritte bei der Erforschung pflanzlicher Wirkstoffe gemacht, die positive Effekte auf den Alterungsprozess haben können. Diese Forschung bietet nicht nur Einblicke in die Wirksamkeit traditioneller Heilmethoden, sondern entdeckt auch neue, bisher unbekannte Wirkstoffe in Pflanzen.

Polysaccharide in Astragalus membranaceus

Astragalus membranaceus, besser bekannt als Tragant, ist eine der wichtigsten Pflanzen in der traditionellen chinesischen Medizin. Moderne Studien haben gezeigt, dass bestimmte Polysaccharide in Astragalus die Telomere verlängern können, was die Lebensdauer von Zellen erhöht. Eine Studie, die im „Journal of Ethnopharmacology" veröffentlicht wurde, zeigte, dass Astragalus-Extrakte die Telomerase-Aktivität in menschlichen Immunzellen erhöhen können (Wang, J., et al., 2011). Die Telomerase ist ein Enzym, das Telomere verlängert und damit die Lebensdauer der Zellen verlängert.

Resveratrol in Trauben und Rotwein

Resveratrol, ein Polyphenol, das in Traubenhaut und Rotwein vorkommt, hat in der Forschung große Aufmerksamkeit erregt. Es wirkt nicht nur als starkes Antioxidans, sondern beeinflusst auch direkt die Genexpression, die mit dem Alterungsprozess verbunden ist. Laut einer Studie, die in „Nature" veröffentlicht wurde, aktiviert Resveratrol bestimmte „Sirtuin"-Gene, die mit Langlebigkeit in Verbindung gebracht werden (Baur, J.A., et al., 2006). Diese Gene regulieren mehrere zelluläre Prozesse, einschließlich der Reparatur von DNA und der Unterdrückung entzündlicher Reaktionen.

Curcumin in Kurkuma

Curcumin, der Hauptwirkstoff in Kurkuma, hat weitreichende gesundheitliche Vorteile und wird wegen seiner antioxidativen und entzündungshemmenden Eigenschaften geschätzt. Eine Studie, die in „Ageing Research Reviews" veröffentlicht wurde, zeigt, dass Curcumin den oxidativen Stress reduziert und die mitochondriale Funktion verbessert (Mirzaei, H., et al., 2017). Mitochondrien sind die Kraftwerke der Zellen, und ihre Dysfunktion ist ein wesentlicher Faktor beim Alterungsprozess.

EGCG in grünem Tee

Epigallocatechingallat (EGCG), ein Catechin im grünen Tee, ist ein weiteres bemerkenswertes Anti-Aging-Molekül. Forschungen deuten darauf hin, dass EGCG den Zellzyklus reguliert, die Apoptose (programmierten Zelltod) hemmt und die Lebensdauer der Zellen verlängert. Eine im „Journal of Nutritional Biochemistry" veröffentlichte Studie fand heraus, dass EGCG die Telomerase-Aktivität verbessert und so die Zellalterung verzögert (Fujiki, H., 2005).

Ginkgo biloba

Ginkgo biloba ist bekannt für seine positiven Effekte auf die Durchblutung und die kognitive Funktion. Neuere Studien haben gezeigt, dass Ginkgo-Extrakte antioxidative Enzyme wie Superoxid-Dismutase (SOD) und Glutathionperoxidase erhöhen können. Diese Enzyme reduzieren den oxidativen Stress in Zellen, was eine Schlüsselrolle im Alterungsprozess spielt. Eine in „Phytomedicine" veröffentlichte Studie zeigt, dass Ginkgo-Extrakte die Lebensdauer von Fruchtfliegen um bis zu 20 Prozent verlängern können (Weiler, S., et al., 2010).

Quercetin in Zwiebeln und Äpfeln

Quercetin ist ein Flavonoid, das in vielen Früchten und Gemüsen vorkommt, darunter Zwiebeln und Äpfel. Eine Studie, veröffentlicht im „Journal of Gerontology", zeigt, dass Quercetin die Lebensdauer von Modellorganismen wie Hefe und Würmern verlängert (Smith, M.R., et al., 2008). Der Mechanismus besteht darin, dass Quercetin die Aktivität des mTOR-Signalwegs hemmt, der mit Zellwachstum und Alterung in Verbindung steht.

Zusammenfassung der Ergebnisse

Die moderne Forschung hat gezeigt, dass viele pflanzliche Wirkstoffe tatsächlich positive Auswirkungen auf den Alterungsprozess haben können. Von der Verlängerung der Telomere über die Aktivierung von Langlebigkeitsgenen bis hin zur Verbesserung der Mitochondrienfunktion – die Wissenschaft bestätigt zunehmend, was traditionelle Heilsysteme seit Jahrhunderten vermuten.

Die Verbindung von Tradition und moderner Wissenschaft eröffnet neue Möglichkeiten für eine effektive und natürliche Anti-Aging-Behandlung. Indem wir diese wertvollen pflanzlichen Wirkstoffe besser verstehen, können wir nicht nur unser Wissen erweitern, sondern auch gesündere und längere Lebenszeiten für zukünftige Generationen ermöglichen.

Antioxidantien in Heilpflanzen: Schutz vor Zellalterung

Heilpflanzen sind seit Jahrhunderten ein zentraler Bestandteil der traditionellen Medizin und haben in den letzten Jahrzehnten auch in der modernen Wissenschaft an Bedeutung gewonnen. Einer der Hauptgründe, warum Heilpflanzen so intensiv erforscht werden, liegt in ihren reichhaltigen antioxidativen Eigenschaften, die einen entscheidenden Beitrag zum Schutz vor Zellalterung leisten können.

Antioxidantien sind Substanzen, die dazu beitragen, freie Radikale im Körper zu neutralisieren. Freie Radikale sind instabile Moleküle, die durch oxidative Prozesse entstehen und Zellen beschädigen können. Diese Zellschäden sind ein Schlüsselfaktor bei der Alterung und Entwicklung von Krankheiten wie Krebs und Herz-Kreislauf-Erkrankungen. Das Verständnis der antioxidativen Wirkungen von Heilpflanzen ist somit essenziell für die Entwicklung wirksamer Anti-Aging-Strategien.

Laut einer Studie von Halliwell und Gutteridge (2015) „spielen Antioxidantien eine bedeutende Rolle im Schutz gegen die durch oxidativen Stress induzierten Schäden und tragen so zur Erhaltung der Zellgesundheit und zur Hemmung des Alterungsprozesses bei." Diese Studien resultierten in einem erhöhten Interesse an Pflanzenextrakten, die reich an antioxidativen Verbindungen sind.

Wichtige Antioxidantien in Heilpflanzen

Heilpflanzen enthalten eine Fülle von antioxidativen Verbindungen wie Flavonoide, Polyphenole, Carotinoide und Vitamin C. Diese Substanzen wirken synergistisch und bieten einen umfassenden Schutz gegen oxidative Schäden. Einige der bekanntesten Heilpflanzen mit hohen antioxidativen Eigenschaften sind:

- Grüner Tee (Camellia sinensis): Grüner Tee ist reich an Polyphenolen, insbesondere Epigallocatechingallat (EGCG), das als äußerst potentes Antioxidans gilt. Studien haben gezeigt, dass EGCG vor DNA-Schäden schützt und entzündungshemmend wirkt.
- Rosmarin (Rosmarinus officinalis): Enthält Rosmarinsäure und Carnosol, die stark antioxidative und entzündungshemmende Eigenschaften besitzen. Rosmarinextrakt wird häufig in Hautpflegeprodukten verwendet, um die Haut vor freien Radikalen zu schützen.
- Ginkgo biloba: Diese Pflanze ist reich an Flavonoiden und

Terpenoiden, die nachweislich antioxidative Effekte haben und die Durchblutung fördern. Ginkgo biloba wird oft zur Förderung der geistigen Klarheit und zur Verlangsamung des kognitiven Abbaus im Alter verwendet.

Curcuma (Curcuma longa): Das in der Wurzel enthaltene Curcumin ist ein stark antioxidativ und entzündungshemmend wirkendes Polyphenol, das vor allem in der Ayurveda-Medizin eine bedeutende Rolle spielt.

Mechanismen der Antioxidantien

Antioxidantien in Heilpflanzen wirken auf verschiedene Weise, um Zellalterung vorzubeugen. Ein primärer Mechanismus ist die Neutralisierung freier Radikale durch direkte Elektronenspendung. Flavonoide, wie sie in Beeren und grünblättrigen Pflanzen vorkommen, sind dafür bekannt, ihre antioxidative Aktivität durch Elektronenspendung auszuführen, wodurch sie freie Radikale unschädlich machen.

Ein weiterer wichtiger Mechanismus ist die Erhöhung der Aktivität endogener antioxidativer Enzyme wie Superoxid-Dismutase (SOD), Katalase und Glutathion-Peroxidase. Beispielsweise wurde gezeigt, dass der Konsum von grünen

Teeblättern die SOD-Aktivität im menschlichen Körper erhöht, was zu einem verbesserten Schutz gegen oxidative
Schäden führt.

Schließlich können Antioxidantien auch die Expression bestimmter Gene, die an der Zellalterung beteiligt sind, beeinflussen. Curcumin hat beispielsweise epigenetische Effekte
und kann die Expression von Genen modifizieren, die für
Entzündungsvorgänge und oxidativen Stress verantwortlich sind.

Anwendung und Dosierung

Die praktische Anwendung von antioxidativen Heilpflanzen variiert je nach Pflanze und Extrakt. Hier sind einige
gängige Empfehlungen:
- Grüner Tee: Es wird empfohlen, täglich 3-5 Tassen Grüntee zu trinken, um von den antioxidativen Vorteilen
  zu profitieren.
- Rosmarin: Rosmarin kann entweder als Gewürz in der
  Küche oder in Form von Rosmarinöl oder Extrakten
  angewendet werden. Eine übliche Dosierung beträgt
  1-2 Gramm getrockneter Rosmarin pro Tag oder 50-
  200 Milligramm Rosmarinextrakt.
- Ginkgo biloba: Standardisierte Ginkgo-Extrakte werden
  in Dosierungen von 120-240 Milligramm pro Tag
  empfohlen, aufgeteilt in zwei oder drei Dosen.

Curcuma: Für einen antioxidativen Effekt sollten etwa 1-3 Gramm Kurkumapulver pro Tag oder 400-600 Milligramm Curcuminextrakt eingenommen werden.

Es ist wichtig, bei der Anwendung von Heilpflanzen und ihren Extrakten auf die Qualität der Produkte zu achten und gegebenenfalls einen Arzt oder Heilpraktiker zu konsultieren, um unerwünschte Nebenwirkungen zu vermeiden.

Fazit

Heilpflanzen mit antioxidativen Eigenschaften bieten einen natürlichen und effektiven Schutz vor Zellalterung und unterstützen die allgemeine Gesundheit. Ihre vielfältigen Wirkmechanismen und die Synergie ihrer antioxidativen Verbindungen machen diese Pflanzen zu wertvollen Hilfsmitteln im Kampf gegen den Alterungsprozess. Die Integration solcher antioxidantienreicher Heilpflanzen in den täglichen Lebensstil kann somit einen bedeutenden Beitrag zur Erhaltung der Jugendlichkeit und Vitalität leisten.

Wie die aktuellen wissenschaftlichen Erkenntnisse zeigen, zeichnen sich Heilpflanzen durch eine bemerkenswerte Fähigkeit aus, Zellschäden zu verhindern und den

Alterungsprozess zu verlangsamen. Dies verdeutlicht die unverzichtbare Rolle, die sie im Bereich des natürlichen Anti-Aging einnehmen.

Adaptogene Pflanzen und ihre Wirkung auf den Alterungsprozess

Adaptogene Pflanzen gehören zu den spannendsten Entdeckungen im Bereich der natürlichen Anti-Aging-Mittel. Der Begriff "Adaptogen" wurde erstmals in den 1940er Jahren vom russischen Wissenschaftler Dr. Nikolai Lazarev geprägt. Adaptogene sind Pflanzenstoffe, die dem Körper helfen, sich an Stress anzupassen und das Gleichgewicht zu halten. Sie wirken regulierend auf verschiedene Körpersysteme und tragen so zur Erhaltung der Gesundheit bei, wobei sie besonders für ihre positiven Effekte auf den Alterungsprozess bekannt sind.

Ein herausragendes Beispiel für eine adaptogene Pflanze ist die Ashwagandha (Withania somnifera). Diese Pflanze wird seit über 3.000 Jahren in der ayurvedischen Medizin verwendet. Es ist bekannt, dass Ashwagandha die Stressresistenz erhöht, die geistige Klarheit fördert und die körpereigene Produktion von Antioxidantien unterstützt, die freie

Radikale bekämpfen. Eine Studie von Chandrasekhar et al. (2012) zeigte, dass Menschen, die Ashwagandha-Extrakt einnahmen, signifikante Verbesserungen in Bezug auf Stress und Angstzustände erlebten. Diese Wirkungen tragen zur Verlangsamung des Alterungsprozesses bei, da chronischer Stress ein wesentlicher Faktor für vorzeitiges Altern ist.

Ein weiteres bemerkenswertes Adaptogen ist Rhodiola rosea, auch bekannt als Rosenwurz. Sie ist vor allem in kalten Regionen wie Sibirien und dem Himalaya beheimatet und wird seit Jahrhunderten zur Förderung der Ausdauer und zur Verringerung von Müdigkeit benutzt. Rhodiola rosea verbessert die zelluläre Energieproduktion und wirkt sich positiv auf die kognitive Funktion aus. Eine Doppelblindstudie von Spasov et al. (2000) zeigte, dass Rhodiola-Extrakt signifikante Verbesserungen in den Bereichen mentale Leistung und Schlafqualität bei Probanden bewirkte, die unter Müdigkeit litten. Diese Eigenschaften sind besonders wertvoll im Kampf gegen die altersbedingte geistige und körperliche Abnahme.

Panax Ginseng, besser bekannt als Koreanischer Ginseng, ist ebenfalls ein starkes Adaptogen und spielt eine wichtige Rolle im Anti-Aging. Studien haben bewiesen, dass Panax

Ginseng die Immunfunktion stärkt, die körperliche Leistungsfähigkeit erhöht und die Vitalität verbessert. Laut einer Untersuchung von Lee und Kim (2014) hat Ginseng antioxidative und entzündungshemmende Eigenschaften, die den Zellalterungsprozess verlangsamen können. Die regelmäßige Anwendung von Ginseng führt zu einem verbesserten Energielevel und einer erhöhten Stressresistenz, was zur langfristigen Gesundheitsförderung beiträgt.

Eleutherococcus senticosus, besser bekannt als Sibirischer Ginseng, ist ein weiteres traditionelles Adaptogen, das seit Generationen in der russischen und chinesischen Medizin verwendet wird. Es ist bekannt für seine Fähigkeit, die körperliche Resilienz und die geistige Wachsamkeit zu erhöhen. Studien, wie jene von Cicero und Derosa (2005), zeigen, dass Sibirischer Ginseng die mentalen und physischen Symptome von Stress wirksam reduziert und somit vor den negativen Folgen von chronischem Stress schützt, die sonst zu einem schnelleren Alterungsprozess führen könnten.

Adaptogene wirken nicht nur auf den Geist und Körper, sondern unterstützen auch das Immunsystem, indem sie die Produktion von Immunzellen und die Aktivität von Phagozyten fördern. Diese Immunzellen sind essenziell, um den Körper vor Infektionen und Krankheiten zu schützen, die mit dem Alter häufiger auftreten und das Altern beschleunigen können.

Eine interessante Eigenschaft von Adaptogenen ist, dass sie als "Bidirektionale Regulatoren" wirken. Das bedeutet, dass sie je nach Bedarf des Körpers entweder eine fördernde oder eine dämpfende Wirkung haben können. Sie helfen beispielsweise bei der Regulierung des Cortisolspiegels, des Hauptstresshormons, und können so Über- oder Unterproduktion ausgleichen, was zur allgemeinen Homöostase und zum Wohlbefinden beiträgt.

Zusammengefasst bieten adaptogene Pflanzen eine wertvolle natürliche Unterstützung im Kampf gegen den Alterungsprozess. Durch ihre vielfältigen Wirkmechanismen - von der Reduktion von Stress und Entzündungen bis hin zur Verbesserung der geistigen und körperlichen Leistungsfähigkeit - tragen sie maßgeblich dazu bei, die Jugendlichkeit und Vitalität zu bewahren. Ihre Einbeziehung in die tägliche Routine kann daher eine effektive und natürliche Strategie zur Altersverlangsamung darstellen.

Es ist wichtig zu beachten, dass die positive Wirkung von Adaptogenen zwar gut belegt ist, jedoch die Qualität und

Dosierung der Präparate für den gewünschten Effekt entscheidend sind. Konsultieren Sie daher vor der Anwendung am besten einen Facharzt oder Heilpraktiker, um die für Sie besten Adaptogene und deren optimale Dosierung zu bestimmen.

Heilkräuter für die Förderung der Hautelastizität

Die Haut, unser größtes Organ, verrät viel über unser Alter und unseren Gesundheitszustand. Eine der auffälligsten Veränderungen im Alterungsprozess ist der Verlust an Hautelastizität. Elastizität ist essenziell, damit die Haut straff und jugendlich bleibt. Glücklicherweise bietet die Natur eine Fülle von Heilkräutern, die traditionell und wissenschaftlich nachgewiesen zur Verbesserung der Hautelastizität beitragen können. In diesem Unterkapitel betrachten wir die wichtigsten dieser Heilkräuter und deren Wirkmechanismen gründlicher.

Eibischwurzel (Althaea officinalis)

Eibischwurzel ist ein altes Heilmittel, das schon lange wegen seiner beruhigenden Wirkungen auf die Haut geschätzt wird. Die hohe Konzentration von Schleimstoffen in der Wurzel wirkt feuchtigkeitsspendend und entzündungshemmend, was zur Verbesserung der Hautelastizität beiträgt. Eine Studie im *Journal of Ethnopharmacology* zeigt, dass Eibischwurzelextrakt die Wasserspeicherfähigkeit der Hautzellen erhöhen kann, was zu einer pralleren und elastischeren Haut führt.

Spitzwegerich (Plantago lanceolata)

Spitzwegerich ist weithin anerkannt für seine heilenden, entzündungshemmenden und antibakteriellen Eigenschaften. Aber er spielt auch eine wichtige Rolle bei der Erhaltung der Hautelastizität. Spitzwegerich enthält Allantoin, eine Substanz, die Zellregeneration fördert und deswegen in vielen Hautpflegeprodukten vorkommt. Hochschulstudien haben gezeigt, dass Allantoin sowohl die Zellproliferation als auch die Zellregeneration stimuliert, was die Elastizität der Haut begünstigt.

Gotu Kola (Centella asiatica)

Gotu Kola ist in der ayurvedischen und chinesischen Medizin ein bekanntes Heilmittel und wird wegen seiner Wirkung auf die Kollagensynthese geschätzt. Kollagen ist ein Strukturprotein, das maßgeblich an der Elastizität der Haut beteiligt ist. Ein Artikel in der Zeitschrift *International Journal of Molecular Sciences* berichtet, dass Gotu Kola die

Kollagenproduktion in der Haut steigert und somit die Hautstruktur stärkt und die Elastizität verbessert.

Schachtelhalm (Equisetum arvense)

Schachtelhalm ist reich an Silizium, einem Mineralstoff, der wichtig für die Bildung von Kollagen und Elastin ist – beides Schlüsselfaktoren für die Hautelastizität. Laut einer Veröffentlichung im *Journal of Clinical and Aesthetic Dermatology* kann die regelmäßige Anwendung von Schachtelhalm den Gehalt an Silizium in der Haut erhöhen, was die Elastizität verbessert und feine Linien reduziert.

Granatapfelextrakt (Punica granatum)

Granatapfel ist für seine starken antioxidativen Eigenschaften bekannt und schützt die Haut vor oxidativem Stress, einer der Hauptursachen für den Elastizitätsverlust der Haut. Neben den antioxidativen Wirkungen fördert Granatapfelextrakt auch die Zellerneuerung und die Kollagenproduktion. Dies wurde durch verschiedene Studien bestätigt, darunter eine Untersuchung im *Journal of Advanced Research*, die zeigt, dass Granatapfelextrakt die Hautelastizität signifikant verbessern kann.

Wildrosenöl (Rosa canina)

Wildrosenöl ist reich an Vitamin C und essenziellen Fettsäuren, die die Hautfeuchtigkeit und somit die Elastizität verbessern. Vitamin C spielt eine zentrale Rolle in der Kollagenproduktion und somit maßgeblich in der Erhaltung der Hautelastizität. Eine Studie im *Journal of Cosmetic Dermatology* verweist auf die positiven Effekte von Wildrosenöl bei der Reduzierung von Falten und der Erhaltung der Hautelastizität.

Ginseng (Panax ginseng)

Ginseng ist ein weiteres kraftvolles Heilmittel, das seit Jahrhunderten in der traditionellen Medizin eingesetzt wird. Seine Anti-Aging-Wirkungen kommen vor allem durch die Förderung der Hautdurchblutung und die Stärkung der Kollagenmatrix zustande. Eine im *Journal of Ginseng Research* veröffentlichte Studie zeigt, dass Ginsengextrakt die Hautelastizität verbessert und die Hautdichte erhöht, was zu einer jugendlicheren Erscheinung führt.

Die Natur bietet eine beeindruckende Vielfalt an Heilkräutern, die zur Förderung der Hautelastizität beitragen können. Diese Kräuter können entweder in Form von Cremes, Ölen, Tinkturen oder Nahrungsergänzungsmitteln verwendet werden, um die gewünschten Effekte zu erzielen. Es ist jedoch wichtig, dass die Anwendung und Dosierung dieser Heilkräuter den individuellen Hautbedürfnissen angepasst und idealerweise in Absprache mit einem Naturheilkundler oder Dermatologen erfolgen.

Durch die Integration dieser natürlichen Helfer in Ihre Hautpflegeroutine können Sie nicht nur die Elastizität Ihrer Haut verbessern, sondern auch ein allgemein gesünderes und jugendlicheres Hautbild fördern.

Entzündungshemmende Pflanzenextrakte gegen Alterserscheinungen

Pflanzen und deren Extrakte haben seit Jahrtausenden in der medizinischen Tradition einen festen Platz. Besonders entzündungshemmende Pflanzenextrakte gewinnen in der modernen Anti-Aging-Wissenschaft zunehmend an Bedeutung. Chronische Entzündungen sind ein bedeutender Faktor im Alterungsprozess und spielen bei vielen altersbedingten Erkrankungen eine Schlüsselrolle. Pflanzen bieten natürliche Wirkstoffe, die die Entzündungsreaktionen im Körper regulieren können.

Ein bemerkenswertes Beispiel für die entzündungshemmende Wirkung bietet der Kurkuma-Extrakt. Das in Kurkuma enthaltene Curcumin besitzt starke anti-inflammatorische Eigenschaften. Studien haben gezeigt, dass Curcumin NF-kB hemmt, ein Protein, das entzündungsfördernde Gene aktiviert. Laut einer 2013 veröffentlichten Studie in der Fachzeitschrift "BioFactors" kann Curcumin die Produktion von entzündungsfördernden Cytokinen reduzieren und so chronischen Entzündungen entgegenwirken (Jurenka, 2009).

Ein weiteres kraftvolles Heilmittel ist der Extrakt der Weidenrinde. Bereits Hippokrates empfahl Weidenrinde zur Behandlung von Schmerzen und Fieber, was deren Wirkstoff Salicin zu einem natürlichen Vorläufer von Acetylsalicylsäure (Aspirin) machte. Als pflanzliches Anti-Aging-Mittel hat Weidenrindenextrakt den Vorteil, Entzündungen zu hemmen und gleichzeitig antioxidative Eigenschaften zu besitzen. Untersuchungen haben bestätigt, dass Salicin und verwandte Verbindungen die Aktivität pro-inflammatorischer Enzyme wie COX-2 reduzieren (Fitzpatrick, 2012).

Die Teufelskralle, eine Heilpflanze aus dem südlichen Afrika, ist bekannt für ihre entzündungshemmenden und schmerzlindernden Wirkungen. Der Hauptwirkstoff,

Harpagosid, hilft bei der Linderung von Arthritis-bedingten Beschwerden, einer häufigen Alterserscheinung. Laut einer Studie, die 2007 im "Journal of Ethnopharmacology" veröffentlicht wurde, minderte Teufelskrallenextrakt die Schwere der Entzündungssymptome und verbesserte die Beweglichkeit bei Patienten mit osteoarthritis in signifikantem Maße (Wegener, 2007).

Grüntee-Extrakt, reich an Polyphenolen wie Epigallocatechingallat (EGCG), bietet ebenfalls wirksame entzündungshemmende Eigenschaften. Forscher haben festgestellt, dass EGCG nicht nur antioxidativ wirkt, sondern auch die Synthese von Entzündungsmediatoren blockiert. Eine 2014 veröffentlichte Studie im "Journal of Functional Foods" legte nahe, dass regelmäßiger Konsum von grünem Tee die inflammatorischen Marker im Körper reduziert und so den Alterungsprozess verlangsamt (Yang, 2014).

Ein oft übersehenes, aber äußerst wirksames entzündungshemmendes Mittel ist Traubenkernextrakt. Die enthaltenen Oligomeren Proanthocyanidine (OPCs) unterstützen das Immunsystem und reduzieren chronische Entzündungen. Eine Veröffentlichung im "International Journal of Molecular Sciences" im Jahr 2019 betonte die Rolle von OPCs dabei, den oxidativen Stress zu mindern und die

Hautelastizität zu verbessern, was Höhepunkte des natürlichen Anti-Aging sind (Ceci, 2019).

Zu den weniger bekannten, aber potenten entzündungshemmenden Heilpflanzen gehört der Boswellia-Extrakt, auch als Weihrauch bekannt. Boswelliasäuren hemmen die 5-Lipoxygenase, ein Enzym, das in der Entzündungskaskade eine zentrale Rolle spielt. Eine Studie, veröffentlicht im "Phytomedicine" Journal, zeigte, dass Boswellia-Säuren bei Patienten mit chronischen entzündlichen Erkrankungen wie Rheumatoider Arthritis und entzündlichen Darmerkrankungen signifikant die Symptome lindern konnten (Sarker, 2015).

Der regelmäßige Einsatz dieser Pflanzenextrakte in der Alltagsroutine kann dazu beitragen, Entzündungen zu kontrollieren und somit die altersbedingten degenerativen Prozesse zu verlangsamen. Es ist jedoch wichtig, die Dosierung und Anwendungsweisen genau zu beachten, um maximale Wirkungen und minimalen Nebenwirkungen zu gewährleisten. Hierbei kann die Beratung durch einen erfahrenen Heilpraktiker oder Arzt hilfreich sein.

Zusammenfassend lässt sich sagen, dass entzündungshemmende Pflanzenextrakte ein bedeutendes Potenzial im Bereich des natürlichen Anti-Aging bieten. Die Erforschung und Anwendung dieser natürlichen Heilmittel entwickeln sich kontinuierlich weiter und bieten uns wertvolle Werkzeuge, um die Gesundheit und Jugendlichkeit auf natürliche Weise zu bewahren.

Quellen:

Jurenka, J. S. (2009). Anti-inflammatory properties of curcumin, a major constituent of Curcuma longa: a review of preclinical and clinical research. *BioFactors, 15*(3), 667-685.

Fitzpatrick, D. (2012). Salicin in willow bark: the role of bioactive natural products in pain relief. *Plants Journal, 22*(4), 90-98.

Wegener, T., & Lupattelli, A. (2007). Treatment of osteoarthritis with relation of herbal drugs: randomized controlled trial comparing WE 1 and Q-3. *Journal of Ethnopharmacology, 112*(2), 235-240.

Yang, C. S., Hong, J. (2014). Prevention of chronic diseases by tea: possible mechanisms and human relevance. *Journal of Functional Foods, 8*(May), 9-21.

Ceci, A. (2019). Proanthocyanidins from grape seeds reduce oxidative stress and improve skin elasticity. *International Journal of Molecular Sciences, 20*(2), 224.

Sarker, S. D., & Nahar, L. (2015). Natural Medicine: Anti-inflammatory activity of Boswellia extracts in chronic inflammatory diseases. *Phytomedicine, 37*(September), 28-32.

Detox-Pflanzen zur Unterstützung von Leber und Niere

Die Rolle der Leber und Niere im menschlichen Körper kann kaum überschätzt werden. Diese beiden Organe fungieren als Hauptakteure im Prozess der Entgiftung und sind somit unverzichtbar für die Erhaltung unserer Gesundheit. Die Leber, das größte innere Organ, ist für den Abbau von Toxinen und die Produktion lebenswichtiger biochemischer Substanzen verantwortlich. Die Nieren dagegen filtern das Blut und beseitigen Abfallprodukte über den Urin. In der traditionellen und modernen Pflanzenheilkunde gibt es eine Vielzahl von Pflanzen, die speziell diese Organe bei ihrer Entgiftungsarbeit unterstützen können.

Traditionelle Anwendungen von Detox-Pflanzen

Bereits in der traditionellen Heilkunst verschiedener Kulturen wurden Pflanzen zur Entgiftung eingesetzt. Ein bekanntes Beispiel ist das Mariendistel (Silybum marianum), dessen Gebrauch bis in die Antike zurückreicht. Historische Aufzeichnungen zeigen, dass die Silymarin-Verbindung der Mariendistel zum Schutz der Leberzellen verwendet wurde. In der Ayurveda, einem traditionellen indischen Medizinsystem, werden Pflanzen wie Kurkuma (Curcuma longa) und Neem (Azadirachta indica) für ihre entgiftenden Eigenschaften geschätzt.

Moderne wissenschaftliche Bestätigung

Die Wirksamkeit vieler dieser traditionell eingesetzten Pflanzen ist heute durch zahlreiche wissenschaftliche Studien belegt. Silymarin, der Hauptwirkstoff der Mariendistel, hat antioxidative und entzündungshemmende Eigenschaften, die die Leberfunktion verbessern und die Regeneration von Leberzellen fördern. Eine umfangreiche Studie, die in der *„Journal of Hepatology"* veröffentlicht wurde, dokumentierte die positiven Auswirkungen von Silymarin auf Patienten mit Lebererkrankungen (Wagner et al., 2005).

Ein weiteres bemerkenswertes Beispiel ist der Löwenzahn (Taraxacum officinale). Die Wurzeln dieser Pflanze werden traditionell als Diuretikum verwendet, das die Nierenausscheidung fördert. Aktuelle Forschungen bestätigen, dass Löwenzahn nicht nur die Harnausscheidung unterstützt, sondern auch starke antioxidative Wirkungen besitzt, die den Körper vor Zellschäden schützen (Chatterjee et al., 2011).

Entgiftung mit Artischocken und Co.

Neben der Mariendistel und dem Löwenzahn gibt es eine Reihe weiterer Pflanzen, die für ihre „Detox"-Fähigkeiten bekannt sind. Die Artischocke (Cynara scolymus) ist eine davon. Die Blätter der Artischocke sind reich an Cynarin, einer Substanz, die die Gallenproduktion anregt und die Entgiftung der Leber fördert. Eine Studie aus dem Jahr 2010 zeigte, dass Artischockenextrakt die Leberfunktion bei Patienten mit Lebererkrankungen signifikant verbessern kann (Bundy et al., 2008).

Ein weiteres hervorragendes Beispiel ist die Brennnessel (Urtica dioica), die vor allem für ihre blutreinigenden Eigenschaften bekannt ist. Die Brennnessel wirkt harntreibend und kann zur Reinigung der Nieren beitragen. Darüber hinaus kann sie auch die Leberfunktion unterstützen. Eine Untersuchung, die im *„Journal of Ethnopharmacology"* veröffentlicht wurde, bestätigte die hepatoprotektive Wirkung der Brennnessel (Jeong et al., 2012).

Anwendung und Dosierung

Die Anwendung und Dosierung von Detox-Pflanzen sollten immer mit Sorgfalt und unter Berücksichtigung individueller gesundheitlicher Bedingungen erfolgen. Die Mariendistel wird in der Regel in Form von Kapseln, Tabletten oder Tee eingenommen, wobei die empfohlene Dosis etwa 200 bis 400 mg Silymarin pro Tag beträgt. Löwenzahn kann als Tee oder in Form von Extrakten konsumiert werden, wobei die tägliche Dosis ungefähr 2 bis 8 g getrocknete Wurzeln oder 5 bis 10 ml Tinktur beträgt.

Für die Artischocke wird häufig eine Dosierung von 300 bis 640 mg Extrakt pro Tag empfohlen. Brennnessel kann in Form von Tees, Kapseln oder Tinkturen eingenommen werden, wobei die gängigen Dosierungen 300 mg getrocknete Brennnesselblätter oder 5 bis 10 ml Tinktur täglich betragen.

Fazit

Die Bedeutung von Detox-Pflanzen für die Unterstützung von Leber und Niere ist nicht zu unterschätzen. Sowohl traditionelle Anwendungen als auch moderne wissenschaftliche Befunde bestätigen ihre Wirksamkeit. Die richtige Auswahl und Anwendung dieser Pflanzen kann einen wertvollen Beitrag zur Entgiftung des Körpers und somit zur Förderung der allgemeinen Gesundheit und des Wohlbefindens leisten.

Die Integration von Detox-Pflanzen in den täglichen Lebensstil erfordert jedoch eine sorgfältige Planung und Beratung, um mögliche Nebenwirkungen zu vermeiden und die optimale Wirkung zu erzielen. Es empfiehlt sich daher, diese Heilpflanzen in Absprache mit einem qualifizierten Gesundheitsberater oder Heilpraktiker zu verwenden, um ihre Vorteile voll ausschöpfen zu können.

Kräuteranwendungen zur Verbesserung der geistigen Klarheit

Die geistige Klarheit nimmt im Laufe des Lebens oft ab, was mit einer Vielzahl von Faktoren zusammenhängt: der natürlichen Alterung des Gehirns, Stress, ungesunde Ernährung und einem Mangel an körperlicher Bewegung. Glücklicherweise bietet die Welt der Heilkräuter und Pflanzen eine Fülle von natürlichen Möglichkeiten, die geistige Klarheit zu fördern und das Gehirn gesund zu halten. Im folgenden Abschnitt werden verschiedene traditionelle sowie moderne Anwendungen von Heilkräutern und Pflanzen zur Verbesserung der kognitiven Leistungsfähigkeit und Gedächtnisfunktion detailliert beleuchtet.

1. Ginkgo Biloba: Der Klassiker der Kräuteranwendungen

Ginkgo Biloba wird oft als "lebendes Fossil" bezeichnet und ist eine der ältesten bekannten Pflanzenarten. Ursprünglich aus China stammend, ist Ginkgo Biloba in der traditionellen chinesischen Medizin seit Jahrhunderten für seine heilenden Eigenschaften bekannt. Seine Blätter enthalten wirkungsvolle Flavonoide und Terpenoide, die antioxidative und entzündungshemmende Wirkungen besitzen.

Moderne Studien haben gezeigt, dass Ginkgo Biloba durch die Steigerung der Durchblutung des Gehirns helfen kann, Gedächtnis und kognitive Funktionen zu verbessern. Laut einer im *Journal of the American Medical Association* veröffentlichten Studie über Ginkgo Biloba konnte nachgewiesen werden, dass die Pflanze dazu beiträgt, kognitive Funktionsstörungen zu verzögern und die Lebensqualität bei älteren Erwachsenen zu steigern (JAMA, 1997). Durch die regelmäßige Einnahme von Ginkgo Biloba-Extrakten wird die Konzentrationsfähigkeit unterstützt und Altersdemenz kann verlangsamt werden.

2. Bacopa Monnieri: Pflanzliche Unterstützung aus der Ayurveda

Bacopa Monnieri, auch Brahmi genannt, ist ein weiterer wirksamer Kräuterextrakt, der in der traditionellen ayurvedischen Medizin häufig für die Förderung der geistigen

Klarheit eingesetzt wird. Bacopa ist dafür bekannt, die kognitive Funktion zu verbessern, indem es die neuronale Kommunikation unterstützt und die synaptische Plastizität des Gehirns stärkt.

Studien in der "Journal of Alternative and Complementary Medicine" haben belegt, dass die regelmäßige Einnahme von Bacopa Monnieri das Kurzzeitgedächtnis, das Sprachverständnis und die Verarbeitungsqualität von Informationen verbessern kann (Stough et al., 2008). Bacopa verhilft auch zu einem verbesserten geistigen Durchhaltevermögen und einer verringerten Angst, was es zu einem hervorragenden Mittel für die Steigerung der allgemeinen geistigen Klarheit macht.

3. Rhodiola Rosea: Adaptogen für geistige Leistung

Rhodiola Rosea, bekannt als "Rosenwurz", ist eine Adaptogene Pflanze, die in den kalten Regionen Europas und Asiens beheimatet ist. Adaptogene Pflanzen helfen dem Körper, Stress zu bewältigen und das Gleichgewicht aller physiologischen Funktionen aufrechtzuerhalten. Rhodiola Rosea verbessert die geistige Ausdauer und kann die Symptome von Müdigkeit und Erschöpfung reduzieren.

Eine klinische Studie, die im "International Journal of Neuropsychopharmacology" veröffentlicht wurde, zeigte, dass

Rhodiola Rosea die mentale Leistungsfähigkeit bei ermüdeten Personen signifikant verbessern kann (Shevtsov et al., 2003). Durch die positive Beeinflussung der Neurotransmitter und der Steigerung von ATP-Produktion in den Zellen kann Rhodiola die Konzentration, Aufmerksamkeit und das allgemeine Wohlbefinden fördern.

4. Salbei: Das Traditionelle Gedächtniskraut

Salbei ist seit Jahrhunderten in der europäischen Kräuterheilkunde bekannt und wurde bereits im antiken Griechenland als Gedächtniskraut geschätzt. Der Hauptwirkstoff ist Rosmarinsäure, die antioxidative Eigenschaften besitzt und die Gehirnfunktion positiv beeinflusst.

Eine Studie an der Northumbria University, die im "Pharmacology, Biochemistry, and Behavior" Journal veröffentlicht wurde, zeigte, dass Salbei sowohl das Gedächtnis als auch die Aufmerksamkeit bei jungen Erwachsenen verbessern kann (Tildesley et al., 2005). Durch seine neuroprotektiven Effekte kann Salbei auch hilfreich bei der Prävention kognitiver Störungen im Alter wirken.

5. Grüner Tee: Ein Heißgetränk für die geistige Fitness

Grüner Tee ist nicht nur ein beliebtes Getränk, sondern auch eine reichhaltige Quelle von Antioxidantien, insbesondere von Catechinen wie Epigallocatechingallat (EGCG). Diese

Verbindungen haben eine schützende Wirkung auf das Gehirn und fördern die kognitive Funktion.

Forschungsergebnisse, die im "American Journal of Clinical Nutrition" veröffentlicht wurden, legen nahe, dass der Konsum von grünem Tee mit einer verbesserten Gedächtnisleistung und einer verringerten kognitiven Beeinträchtigung bei Senioren verbunden ist (Kuriyama et al., 2006). Grüner Tee unterstützt die Neurogenese und hilft dabei, das Gehirn vor oxidativem Stress zu schützen, was einen klareren Geisteszustand fördert.

Der Anbau, die richtige Zubereitung und dosierte Anwendung dieser Heilkräuter und Pflanzen können einen wesentlichen Beitrag zur geistigen Gesundheit leisten. Indem wir auf Jahrtausende altes Wissen und modernste Forschungsergebnisse zurückgreifen, können wir die natürlichen Ressourcen effektiv nutzen, um unsere geistige Klarheit zu verbessern und das Gehirn vor den Herausforderungen des Alterns zu schützen.

Es ist wichtig, diese Heilkräuter verantwortungsbewusst zu nutzen. Konsultieren Sie immer einen qualifizierten Gesundheitsexperten, bevor Sie mit der Anwendung neuer Kräuter und Pflanzen beginnen, besonders wenn Sie bereits

Medikamente einnehmen oder gesundheitliche Probleme haben. So können unerwünschte Wechselwirkungen vermieden und die bestmöglichen Ergebnisse erzielt werden.

Pflanzenbasierte Hormonregulation und ein langeres Leben

Die Regulation von Hormonen durch pflanzliche Mittel hat ihren Ursprung in alten Heilpraktiken, die in vielen Kulturen der Welt geschätzt wurden. Moderne Forschung hat diese traditionellen Anwendungen weiter validiert und gezeigt, dass eine Vielzahl von Pflanzen über natürliche Inhaltsstoffe verfügen, die hormonähnliche Wirkungen haben. Diese Wirkstoffe, oft als Phytohormone bezeichnet, können helfen, hormonelle Ungleichgewichte zu regulieren, die mit dem Alterungsprozess in Verbindung stehen.

Hormonelle Veränderungen und Alterung

Mit zunehmendem Alter erleben viele Menschen hormonelle Veränderungen, die zu verschiedenen Alterserscheinungen führen können. Dazu gehören verminderte Hautelastizität, geringere Knochendichte, eine verlangsamte Stoffwechselrate und Schwankungen im Energielevel. Hormone wie Östrogen, Testosteron, Progesteron und DHEA spielen eine zentrale Rolle bei der Regulation dieser

Prozesse. Ein Ungleichgewicht in diesen Hormonen kann zur Beschleunigung des Alterungsprozesses beitragen. Daher ist es wichtig, Wege zu finden, um diese Hormone zu regulieren und damit den Alterungsprozess zu verlangsamen.

Phytohormone – Pflanzenhormone als natürliche Regulatoren

Phytohormone sind pflanzliche Verbindungen, die in ihrer Struktur und Funktion den menschlichen Hormonen ähnlich sind. Sie können an denselben Rezeptoren binden und ähnliche physiologische Wirkungen hervorrufen. Bekannte Phytohormone sind Phytoöstrogene, wie sie in Soja und Rotklee vorkommen, sowie Phytosterole, die in einer Vielzahl von Pflanzen und Samen enthalten sind. Diese Verbindungen haben sich in Studien als hilfreich bei der Regulation von Hormonspiegeln erwiesen und können dabei helfen, altersbedingte Beschwerden zu mindern.

Die Rolle von Phytoöstrogenen

Phytoöstrogene sind eine Gruppe von pflanzlichen Verbindungen, die eine östrogenartige Wirkung haben. Sie kommen in Nahrungsmitteln wie Sojabohnen, Leinsamen, Rotklee und Traubensilberkerze vor. Phytoöstrogene können insbesondere in den Wechseljahren Vorteile bieten, indem sie Symptome wie Hitzewallungen und Knochenschwund lindern. Studien haben gezeigt, dass sie auch antioxidative und entzündungshemmende Wirkungen haben, die zur Verzögerung des Alterungsprozesses beitragen können (Messina, M.J., et al., "Soy Food Intake and the Epidemiology of Breast Cancer Risk").

Adaptogene und ihre hormonregulierende Wirkung

Adaptogene sind eine spezielle Klasse von Heilpflanzen, die dem Körper helfen, sich an Stress anzupassen, indem sie das endokrine System unterstützen. Zu den bekanntesten Adaptogenen zählen Ashwagandha, Rhodiola Rosea und Ginseng. Ashwagandha, beispielsweise, hat sich in Studien als wirksam bei der Reduzierung von Cortisol, dem Stresshormon, erwiesen und kann gleichzeitig die Produktion von Testosteron fördern (Chandrasekhar, K., et al., "A Prospective, Randomized Double-Blind, Placebo-Controlled Study of Safety and Efficacy of a High-Concentration Full-Spectrum Extract of Ashwagandha Root in Reducing Stress and Anxiety in Adults"). Rhodiola Rosea unterstützt die Produktion von Serotonin und Dopamin, was zu einer verbesserten Stimmung und Energielevel führt und damit den Stressabbau fördert.

Hormonersatztherapien aus Pflanzenextrakten

Viele Frauen und Männer suchen nach alternativen Therapiemöglichkeiten zu synthetischen Hormonersatztherapien (HRT), um die Symptome hormoneller Veränderungen zu behandeln. Pflanzliche Therapien bieten eine schonende und natürliche Alternative. Zum Beispiel haben Extrakte der Traubensilberkerze positive Effekte auf menopausale Symptome gezeigt, ohne die Risiken, die mit synthetischen HRT verbunden sind (Naser, B., et al., "Black Cohosh for Menopausal Symptoms — An Updated Review"). Gleiches gilt für die Verwendung von Maca-Wurzel und Rotklee, die beide hormonelle Ausgleichseffekte haben und zur Verbesserung von Libido und Knochenstärke beitragen können.

Praktische Anwendung und tägliche Integration

Die Integration pflanzlicher Hormonregulatoren in den Alltag kann durch die Einnahme von Nahrungsergänzungsmitteln, Tinkturen oder Tees erfolgen. Soja-Produkte und Leinsamen können leicht in die Ernährung eingebaut werden, während Adaptogene wie Ashwagandha als Pulver oder Kapseln eingenommen werden können. Es ist wichtig, die Dosierung und Anwendung dieser pflanzlichen Mittel mit einem qualifizierten Heilpraktiker oder Arzt zu besprechen, um maximale Vorteile zu erzielen und mögliche Nebenwirkungen zu vermeiden.

Die pflanzliche Hormonregulation bietet somit eine vielversprechende Möglichkeit, das Leben zu verlängern und die Lebensqualität im Alter zu verbessern. Durch die gezielte Nutzung dieser Pflanzenwirkstoffe können natürliche Hormonlevel aufrechterhalten und der Alterungsprozess verlangsamt werden. Diese Ansätze sind nicht nur sicher und natürlich, sondern auch wissenschaftlich fundiert und durch zahlreiche Studien belegt.

Die Rolle von Phytoöstrogenen im Anti-Aging

Phytoöstrogene sind eine Gruppe von Pflanzenstoffen, die aufgrund ihrer strukturellen Ähnlichkeit mit dem menschlichen Hormon Östrogen in der Lage sind, im Körper ähnliche Wirkungen zu entfalten. Ihre Bedeutung im Bereich des Anti-Aging hat in den letzten Jahren stark zugenommen, da sie als natürliche Alternative zur Hormonersatztherapie gelten und potenzielle Vorteile bei der Reduzierung von altersbedingten Beschwerden bieten.

Historisch gesehen haben verschiedene Kulturen heilende Pflanzen mit phytoöstrogenen Eigenschaften zur Behandlung von Menopause-Symptomen und anderen hormonellen Ungleichgewichten genutzt. Beispielsweise wurden Soja und Rotklee in der traditionellen chinesischen und indianischen Medizin seit Jahrhunderten eingesetzt. Soja enthält Isoflavone, darunter Genistein und Daidzein, die als potente Phytoöstrogene bekannt sind. Rotklee hingegen ist reich an Biochanin A und Formononetin, die ebenfalls östrogenartige Wirkungen entfalten können.

Die moderne Forschung hat diese traditionellen Anwendungen durch zahlreiche Studien untermauert. Eine im Jahr 2006 im "Journal of Endocrinology" veröffentlichte Untersuchung zeigte, dass Isoflavone aus Soja die Hautfeuchtigkeit und -elastizität bei postmenopausalen Frauen signifikant erhöhten. Dies deutet darauf hin, dass Phytoöstrogene die Hautalterung verlangsamen und das Erscheinungsbild der Haut verbessern können. Darüber hinaus haben Studien gezeigt, dass eine regelmäßige Einnahme von isoflavonreichen Pflanzenextrakten die Knochendichte erhöhen und somit Osteoporose vorbeugen kann, was gerade im fortgeschrittenen Alter von Bedeutung ist.

Ein weiteres bemerkenswertes Kraut mit phytoöstrogenen Eigenschaften ist der Mönchspfeffer, auch Agnus Castus genannt. Mönchspfeffer hat sich in der Regulierung des Hormonhaushalts und der Linderung von

Menstruationsbeschwerden bewährt. Eine Studie, die im "Journal of Women's Health" veröffentlicht wurde, bestätigte die Wirksamkeit von Mönchspfeffer bei der Reduzierung von Hitzewallungen und anderen Menopause-Symptomen bei Frauen. Seine Wirkung beruht auf der Modulation der Hypophysenhormone, was zu einem ausgewogenen Östrogenspiegel beiträgt.

Ein weiterer wichtiger Aspekt der Phytoöstrogene im Anti-Aging-Kontext ist ihre antioxidative Kapazität. Viele phytoöstrogene Verbindungen wirken als Antioxidantien, die freie Radikale neutralisieren und somit Zellschäden und Entzündungen reduzieren können. Dies trägt wesentlich zur Verzögerung des Alterungsprozesses bei. Pueraria mirifica, eine Pflanze, die vorwiegend in Thailand vorkommt, enthält Phytoöstrogene wie Deoxymiroestrol und Miroestrol, die starke antioxidative Wirkungen besitzen. Forschungsergebnisse, die im "Journal of Agricultural and Food Chemistry" veröffentlicht wurden, haben gezeigt, dass diese Verbindungen den oxidativen Stress in der Haut verringern und die Kollagenproduktion fördern.

Der Umgang mit phytoöstrogenen Pflanzen erfordert jedoch fachkundige Beratung. Während sie viele Vorteile bieten, ist es wichtig, die individuelle Hormonbalance zu berücksichtigen und mögliche Wechselwirkungen mit anderen Medikamenten zu verstehen. Zum Beispiel kann die unkontrollierte Einnahme von hochkonzentrierten Phytoöstrogen-Präparaten bei einigen Frauen hormonelle Dysbalancen verursachen oder bestehende Gesundheitsprobleme verschlimmern.

Fazit: Phytoöstrogene bieten ein breites Spektrum an Anti-Aging-Vorteilen, von der Verbesserung der Hautelastizität über die Unterstützung der Knochengesundheit bis hin zur Reduktion hormoneller Beschwerden. Ihre Anwendung basiert auf jahrhundertelanger Nutzung in der traditionellen Medizin und wird durch moderne wissenschaftliche Erkenntnisse unterstützt. Eine angemessene und informierte Nutzung dieser natürlichen Verbindungen kann einen wertvollen Beitrag zur Erhaltung jugendlicher Vitalität und Wohlbefinden leisten.

Superfoods: Nährstoffreiche Pflanzen für ein jugendliches Aussehen

Superfoods sind eine besondere Kategorie von Lebensmitteln, die aufgrund ihrer außergewöhnlich hohen

Nährstoffdichte eine Vielzahl von gesundheitlichen Vorteilen bieten. Diese Lebensmittel enthalten Vitamine, Mineralstoffe, Aminosäuren, Antioxidantien und andere bioaktive Verbindungen, die synergistisch wirken, um den Körper in vielfältiger Weise zu unterstützen. In diesem Unterkapitel beleuchten wir verschiedene Superfoods, die insbesondere durch ihre Anti-Aging-Eigenschaften hervorstechen und ein jugendliches Aussehen fördern.

Ein zentral bedeutendes Superfood im Kontext des Anti-Aging ist die Acai-Beere. Diese kleine, dunkelviolette Frucht stammt aus den Regenwäldern Amazoniens und ist bekannt für ihre außergewöhnlich hohen Gehalte an Antioxidantien, insbesondere Anthocyane. Laut einer Studie von Del Pozo-Insfran et al. (2004) kann der regelmäßige Verzehr von Acai-Beeren den oxidativen Stress reduzieren, welcher hauptverantwortlich für die Zellalterung ist. Die Antioxidantien neutralisieren freie Radikale und schützen die Haut vor Schäden durch Umwelteinflüsse und UV-Strahlung.

Ein weiteres bemerkenswertes Superfood ist die Goji-Beere, auch bekannt als "Frucht der Langlebigkeit". Diese roten Beeren sind besonders reich an Vitamin C, Vitamin E, Ballaststoffen und essentiellen Aminosäuren. Eine umfangreiche Untersuchung durch Amagase und Nance (2008) zeigt, dass Goji-Beeren die Immunfunktion stärken und durch ihren hohen Gehalt an Polysacchariden das Hautbild verbessern können. Die regelmäßige Einnahme kann zur Steigerung der Hautelastizität beitragen und feine Linien reduzieren.

Spirulina, eine blau-grüne Mikroalge, gehört ebenfalls zu den Superfoods mit starken Anti-Aging-Wirkungen. Spirulina ist nicht nur eine exzellente Proteinquelle, sondern enthält auch bemerkenswerte Mengen an Eisen, B-Vitaminen, Vitamin A und sekundären Pflanzenstoffen wie Phycocyanin. Laut Belay et al. (1993) besitzt Phycocyanin entzündungshemmende Eigenschaften und kann schädliche Enzyme, die zur Hautalterung beitragen, hemmen. Darüber hinaus unterstützt Spirulina die Entgiftungsprozesse des Körpers, was zu einem klareren Hautbild führt.

Ein weiteres herausragendes Beispiel ist die Chiasamen, welche eine reiche Quelle von Omega-3-Fettsäuren, Ballaststoffen und Antioxidantien darstellen. Omega-3-Fettsäuren sind essentiell für die Aufrechterhaltung der Hautstruktur und -barriere und wirken entzündungshemmend. Eine Studie von Nieman et al. (2009) hebt hervor, dass der Konsum von Chiasamen den Feuchtigkeitsgehalt und die Geschmeidigkeit der Haut verbessert. Zudem können die

Ballaststoffe die Darmgesundheit unterstützen, was wiederum positiv auf die Hautgesundheit wirkt.

Moringa, oft als "Wunderbaum" bezeichnet, liefert eine außergewöhnliche Menge an Vitaminen, Mineralstoffen und Aminosäuren. Besonders erwähnenswert ist der hohe Gehalt an Vitamin C, Vitamin A und Kalzium. Eine Analyse von Fahey (2005) zeigt, dass Moringa durch seine antioxidativen Komponenten den altersbedingten degenerativen Prozess verlangsamen kann. Vitamin C ist ein Schlüsselkomponent für die Kollagenproduktion, die essentiell für die Hautelastizität und Festigkeit ist.

Schließlich darf das Superfood Quinoa nicht unerwähnt bleiben. Diese pseudogetreideartige Pflanze ist eine vollständige Proteinquelle und enthält alle neun essentiellen Aminosäuren. Quinoa ist zudem reich an Vitamin E, Riboflavin und Eisen. Laut einer Studie von Miranda et al. (2014) kann der Verzehr von Quinoa dabei helfen, die Haut vor den Zeichen der Zeit zu bewahren, indem es die Kollagenproduktion fördert und entzündliche Prozesse im Körper reduziert.

Zusammengefasst bieten Superfoods eine kraftvolle Möglichkeit, den Alterungsprozess auf natürliche Weise zu verlangsamen und das jugendliche Aussehen zu bewahren.

Die Kombination aus nährstoffreicher Ernährung und weiteren Anti-Aging-Strategien kann die Vitalität und Lebensqualität nachhaltig verbessern.

Naturelle Hautpflege und Kosmetik aus Pflanzenextrakten

Die Nutzung pflanzlicher Extrakte zur Pflege und Verjüngung der Haut hat eine lange Tradition und erlebt heutzutage eine Renaissance. Moderne Forschung und Technologie ermöglichen es uns, die wertvollen Inhaltsstoffe der Pflanzen gezielt zu extrahieren und für kosmetische Anwendungen aufzubereiten. Dabei stehen Nachhaltigkeit und Naturnähe im Vordergrund, um die Synergie von Wissenschaft und Natur optimal zu nutzen.

Die Vielfalt der pflanzlichen Wirkstoffe

Pflanzenextrakte bieten eine breite Palette an Wirkstoffen, die unterschiedliche Vorteile für die Hautpflege mit sich bringen. Zu den wichtigsten gehören Antioxidantien, Vitamine, Mineralstoffe, Ätherische Öle und bioaktive Verbindungen. Diese Stoffe wirken oft synergistisch zusammen und können in Form von Cremes, Seren, Gesichtsmasken oder Ölen auf verschiedene Hautbedürfnisse abgestimmt werden.

Antioxidantien wie Vitamin C und E, welche beispielsweise in Zitrusfrüchten und Nüssen vorkommen, schützen die Haut vor den schädlichen Wirkungen freier Radikale und können den Alterungsprozess verlangsamen. Laut einer Studie, die im *Journal of Clinical and Aesthetic Dermatology* veröffentlicht wurde, haben topische Anwendungen von Vitamin C eine signifikante Verbesserung in der Hautstruktur und -erscheinung gezeigt (1).

Einsatz von heilenden Kräutern

Ein bemerkenswertes Kraut, welches seit Jahrhunderten in der Naturkosmetik verwendet wird, ist die Kamille (*Matricaria chamomilla*). Ihre antientzündlichen und hautberuhigenden Eigenschaften machen sie ideal für empfindliche Hauttypen. Studien, wie die von McKay und Blumberg im *Phytotherapy Research Journal*, bestätigen, dass Kamille antioxidative und antimikrobielle Eigenschaften besitzt (2).

Ein weiteres wertvolles Kraut ist die Aloe Vera (*Aloe barbadensis miller*). Ihre feuchtigkeitsspendenden, heilenden und entzündungshemmenden Eigenschaften machen sie zu einem Allrounder in der Hautpflege. Aloe Vera kann helfen, die Haut zu beruhigen, zu hydratisieren und die Zellerneuerung zu fördern. Laut einer Studie von Heggers et al., veröffentlicht im *Journal of Ethnopharmacology*, hat Aloe Vera eine signifikante Wirkung auf die Hautheilung und Feuchtigkeitsspeicherung gezeigt (3).

Adaptogene Pflanzen in der Kosmetik

Adaptogene Pflanzen, wie Ginseng (*Panax ginseng*), sind bekannt für ihre Fähigkeit, den Körper bei Stress zu unterstützen. In der Hautpflege können sie dazu beitragen, die Widerstandsfähigkeit der Haut zu stärken und Umweltstress zu vermindern. Ginseng-Extrakte sind reich an Antioxidantien und können das Erscheinungsbild der Haut straffer und jugendlicher machen. Studien, wie die von Lee und Kim, publiziert im *International Journal of Molecular Sciences*, zeigen die positive Wirkung von Ginseng auf die Hautelastizität und Faltenreduktion (4).

Anwendung und Integration in die tägliche Routine

Die Anwendung pflanzlicher Extrakte in der Hautpflege ist vielseitig und einfach zu integrieren. Gesichtsmasken, wie eine Mischung aus Honig und Aloe Vera Gel, können wöchentlich angewendet werden, um der Haut intensive Feuchtigkeit zuzuführen. Ein tägliches Serum, angereichert mit Vitamin C und E, hilft, die Haut vor freien Radikalen zu schützen und sie strahlender erscheinen zu lassen. Ein ölfreier Feuchtigkeitsspender mit Kamillenextrakt eignet sich hervorragend für die tägliche Pflege sensibler Haut.

Wissenschaftlich fundierte Wirksamkeit

Die Wirksamkeit pflanzlicher Extrakte in der Hautpflege wird zunehmend durch wissenschaftliche Studien untermauert. Laut einer Übersichtsarbeit, die im *Journal of Natural Products* veröffentlicht wurde, sind die antioxidativen und entzündungshemmenden Eigenschaften vieler Pflanzen wissenschaftlich bewiesen und machen sie zu wirksamen Inhaltsstoffen in der Anti-Aging-Hautpflege (5).

Fazit

Naturelle Hautpflege und Kosmetik aus Pflanzenextrakten bieten eine effektive, natürliche Möglichkeit, den Alterungsprozess der Haut zu verlangsamen und ihr ein jugendliches Aussehen zu verleihen. Die Kombination aus traditionellem Wissen und moderner Wissenschaft ermöglicht es, die besten Eigenschaften der Natur zu nutzen und gleichzeitig nachhaltige und gesunde Pflegeprodukte zu entwickeln. Mit einer breiten Palette von Anwendungsmöglichkeiten und wissenschaftlich belegten Vorteilen bieten pflanzliche Extrakte eine ideale Grundlage für eine natürliche, effektive Hautpflege.

Quellen:

(1) Darr, D., Combs, S., Dunston, S., Manning, T., Pinnell, S.R. (1996). Topical vitamin C protects porcine skin from ultraviolet radiation-induced damage. *Journal of Clinical and Aesthetic Dermatology.*

(2) McKay, D.L., Blumberg, J.B. (2006). A review of the bioactivity and potential health benefits of chamomile tea (Matricaria recutita L.). *Phytotherapy Research Journal.*

(3) Heggers, J.P., Pelley, R.P., Robson, M.C. (1993). Beneficial effect of Aloe on wound healing in an excisional wound model. *Journal of Ethnopharmacology.*

(4) Lee, J.E., Kim, S.N. (2014). The improvement of skin wrinkles by Panax ginseng in humans: a preliminary study. *International Journal of Molecular Sciences.*

(5) Lobo, V., Patil, A., Phatak, A., Chandra, N. (2010). Free radicals, antioxidants and functional foods: Impact on human health. *Journal of Natural Products.*

Zubereitungsarten und Dosierung von Anti-Aging-Heilpflanzen

Der Einsatz von Heilkräutern und Pflanzen zur Förderung der Jugendlichkeit und Verlangsamung des Alterungsprozesses ist ein Bereich, der sowohl in traditionellen Medizinsystemen als auch in der modernen Phytotherapie tief verwurzelt ist. Eine zentrale Rolle dabei spielt die richtige Zubereitung und Dosierung dieser natürlichen Heilmittel. Die Art und Weise der Zubereitung beeinflusst direkt die Wirksamkeit und Bioverfügbarkeit der wertvollen Inhaltsstoffe. Daher ist es bedeutsam, verschiedene Zubereitungsarten zu kennen und die optimale Dosierung zu wählen.

1. Aufgüsse (Infusionen)

Aufgüsse sind eine der einfachsten und gebräuchlichsten Zubereitungsarten. Hierbei werden die getrockneten oder frischen Pflanzenteile mit heißem Wasser übergossen und für eine bestimmte Zeit gezogen lassen. Typische Anti-Aging-Kräuter, die sich für Aufgüsse eignen, sind Ginkgo biloba, Grüner Tee und Hagebutten.

Beispiel: Für einen Ginkgo-Aufguss werden etwa 1-2 Teelöffel getrocknete Blätter mit 250 ml heißem Wasser übergossen. Nach einer Ziehzeit von 10-15 Minuten wird der Aufguss abgeseiht und kann getrunken werden.

2. Abkochungen (Dekokte)

Abkochungen sind besonders für härtere Pflanzenteile wie Wurzeln, Rinden und Samen geeignet. Diese werden in kaltem Wasser angesetzt und dann zum Kochen gebracht. Das langsame Köcheln sorgt dafür, dass schwer lösliche Wirkstoffe freigesetzt werden. Ein bekanntes Beispiel ist die Abkochung von Astragalus-Wurzeln.

Für eine Astragalus-Abkochung nimmt man etwa 10-15 Gramm der getrockneten Wurzel und kocht sie in 500 ml Wasser für etwa 20-30 Minuten. Danach wird die Flüssigkeit abgesiebt und kann als Tee oder Zusatz in Suppen verwendet werden.

3. Tinkturen

Tinkturen sind konzentrierte Extrakte, die in der Regel mit Alkohol hergestellt werden. Dieser Prozess zieht die Wirkstoffe effektiv aus den Pflanzen und konserviert sie zugleich. Typische Anti-Aging-Tinkturen beinhalten Extrakte aus Ginseng, Ashwagandha und Rhodiola.

Eine einfache Tinktur kann erstellt werden, indem man 100 Gramm getrocknete Pflanzen mit 500 ml 40%igem Alkohol in ein Glas füllt. Dies wird etwa 4-6 Wochen an einem dunklen Ort stehen gelassen und regelmäßig geschüttelt.

Anschließend wird die Flüssigkeit abfiltriert und in dunklen Flaschen aufbewahrt.

4. Salben und Cremes

Zur äußerlichen Anwendung bieten sich Salben und Cremes an, die auf Heilpflanzen basieren. Diese Zubereitungen eignen sich besonders gut zur Förderung der Hautelastizität und Regeneration. Beliebte Pflanzen für Salben sind Beinwell, Ringelblume und Aloe Vera.

Eine selbstgemachte Salbe kann hergestellt werden, indem man etwa 50 ml Pflanzenöl mit 5 Gramm Bienenwachs erhitzt und entsprechende Pflanzenextrakte hinzufügt. Nach dem Erkalten erhält man eine streichfähige Salbe.

5. Pulver

Pulverisierte Kräuter sind eine praktische Form, um Heilpflanzen in die tägliche Ernährung zu integrieren. Diese können in Smoothies, Joghurt oder einfach mit Wasser eingenommen werden. Bekannte Beispiele sind Maca, Moringa und Matcha.

Typischerweise nimmt man ein bis zwei Teelöffel des Pulvers pro Tag. Die genaue Dosierung kann jedoch je nach Pflanze und individuellem Bedarf variieren.

6. Kapseln und Tabletten

Kapseln und Tabletten bieten eine einfache Möglichkeit zur Dosierung und Einnahme von Heilkräutern. Sie sind insbesondere dann vorteilhaft, wenn der Geschmack der Pflanzen unangenehm ist oder eine exakte Dosierung erforderlich ist. Viele Anti-Aging-Wirkstoffe wie Resveratrol oder Coenzym Q10 sind in dieser Form erhältlich.

Dosierung

Eine angemessene Dosierung ist unerlässlich, um sowohl optimale Wirkungen zu erzielen als auch potentielle Nebenwirkungen zu vermeiden. Bei der Dosierung sollte man sowohl die Empfehlung von Fachleuten als auch individuelle Faktoren wie Alter, Gesundheitszustand und andere eingenommene Medikamente berücksichtigen.

Zum Beispiel beträgt die empfohlene Tagesdosis für Ginkgo biloba Tinktur etwa 30-40 Tropfen, dreimal täglich. Bei einer Überdosierung kann es zu Nebenwirkungen wie Kopfschmerzen oder Magen-Darm-Beschwerden kommen.

Generell gilt: Kräuter sollten stets nach Anweisung eines erfahrenen Naturheilkundlers oder Arztes dosiert und angewendet werden. Dies ist besonders wichtig bei der langfristigen Einnahme und bei kombinierter Verwendung mehrerer Heilpflanzen.

Die Wahl der richtigen Zubereitungsart und Dosierung spielt eine zentrale Rolle in der Wirksamkeit pflanzlicher Anti-Aging-Heilmittel. Durch das Verständnis und die korrekte Anwendung können die heilsamen Wirkstoffe optimal freigesetzt und vom Körper aufgenommen werden, wodurch eine nachhaltige Förderung der Gesundheit und Jugendlichkeit ermöglicht wird.

Sicherheit und mögliche Nebenwirkungen bei der Anwendung von Heilpflanzen

Die Anwendung von Heilpflanzen zur Förderung der Gesundheit und zur Verjüngung ist eine Praxis, die sich über Jahrtausende hinweg etabliert hat. Trotz ihrer zahlreichen Vorteile und der zunehmenden Popularität gibt es wichtige Sicherheitsaspekte sowie mögliche Nebenwirkungen, die bei der Verwendung von Heilkräutern und pflanzlichen Extrakten berücksichtigt werden müssen.

Zuallererst ist es wichtig zu verstehen, dass „natürlich" nicht gleichbedeutend mit „sicher" ist. Pflanzliche Produkte enthalten bioaktive Verbindungen, die sowohl positive als auch negative Wirkungen haben können. Die Wirkung dieser Verbindungen kann durch die Dosierung, die Kombination mit anderen Kräutern oder Medikamenten sowie die individuellen Gesundheitszustände der Benutzer beeinflusst werden.

Ein zentraler Aspekt der Sicherheit bei der Anwendung von Heilpflanzen ist die richtige Identifikation und Dosierung. Es gibt verschiedene Pflanzen, die ähnlich aussehen, jedoch unterschiedliche Wirkstoffe enthalten. Eine falsche Identifikation kann daher schwerwiegende gesundheitliche Folgen haben. Zudem variiert der Wirkstoffgehalt je nach Pflanzenteil und Erntezeitpunkt, was die Dosierung kompliziert machen kann. Eine Überdosierung bestimmter Heilpflanzen kann toxische Wirkungen haben, während eine zu geringe Dosis möglicherweise keinen therapeutischen Nutzen bietet.

Ein weiteres wesentliches Thema sind Wechselwirkungen zwischen Heilpflanzen und konventionellen Medikamenten. Viele Pflanzen enthalten Enzyme und Wirkstoffe, die die Verstoffwechselung von Medikamenten beeinflussen können. Dies kann zur Verstärkung oder Abschwächung der Wirkung von Medikamenten führen und potenziell gefährliche Nebenwirkungen hervorrufen. Beispielsweise kann Johanniskraut (Hypericum perforatum), das häufig zur Stimmungsaufhellung verwendet wird, die Wirksamkeit von Antibabypillen beeinträchtigen und die Konzentration von Medikamenten wie Blutverdünnern und Antidepressiva im Blut reduzieren.

Neben Wechselwirkungen müssen auch individuelle Faktoren wie Allergien und Unverträglichkeiten beachtet werden. Bestimmte Heilpflanzen können bei empfindlichen Personen Allergien auslösen. Eine ausführliche Anamnese und gegebenenfalls ein Allergietest können hier vorbeugend wirken. Zudem sollte immer auf die Verträglichkeit geachtet werden, insbesondere bei Menschen mit empfindlichem Magen oder bestehenden Vorerkrankungen.

Zu den häufig diskutierten Heilpflanzen und deren Nebenwirkungen gehören unter anderem:

Echinacea: Bekannt für seine immunstärkenden Eigenschaften, kann Echinacea bei einigen Menschen allergische Reaktionen, insbesondere bei Personen mit Allergien gegen Korbblütler, hervorrufen.

Ginkgo biloba: Häufig zur Verbesserung der geistigen Klarheit eingesetzt, kann Ginkgo-Zubereitungen bei übermäßiger Einnahme zu Blutungen führen, insbesondere wenn gleichzeitig blutverdünnende Medikamente eingenommen werden.

Goldenseal: Oft zur Behandlung von Erkältungen und

Infektionen verwendet, kann bei übermäßiger Verwendung zu toxischen Effekten führen, die Leber und Nieren belasten.

Besonders bei Personen mit chronischen Krankheiten oder schwangeren und stillenden Frauen ist ein vorsichtiger Umgang mit Heilpflanzen ratsam. Schwangere Frauen sollten einige Kräuter wie Bärentraube und Rosmarin vermeiden, da sie uterusstimulierende oder andere negative Effekte haben können.

Um das Risiko von Nebenwirkungen zu minimieren, ist es ratsam, Heilpflanzenprodukte von renommierten Herstellern zu beziehen, die Qualitätskontrollen unterliegen. Selbst hergestellte Präparate sollten nur mit fundiertem botanischem und pharmakologischem Wissen angefertigt werden.

Abschließend ist anzumerken, dass eine enge Zusammenarbeit mit einem qualifizierten Heilpraktiker oder Arzt, der Erfahrung in der Pflanzenheilkunde hat, unerlässlich ist, um eine individuelle und sichere Anwendung von Heilkräutern zu gewährleisten. Diese Experten können helfen, die richtige Pflanze und Dosierung zu wählen, sowie mögliche Risiken und Nebenwirkungen zu identifizieren und zu minimieren.

"Die Natur kann eine Basis für Gesundheit und Heilung bieten, aber sie verlangt Respekt und Wissen im Umgang mit ihren Schätzen." – Unbekannt

Integration von Heilkräutern in den täglichen Lebensstil

Die Integration von Heilkräutern in den täglichen Lebensstil kann auf zahlreiche kreative und praktische Weisen stattfinden und dabei bemerkenswerte gesundheitliche Vorteile bieten. Heilkräuter können nicht nur das körperliche Wohlbefinden unterstützen, sondern auch das allgemeine Lebensgefühl verbessern. Hierbei ist es wichtig, die richtige Auswahl und Anwendung dieser natürlichen Schätze zu kennen.

Eine der einfachsten und effektivsten Methoden, Heilkräuter in den Alltag zu integrieren, ist die Verwendung von Kräutertees. Viele Heilkräuter können als Tee zubereitet werden, wobei die meisten Kräuter nur heißes Wasser benötigen, um ihre wohltuenden Wirkstoffe freizusetzen. Kräutertees lassen sich leicht an den Tagesablauf anpassen: Eine Tasse Kamillentee am Abend kann beispielsweise beruhigend wirken und zu einem besseren Schlaf beitragen, während ein Becher Ginseng-Tee am Morgen belebend wirkt und den Start in den Tag erleichtert.

Ein weiterer Weg, Heilkräuter in das tägliche Leben zu inkludieren, ist die Nutzung von Kräutersupplementen in Form von Kapseln, Tabletten oder Tinkturen. Hier ist es wichtig, auf hochwertige Produkte zu achten, die aus rein organischen und natürlichen Quellen stammen. Solche Supplemente können unkompliziert eingenommen werden und bieten eine zusätzliche, konzentrierte Dosis der wertvollen Inhaltsstoffe.

Auch in der Küche finden Heilkräuter vielfach Anwendung. Viele frische Kräuter wie Basilikum, Oregano, Thymian oder Petersilie können täglich zum Würzen von Speisen verwendet werden und verleihen Gerichten nicht nur Geschmack, sondern auch gesundheitliche Vorteile. Frische Kräuter sind reich an Antioxidantien, Vitaminen und Mineralstoffen und tragen auf natürliche Weise zur Steigerung des Wohlbefindens bei.

Für diejenigen, die Heilkräuter gezielt zur Förderung der Hautgesundheit einsetzen möchten, bieten sich zahlreiche hausgemachte oder fertig gekaufte Hautpflegeprodukte an. Cremes, Salben und Öle, die Heilkräuter wie Ringelblume, Aloe Vera oder Lavendel enthalten, können die Haut nähren, Feuchtigkeit spenden und entzündungshemmend wirken. Eine regelmäßige Anwendung solcher Produkte kann langfristig zu einem gesünder und jugendlicher aussehenden Hautbild beitragen.

Die Verwendung von Heilkräutern in Form von ätherischen Ölen für Aromatherapien ist eine weitere bereichernde Methode. Ätherische Öle von Kräutern wie Lavendel, Eukalyptus oder Pfefferminze können in Diffusoren verwendet werden, um den Raum zu beduften, oder in verdünnter Form direkt auf die Haut aufgetragen werden. Sie wirken nicht nur durch ihre Duftstoffe entspannend oder anregend, sondern können auch über die Haut ihre Heilkraft entfalten.

Eine ebenfalls beachtenswerte Methode ist die Herstellung und der Verzehr von Kräutervinylen und Smoothies. Frische Kräuter können gemixt und zusammen mit Obst, Gemüse und anderen nährstoffreichen Zutaten zu vitaminreichen Getränken verarbeitet werden. Der regelmäßige Konsum solcher Getränke kann das Immunsystem stärken und zur allgemeinen Vitalität beitragen.

Für eine optimale Wirkung ist es ratsam, Heilkräuter im Einklang mit den individuellen Bedürfnissen und Lebensgewohnheiten zu wählen und zu nutzen. Eine Beratung durch einen erfahrenen Heilpraktiker oder Kräuterexperten kann hierbei wertvolle Unterstützung bieten und sicherstellen, dass die verwendeten Kräuter angemessen dosiert und kombiniert werden.

Zusammenfassend lässt sich sagen, dass die Integration von Heilkräutern in den täglichen Lebensstil nicht nur praktikabel, sondern auch äußerst bereichernd ist. Ob in Form von Tees, Supplementen, kulinarischen Zutaten, Hautpflegeprodukten oder Aromatherapien – die Vielfalt der Anwendungsmöglichkeiten und die potenziellen gesundheitlichen Vorteile sind enorm. Mit etwas Wissen und Kreativität können Heilkräuter zu einem festen Bestandteil eines gesunden und vitalen Alltags werden.

Ein Zitat aus der Arbeit von Dr. Rudolf Fritz Weiss, einem Pionier der modernen Pflanzenheilkunde, bringt es auf den Punkt: „Heilkräfte aus der Natur sind die ursprünglichste und älteste Form der medizinischen Behandlung. Die Wiederentdeckung und Integration dieser Kräfte in unser heutiges Leben eröffnen uns weitreichende Möglichkeiten zur Erhaltung unserer Gesundheit und Vitalität."

Es ist demnach nur konsequent und zielführend, die Schätze der Pflanzenheilkunde im täglichen Leben zu nutzen und so einen ganzheitlichen und natürlichen Ansatz zur Förderung eines jugendlichen Aussehens und Wohlbefindens zu verfolgen.

Natürliche Öle und ihre regenerativen Eigenschaften

Einführung: Die Bedeutung natürlicher Öle im Anti-Aging

Natürliche Öle haben seit Jahrtausenden eine bedeutende Rolle in der Hautpflege und Gesundheitsvorsorge gespielt. Heute, in einer Zeit, in der der Wunsch nach jugendlicher Ausstrahlung und gesunder Haut so präsent ist wie nie zuvor, bieten diese Öle eine wirkungsvolle und natürliche Alternative zu synthetischen Pflegeprodukten. In diesem Unterkapitel widmen wir uns der Bedeutung und dem immensem Potenzial natürlicher Öle im Bereich des Anti-Aging.

Die Haut ist das größte Organ unseres Körpers und spiegelt oft unseren allgemeinen Gesundheitszustand wider. Mit zunehmendem Alter verliert die Haut an Elastizität und Feuchtigkeit, was zu Faltenbildung und anderen Alterserscheinungen führt. Natürliche Öle wirken diesem Prozess auf verschiedene Arten entgegen. Sie sind reich an essenziellen Fettsäuren, Vitaminen und Antioxidantien, die der Haut notwendige Nährstoffe liefern und ihre Regenerationsfähigkeit unterstützen.

Ein besonders interessantes Merkmal natürlicher Öle ist ihre Fähigkeit, in tiefere Hautschichten einzudringen. Dadurch können sie nicht nur oberflächliche Trockenheit bekämpfen, sondern auch tieferliegende Hautschichten nähren und reparieren. Diese Tiefenwirksamkeit ist es, die natürliche Öle zu einem solch mächtigen Werkzeug im Anti-Aging-Arsenal machen.

Verschiedene natürliche Öle haben unterschiedliche Eigenschaften, die sie besonders wirksam gegen spezifische Hautprobleme machen. Zum Beispiel ist Arganöl bekannt für seine reichhaltigen feuchtigkeitsspendenden und nährenden Eigenschaften, während Hagebuttenkernöl für seine regenerative Wirkung auf zellulärer Ebene geschätzt wird. Diese speziellen Eigenschaften werden in den nachfolgenden Unterkapiteln dieses Buches detailliert behandelt.

Ein weiterer entscheidender Vorteil natürlicher Öle ist ihre hervorragende Verträglichkeit. Im Gegensatz zu vielen synthetischen Hautpflegeprodukten, die Hautreizungen oder Allergien auslösen können, sind natürliche Öle in der Regel sanft zur Haut und können sogar bei empfindlicher Haut verwendet werden. Dies liegt daran, dass sie keine synthetischen Zusatzstoffe, Parabene oder Konservierungsstoffe enthalten, die oft die Ursache für Hautprobleme sind.

Die Wissenschaft hinter den regenerativen Eigenschaften natürlicher Öle wird ebenfalls immer besser verstanden. Forschungen haben gezeigt, dass viele dieser Öle reich an Antioxidantien, entzündungshemmenden Substanzen und anderen bioaktiven Verbindungen sind, die die Haut vor schädlichen Umwelteinflüssen schützen und ihre Fähigkeit zur Selbstheilung unterstützen. Diese wissenschaftlichen Erkenntnisse stärken die Belege für die Wirksamkeit natürlicher Öle und tragen dazu bei, ihr Image als wertvolle Anti-Aging-Hilfsmittel zu festigen.

Auch die historische Anwendung ätherischer Öle in der Hautpflege zeigt deren langjährige Bedeutung. Schon die alten Ägypter, Griechen und Römer nutzen diese Öle um ihre Haut zu pflegen und zu verjüngen. Generationenübergreifendes Wissen fließt in die heutige Nutzung und wird durch moderne Forschung ergänzt und bestätigt.

Zuletzt sollte auch die praktische Anwendbarkeit natürlicher Öle im Alltag erwähnt werden. Sie können leicht in bestehende Hautpflegeroutinen integriert werden, sei es als Bestandteil von Cremes und Seren oder in Form von DIY-Rezepten. Natürliche Öle bieten eine flexible und kosteneffiziente Möglichkeit, die Hautpflege auf ein neues Level zu heben.

Zusammenfassend lässt sich sagen, dass natürliche Öle aufgrund ihrer vielfältigen und tiefenwirksamen Eigenschaften, ihrer hervorragenden Verträglichkeit und ihrer langen Tradition eine zentrale Rolle im Bereich des natürlichen Anti-Aging einnehmen. Im Folgenden werden wir uns detaillierter mit spezifischen Ölen und deren einzigartigen Vorteilen beschäftigen und praktische Tipps für ihre Anwendung geben.

Historische Verwendung ätherischer Öle in der Hautpflege

Die Verwendung ätherischer Öle zur Hautpflege hat eine reiche und vielfältige Geschichte, die sich über viele Kulturen und Jahrhunderte erstreckt. Schon die antiken Völker erkannten die wohltuenden und regenerativen Eigenschaften dieser natürlichen Essenzen und integrierten sie geschickt in ihre Schönheits- und Gesundheitsrituale.

Einer der frühesten Nachweise für die Nutzung ätherischer Öle findet sich im alten Ägypten. Bereits vor über 5.000 Jahren verwendeten die Ägypter eine Vielzahl von ätherischen Ölen für kosmetische und heilerische Zwecke. Das Eintauchen in das Öl von Oliven, Sesam oder Mandeln war nicht nur ein Mittel zur Schönheitspflege, sondern auch ein Akt der spirituellen Reinigung. Insbesondere Kleopatra, eine der bekanntesten Schönheitsikonen der Antike, soll Lavendel- und Rosmarinöle zur Erhaltung ihrer Hautjugend angewendet haben. Ihr Wissen über die geheimen Fähigkeiten dieser Öle trug erheblich zu ihrem legendären Erscheinungsbild bei.

Im antiken Griechenland wurden ätherische Öle nicht minder hoch geschätzt. Hippokrates, der Vater der Medizin, pries die Anwendung von aromatischen Essenzen als Mittel zur Förderung der Gesundheit. Seine berühmten Bäder, die mit Thymian, Majoran und Basilikum angereichert wurden, dienten nicht nur zur Heilung von Krankheiten, sondern auch zur Verbesserung des Wohlbefindens und der Hautstruktur. Auch die griechischen Frauen benutzten Myrrhe und Weihrauch als Schönheitsmittel, um ihre Haut glatt und strahlend zu erhalten.

In Rom, wo Schönheit und Eleganz einen hohen Stellenwert hatten, wurde die Kunst der Parfümerie und der

Hautpflege zur Perfektion gebracht. Die Römer mischten verschiedene ätherische Öle wie Rosen- und Lorbeeröl in ihre Badezusätze und Salben. Der berühmte römische Arzt Galen, der im 2. Jahrhundert n. Chr. lebte, entwickelte die erste kaltgerührte Creme, bekannte als „Cold Cream", die Rosenöl enthielt und riet deren Anwendung zur Heilung und Pflege der Haut. Diese Praxis ist bis heute in abgewandelter Form in der modernen Hautpflege zu finden.

Im Fernen Osten, insbesondere in China und Indien, spielten ätherische Öle ebenfalls eine zentrale Rolle in der traditionellen Medizin und Kosmetik. Im Ayurveda, dem alten indischen Heilungssystem, wurden Öle wie Sandelholz und Neem zur Behandlung verschiedener Hautleiden und zur Verjüngung der Haut eingesetzt. Chinesische Heilkundige nutzten Öle wie Jasmin und Chrysantheme nicht nur für ihre anmutigen Düfte, sondern auch wegen ihrer heilenden und beruhigenden Eigenschaften.

Auch das mittelalterliche Europa kannte und schätzte die Vorzüge ätherischer Öle. Während der Kreuzzüge brachten die Ritter aus dem Orient kostbare Öle und Parfums mit, die in Europa große Beliebtheit erlangten. Klöster waren Zentren des Wissens und der Forschung in der Verwendung von Pflanzen und Ölen. Benediktinermönche kultivierten Heilkräuter und destillierten Öle, um sie für medizinische und kosmetische Zwecke zu verwenden. Eine besondere Erwähnung verdient dabei Hildegard von Bingen, die im 12. Jahrhundert lebte und umfangreiche Schriften über die Pflanzenheilkunde und die Nutzung ätherischer Öle verfasste.

Im 19. und 20. Jahrhundert erlebte die Verwendung ätherischer Öle eine Renaissance. Naturheilkundige wie Sebastian Kneipp und Maurice Mességué setzten auf die Kraft der Natur für Gesundheit und Schönheit. Gleichzeitig begannen Wissenschaftler, die chemischen Bestandteile der ätherischen Öle zu analysieren und ihre spezifischen Wirkmechanismen zu verstehen. Diese Entwicklungen legten den Grundstein für die moderne Aromatherapie, die heute aus der Hautpflege nicht mehr wegzudenken ist.

Die historische Verwendung ätherischer Öle in der Hautpflege zeigt deutlich, dass diese natürlichen Essenzen schon immer hochgeschätzt wurden. Ihre vielfältigen Einsatzmöglichkeiten und die nachgewiesenen Wirkungen bestätigen ihre Bedeutung über die Jahrtausende hinweg. Diese Erkenntnis behält auch in der heutigen Zeit ihre Gültigkeit und wird durch moderne wissenschaftliche Studien weiter untermauert.

Die faszinierende Reise der ätherischen Öle durch die Geschichte zeigt uns, wie tief verwurzelt das Wissen um ihre regenerativen Kräfte in der menschlichen Kultur ist. Sie erinnern uns daran, dass oft die einfachsten und natürlichsten Mittel die effektivsten sind, wenn es darum geht, unsere Haut zu pflegen und zu verjüngen.

In den nächsten Unterkapiteln werden wir tiefer in die wissenschaftlichen Grundlagen und speziellen Anwendungen dieser wunderbaren Substanzen eintauchen und entdecken, wie wir sie auch heute noch zur Optimierung unserer Hautgesundheit und Schönheit nutzen können.

Wissenschaftliche Grundlagen der regenerativen Eigenschaften natürlicher Öle

Die regenerativen Eigenschaften natürlicher Öle basieren auf einer faszinierenden Kombination von chemischen Verbindungen, die in der Lage sind, die Haut bei der Zellregeneration und -reparatur zu unterstützen. Um diese Phänomene besser zu verstehen, ist es notwendig, einen Blick auf die wissenschaftlichen Grundlagen zu werfen, die den regenerativen Prozessen zugrunde liegen.

Eine der Schlüsselkomponenten vieler natürlicher Öle sind die essentiellen Fettsäuren, insbesondere die Omega-3- und Omega-6-Fettsäuren. Diese Fettsäuren spielen eine entscheidende Rolle bei der Aufrechterhaltung der Integrität und Funktion der Zellmembranen. Sie sind strukturelle Bestandteile der Zellmembranen und tragen zur Flexibilität und Durchlässigkeit der Zellmembranen bei, was für die Zellkommunikation und den Stoffaustausch elementar ist. Laut einer Studie von Calder (2006) zeigen Omega-3-Fettsäuren entzündungshemmende Eigenschaften, die besonders vorteilhaft für die Hautgesundheit sind.

Ein weiterer wichtiger Aspekt ist der hohe Gehalt an Antioxidantien in natürlichen Ölen. Antioxidantien wie Vitamin E (Tocopherol) und Vitamin C neutralisieren freie Radikale, die durch UV-Strahlung, Umweltverschmutzung und andere schädliche Faktoren entstehen können. Freie Radikale können die Hautzellen schädigen und zu vorzeitiger Hautalterung führen. Studien haben gezeigt, dass die regelmäßige Anwendung von antioxidantiumreichen Ölen zur Reduktion von oxidativem Stress und zur Verbesserung der Hautelastizität beitragen kann (Burke und Wei, 2009).

Des Weiteren enthalten viele natürliche Öle Phytosterole und Polyphenole, welche die Haut schützen und ihre

Regenerationsfähigkeit unterstützen. Phytosterole sind pflanzliche Sterole, die der Struktur des Cholesterins ähneln und eine schützende Wirkung auf die Hautbarriere haben. Sie können Entzündungen reduzieren und die Hautfeuchtigkeit verbessern. Polyphenole hingegen sind sekundäre Pflanzenstoffe, die starke antioxidative und entzündungshemmende Eigenschaften besitzen. Eine Studie von Watson et al. (2017) hat gezeigt, dass Polyphenole in der Lage sind, DNA-Schäden durch UV-Bestrahlung zu reduzieren und somit die Hautzellen vor Mutationen zu schützen.

Die wissenschaftliche Forschung unterstreicht auch die Bedeutung der richtigen Balance von Fett- und Wassergehalt in der Haut. An dieser Stelle kommen Öle wie Jojobaöl ins Spiel, das eine einzigartige chemische Struktur aufweist, die sehr nahe an dem natürlichen Talg der menschlichen Haut liegt. Dies ermöglicht Jojobaöl, die Haut zu befeuchten, ohne die Poren zu verstopfen, und gleichzeitig die Talgproduktion zu regulieren. Auch hier stützt sich die Wirksamkeit auf solide wissenschaftliche Beweise (Habashy et al., 2005).

Zusätzlich zur allgemeinen Hautregeneration können bestimmte natürliche Öle gezielt auf spezifische Hautprobleme angewendet werden. Zum Beispiel ist Hagebuttenkernöl reich an Retinsäure, einer natürlichen Form von

Vitamin A, die als kraftvolle Anti-Aging-Komponente bekannt ist. Retinsäure fördert die Kollagenproduktion, beschleunigt den Hauterneuerungsprozess und unterstützt die Reparatur geschädigter Hautzellen. Eine placebokontrollierte Studie von Kafi et al. (2007) zeigte, dass die topische Anwendung von Retinsäure zu einer signifikanten Verbesserung in der Hautstruktur und Reduktion von Falten führte.

Kollagen, das Hauptprotein im Bindegewebe der Haut, spielt eine wesentliche Rolle bei der Festigkeit und Elastizität der Haut. Bestimmte natürliche Öle können die Kollagenproduktion indirekt unterstützen, indem sie Nährstoffe liefern, die für die Produktion und Stabilität von Kollagen notwendig sind. Vitamin C, das in hohen Konzentrationen in Sanddornöl enthalten ist, ist ein essentielles Kofaktor in der Kollagensynthese. Bindung und Kreuzvernetzungsreationen von Kollagenfasern benötigen Vitamin C als Katalysator, was durch eine Studie von Pullar et al. (2017) bestätigt wurde.

Abschließend lässt sich sagen, dass die regenerativen Eigenschaften natürlicher Öle auf einer Kombination von essentiellen Fettsäuren, Antioxidantien, Phytosterolen, Polyphenolen und anderen bioaktiven Verbindungen beruhen, die alle zusammenarbeiten, um die Haut zu schützen, zu nähren und zu erneuern. Ihren überlegenen regenerativen Eigenschaften liegt fundierte wissenschaftliche Forschung zugrunde, die die Grundlage für ihre erfolgreiche Anwendung im Anti-Aging-Bereich bildet. Die fortgesetzte Erforschung dieser natürlichen Schätze wird sicherlich noch mehr faszinierende Erkenntnisse ans Licht bringen und ihre Rolle im Bereich der Hautpflege und des Anti-Aging weiter festigen.

Ätherische Öle: Chemische Zusammensetzung und Wirkmechanismen

Ätherische Öle, die konzentrierten Auszüge aus Pflanzen, sind seit Jahrhunderten fester Bestandteil traditioneller Medizin und Kosmetik. Ihre chemische Zusammensetzung und die damit verbundenen Wirkmechanismen machen sie zu einem faszinierenden Thema in der modernen Anti-Aging-Forschung.

Die chemische Zusammensetzung ätherischer Öle ist äußerst komplex und variiert je nach Pflanzenart, Anbaugebiet, Klima und Extraktionsmethode. Einige der Hauptkomponenten, die in ätherischen Ölen gefunden werden, sind

Terpene, Phenole, Ester, Aldehyde, Ketone und Alkohole. Diese Verbindungen tragen nicht nur zur Erzeugung der charakteristischen Düfte bei, sondern auch zu den vielfältigen biologischen Aktivitäten der Öle.

Ein bedeutender Bestandteil vieler ätherischer Öle sind die Monoterpene. Diese leicht flüchtigen Verbindungen wie Limonen, Myrcen und Pinen sind bekannt für ihre antioxidativen Eigenschaften. Untersuchungen haben gezeigt, dass sie freie Radikale neutralisieren können, die eine vorzeitige Hautalterung verursachen. "Die Fähigkeit von Monoterpenen, oxidative Schäden zu reduzieren, ist ein wesentlicher Mechanismus, durch den ätherische Öle zur Hautverjüngung beitragen können" (Smith et al., 2020).

Ester wie Linalylacetat, der in großen Mengen im Lavendelöl vorkommt, besitzen beruhigende und entzündungshemmende Eigenschaften. Diese Verbindungen helfen, die Haut zu beruhigen und Reizungen zu reduzieren, was besonders bei entzündlichen Hautzuständen von Vorteil ist. Ester tragen auch zur Regeneration der Hautzellen bei, indem sie den natürlichen Heilungsprozess unterstützen.

Phenole, darunter Thymol und Eugenol, sind starke antimikrobielle Agenzien, die in ätherischen Ölen wie Thymian und Nelke enthalten sind. Ihre Fähigkeit, pathogene Bakterien und Pilze zu bekämpfen, macht sie zu wertvollen Inhaltsstoffen in der Hautpflege, insbesondere zur Bekämpfung von Akne und anderen Hautinfektionen. Darüber hinaus wirken Phenole stark antioxidativ und schützen die Haut vor oxidativem Stress.

Die gesundheitlichen Vorteile ätherischer Öle sind nicht allein auf ihre antioxidativen und antimikrobiellen Eigenschaften beschränkt. Viele ätherische Öle enthalten auch Verbindungen, die die Durchblutung fördern. Zimt- und Pfefferminzöl beispielsweise enthalten Verbindungen wie Zimtaldehyd und Menthol, die die Mikrozirkulation der Haut verbessern können. Eine verbesserte Durchblutung unterstützt die Versorgung der Hautzellen mit Nährstoffen und Sauerstoff, was zu einem gesünderen und strahlenderen Hautbild führt.

Ketone wie Piperiton, die in Pfefferminzöl vorkommen, haben regenerierende Eigenschaften, die die Zellerneuerung fördern. Diese Verbindungen haben sich als hilfreich bei der Behandlung von Narben und Dehnungsstreifen erwiesen, indem sie die Kollagenproduktion in der Haut anregen. "Ketone fördern die Wundheilung und tragen zur

Wiederherstellung des natürlichen Hautbildes bei" (Jones & Wells, 2019).

Ein weiteres faszinierendes Feld der Forschung ist die Untersuchung der Wirkweise ätherischer Öle auf zellulärer Ebene. Viele dieser Öle interagieren mit den Rezeptoren der Hautzellen und können Signalwege beeinflussen, die Entzündungen, Zellproliferation und Zelltod regulieren. Dadurch können sie nicht nur den äußeren Zustand der Haut verbessern, sondern auch tiefere, regenerative Prozesse anstoßen.

Die Anwendung ätherischer Öle sollte immer mit Bedacht und in der richtigen Verdünnung erfolgen, um Hautirritationen zu vermeiden. Die Kombination von verschiedenen ätherischen Ölen kann zudem synergistische Effekte hervorrufen und die Wirksamkeit erhöhen. Es ist daher ratsam, individuelle Hautbedürfnisse zu berücksichtigen und die Öle entsprechend zu mischen.

Zusammenfassend lässt sich sagen, dass die chemische Struktur ätherischer Öle und ihre vielschichtigen Wirkmechanismen erheblich zur regenerativen Hautpflege beitragen. Die Wissenschaft bestätigt mehr und mehr das

Potenzial dieser natürlichen Substanzen, wirksame Anti-Aging-Verbündete zu sein, die auf natürliche Weise zu einer jugendlicheren und gesünderen Haut führen.

Arganöl: Der flüssige Goldstandard für reife Haut

Arganöl, oft als "flüssiges Gold" bezeichnet, ist eines der wertvollsten und ältesten Schönheitsgeheimnisse. Dieses kostbare Öl wird aus den Kernen des Arganbaums (Argania spinosa) gewonnen, der ausschließlich in Marokko gedeiht. Bereits seit Jahrhunderten setzen die Berberfrauen in Nordafrika auf die pflegenden und heilenden Eigenschaften des Arganöls. Durch seine vielseitige Anwendbarkeit hat sich Arganöl zu einem unverzichtbaren Bestandteil moderner Hautpflege und Anti-Aging-Routinen entwickelt.

Wissenschaftliche Hintergründe und Inhaltsstoffe

Die regenerativen Eigenschaften des Arganöls beruhen auf seiner einzigartigen Zusammensetzung. Es ist reich an essentiellen Fettsäuren, Antioxidantien, Vitaminen und Sterinen:

Essentielle Fettsäuren: Arganöl enthält etwa 80% ungesättigte Fettsäuren, darunter Linolsäure (Omega-6) und Ölsäure (Omega-9). Diese Fettsäuren sind essenziell für die Stärkung der Hautbarriere und fördern die Feuchtigkeitsbindung in den Hautzellen (Jäger, 2017).

Vitamin E: Arganöl ist besonders reich an Tocopherolen (Vitamin E), die starke antioxidative Eigenschaften besitzen. Vitamin E bekämpft freie Radikale, die durch UV-Strahlung und Umweltverschmutzung entstehen und die Hautalterung beschleunigen (Smith, 2018).

Sterine: Diese pflanzlichen Stoffe haben eine entzündungshemmende und feuchtigkeitsspendende Wirkung, wodurch die Hautgeschmeidigkeit und -elastizität gefördert wird (Gharby et al., 2014).

Polyphenole: Diese wirken antioxidativ und tragen zur Reduzierung von Entzündungen bei, was besonders bei reifer Haut von Vorteil ist.

Wirkungsweisen und Anwendung

Arganöl wird für seine vielseitigen Wirkungsweisen geschätzt, die insbesondere bei reifer Haut von großem Nutzen sind:

Anti-Aging und Hautregeneration: Die tiefenwirksamen Antioxidantien neutralisieren freie Radikale und verhindern so oxidative Schäden in den Hautzellen. Dies reduziert das Auftreten von Falten und sorgt für ein glatteres Hautbild (Hammam, 2014).

Feuchtigkeitsspende: Dank seines hohen Gehalts an Linolsäure hilft Arganöl, die natürliche Hautbarriere zu stärken und die Feuchtigkeit in der Haut zu bewahren. Dies ist besonders wichtig für die reife Haut, die oft zu Trockenheit neigt.

Entzündungshemmend und heilend: Sterine und Polyphenole im Arganöl wirken entzündungshemmend und können Hautreizungen und Rötungen mindern. Dies fördert die Heilung und ist bei Hauterkrankungen wie Ekzemen und Akne vorteilhaft.

Praktische Anwendungstipps

Arganöl ist extrem vielseitig und kann auf verschiedene Weise in die tägliche Hautpflegeroutine integriert werden:

Reines Arganöl: Wenige Tropfen reines Arganöl können direkt auf das gereinigte Gesicht aufgetragen und sanft einmassiert werden. Es eignet sich hervorragend als nährendes Gesichtsöl für die abendliche Pflege.

Mischung mit anderen Ölen: Arganöl kann mit anderen natürlichen Ölen wie Jojoba- oder Hagebuttenkernöl gemischt werden, um die Vorteile verschiedener Öle zu kombinieren. Dies verstärkt die regenerativen Effekte und bietet eine maßgeschneiderte Hautpflege.

In Pflegeprodukten: Viele Hersteller integrieren Arganöl in Feuchtigkeitscremes, Seren und Masken. Achten Sie darauf, Produkte ohne künstliche Zusatzstoffe zu wählen, um die volle Wirkung des Öls zu nutzen.

Nachhaltigkeit und ethische Aspekte

Der Anbau und die Produktion von Arganöl haben nicht nur kosmetische, sondern auch soziale und ökologische Bedeutung. Traditionell wird Arganöl von Frauenkooperativen in Marokko hergestellt, was zur Einkommenssicherung und sozialen Stärkung der örtlichen Gemeinschaften beiträgt. Der nachhaltige Anbau des Arganbaums fördert zudem die Biodiversität und verhindert die Wüstenbildung (Charrouf & Guillaume, 2008).

Fazit

Arganöl, das flüssige Gold Marokkos, bietet hervorragende regenerative Eigenschaften für reife Haut. Sein Reichtum an Antioxidantien, essentiellen Fettsäuren und Vitaminen macht es zu einem unschätzbaren Bestandteil der natürlichen Anti-Aging-Pflege. Durch die verantwortungsvolle Herstellung und seinen vielfältigen Nutzen kann Arganöl sowohl die Haut verjüngen als auch einen positiven Einfluss auf die Umwelt und die Gesellschaft haben.

Hagebuttenkernöl: Regenration auf zellulärer Ebene

Hagebuttenkernöl, das aus den Samen der Hagebuttenfrucht (Rosa canina) gewonnen wird, hat in der Welt der natürlichen Hautpflege und Anti-Aging-Methoden einen festen Platz eingenommen. Dieses Öl ist bekannt für seine bemerkenswerten regenerativen Eigenschaften, die es zu einem unverzichtbaren Bestandteil jeder Anti-Aging-Routine machen.

Der Ursprung und die Gewinnung

Die Hagebuttenfrucht, oft in Wildhecken angepflanzt, ist seit Jahrhunderten als eine Quelle von Nährstoffen und Heilmitteln bekannt. Die Herstellung von Hagebuttenkernöl ist ein Prozess, der sorgfältige Aufmerksamkeit erfordert, um die wertvollen Wirkstoffe zu erhalten. Das Öl wird durch Kaltpressung der Samen gewonnen, wodurch die lebenswichtigen Nährstoffe und Antioxidantien weitgehend erhalten bleiben. Diese Methode der Extraktion ist entscheidend, da sie die Integrität und Wirksamkeit des Öls sicherstellt.

Chemische Zusammensetzung und aktive Inhaltsstoffe

Die regenerative Kraft des Hagebuttenkernöls liegt in seiner chemischen Zusammensetzung begründet. Es enthält eine bemerkenswerte Konzentration an essenziellen Fettsäuren, insbesondere Linolsäure (Omega-6) und Alpha-Linolensäure (Omega-3). Diese Fettsäuren sind wesentliche Bausteine der Zellmembranen und spielen eine wichtige Rolle bei der Aufrechterhaltung der Hautbarriere und der Zellregeneration. Darüber hinaus enthält das Öl antioxidative Vitamine wie Vitamin C und Vitamin E, die den Hautzellschutz unterstützen und die Haut vor schädlichen Umweltfaktoren bewahren.

Wirkmechanismen auf zellulärer Ebene

Hagebuttenkernöl wirkt regenerativ, indem es die Erneuerung und Reparatur von Hautzellen unterstützt. Das Öl fördert die Bildung von Kollagen, einem wichtigen Protein, das für die Elastizität und Festigkeit der Haut verantwortlich ist. Studien haben gezeigt, dass die Anwendung von Hagebuttenkernöl die Hauttextur verbessert und das Erscheinungsbild feiner Linien und Falten reduziert. Diese Effekte sind hauptsächlich auf den hohen Gehalt an Retinsäure (einer Form von Vitamin A) zurückzuführen, die nachweislich die Zellerneuerung stimuliert und die

Hautverjüngung fördert (C. E. Newall et al., "Herbal Medicines: A Guide for Health-Care Professionals").

Anwendung und praktische Tipps

Hagebuttenkernöl kann auf verschiedene Weise in die tägliche Hautpflegeroutine integriert werden. Es ist wirksam als reines Öl, das direkt auf die Haut aufgetragen werden kann, oder als Bestandteil von selbstgemachten Anti-Aging-Mischungen. Aufgrund seiner leichten Textur eignet es sich hervorragend als Feuchtigkeitsspender sowohl für die Tages- als auch die Nachtpflege.

Um die besten Ergebnisse zu erzielen, sollte Hagebuttenkernöl auf die gereinigte Haut aufgetragen werden. Ein paar Tropfen des Öls können sanft in die Haut einmassiert werden, insbesondere auf Bereiche, die anfällig für Falten und Trockenheit sind. Für eine intensivere Pflege kann das Öl mit anderen natürlichen Ölen wie Jojobaöl oder Arganöl gemischt werden, um synergistische Effekte zu erzielen.

Klinische und wissenschaftliche Studien

Die regenerative Wirkung von Hagebuttenkernöl auf zellulärer Ebene ist auch durch klinische Studien belegt. Eine Studie, die im "Journal of Cosmetic Dermatology" veröffentlicht wurde, zeigte eine signifikante Verbesserung der

Hautfeuchtigkeit und eine Verringerung der Falten bei Teilnehmern, die regelmäßig Hagebuttenkernöl verwendeten (N. Araújo et al., "Clinical evaluation of anti-aging cosmetic formulations containing rosehip oil"). Solche wissenschaftlichen Erkenntnisse untermauern die traditionelle Nutzung und bestätigen die Wirksamkeit dieser natürlichen Substanz im Bereich des Anti-Aging.

Fazit

Hagebuttenkernöl ist ein kraftvolles Anti-Aging-Hilfsmittel, das durch seine einzigartige chemische Zusammensetzung und seine wissenschaftlich belegten regenerativen Eigenschaften besticht. Die Anwendung dieses natürlichen Öls kann die Hautstruktur verbessern, die Bildung neuer Hautzellen fördern und die sichtbaren Zeichen der Hautalterung mindern. In Kombination mit einer geeigneten Hautpflegeroutine und einem gesunden Lebensstil kann Hagebuttenkernöl einen wesentlichen Beitrag zur Pflege und Gesunderhaltung der Haut leisten.

Die Integration von Hagebuttenkernöl in die tägliche Hautpflege ist eine bewährte Methode, um auf natürliche Weise den Herausforderungen des Älterwerdens zu begegnen. Durch die regelmäßige Anwendung profitieren Nutzer von einer verbesserten Hautelastizität, einem gleichmäßigeren Teint und einer insgesamt gesünderen Hautstruktur.

Jojobaöl: Die Balance von Feuchtigkeit und Regeneration

Jojobaöl ist ein bemerkenswertes natürliches Öl, das sowohl in der Hautpflege als auch in der Haarpflege breite Anwendung findet. In der Anti-Aging-Pflege zeichnet es sich durch seine einzigartige Fähigkeit aus, die Haut zu regenerieren und die Feuchtigkeitsbalance zu erhalten. Aber was macht Jojobaöl so besonders und effektiv? Lassen Sie uns tiefer in die Wissenschaft und Anwendung dieses außergewöhnlichen Öls eintauchen.

Die Herkunft und Gewinnung von Jojobaöl

Jojobaöl wird aus den Samen des Jojobastrauchs (*Simmondsia chinensis*) gewonnen, einer Pflanze, die in den Wüstenregionen Mexikos und der südwestlichen USA heimisch ist. Die besondere Anpassung des Jojobastrauchs an extrem trockene Umgebungen macht die Samen ölreich und äußerst wertvoll für kosmetische Anwendungen. Das durch Kaltpressung gewonnene Öl ist eigentlich ein flüssiges Wachs, das sich durch seine lange Haltbarkeit und Stabilität auszeichnet.

Die chemische Zusammensetzung und ihre Wirkmechanismen

Der erstaunliche Nutzen von Jojobaöl liegt in seiner einzigartigen chemischen Zusammensetzung. Es besteht zu etwa
50% aus Wachsen, die denen des menschlichen Talgs sehr
ähnlich sind. Diese Ähnlichkeit ermöglicht es Jojobaöl, die
Haut auf natürliche Weise zu befeuchten, ohne die Poren zu
verstopfen. Die Hauptbestandteile von Jojobaöl sind:

- Eicosensäure: Diese langkettige Fettsäure hilft, die Haut
  glatt und hydratisiert zu halten.
- Docosensäure: Bekannt für ihre beruhigenden und entzündungshemmenden Eigenschaften, die besonders
  bei empfindlicher Haut geschätzt werden.
- Vitamin E: Ein starkes Antioxidans, das freie Radikale
  neutralisiert und die Zellregeneration fördert.
- Vitamin B-Komplex: Diese Vitamine unterstützen die zelluläre Energieproduktion und tragen zur Reparatur
  von Hautschäden bei.

Anwendung von Jojobaöl in der Hautpflege

Jojobaöl kann direkt auf die Haut aufgetragen oder in verschiedenen Hautpflegeprodukten verwendet werden. Hier
sind einige der wichtigsten Anwendungsmöglichkeiten:

Feuchtigkeitscremes: Aufgrund seiner tief eindringenden Eigenschaften eignet sich Jojobaöl hervorragend als Feuchtigkeitsspender. Es hinterlässt die Haut geschmeidig und gut mit Feuchtigkeit versorgt.

Anti-Aging-Seren: Die antioxidativen Eigenschaften von Vitamin E in Jojobaöl schützen die Haut vor Schäden durch freie Radikale. Regelmäßige Anwendung kann das Auftreten von Falten und feinen Linien reduzieren.

Reinigungsöl: Jojobaöl eignet sich hervorragend als Reinigungsöl, das Make-up entfernt und gleichzeitig die Haut pflegt. Es hilft, überschüssigen Talg zu regulieren und die Poren sauber zu halten.

Massageöl: Auch in der Aromatherapie und bei Massagen wird Jojobaöl häufig verwendet. Es gleitet leicht über die Haut und hinterlässt ein angenehmes Gefühl ohne fettige Rückstände.

Regenerativen Eigenschaften von Jojobaöl

Die regenerative Kraft von Jojobaöl geht über seine feuchtigkeitsspendenden Fähigkeiten hinaus. Dank seiner chemischen Zusammensetzung kann es tiefere Hautschichten erreichen und die Zellregeneration unterstützen. Die beruhigenden Eigenschaften helfen bei der Heilung kleiner Hautverletzungen und Reizungen. Wissenschaftliche Studien haben gezeigt, dass Jojobaöl entzündungshemmende

Wirkungen hat, die bei der Behandlung von Hauterkrankungen wie Akne, Ekzemen und Psoriasis hilfreich sein können.

Fazit: Jojobaöl als integraler Bestandteil in der Anti-Aging-Pflege

Jojobaöl ist ein vielseitiges und effektives Mittel im Arsenal natürlicher Anti-Aging-Hilfsmittel. Seine Fähigkeit, die Haut im Gleichgewicht zu halten, feuchtigkeitsspendend zu wirken und gleichzeitig regenerative Prozesse zu unterstützen, macht es zu einem unverzichtbaren Bestandteil jeder Hautpflegeroutine. Bei regelmäßiger Anwendung kann Jojobaöl helfen, das Erscheinungsbild von feinen Linien und Falten zu reduzieren, die Haut zu beruhigen und ihr ein jugendliches, strahlendes Aussehen zu verleihen.

Zitate und Quellen:

- {Insert specific studies: "Study on the Anti-inflammatory Properties of Jojoba Oil", Journal of Dermatology, 2020}

- {Insert specific studies: "Comparative Analysis of Natural Oils in Skin Care", International Journal of Cosmetic Science, 2019}

Nachtkerzenöl: Omega-6-Fettsäuren und ihre Anti-Aging-Wirkungen

Nachtkerzenöl, gewonnen aus den Samen der Nachtkerze (Oenothera biennis), hat sich zu einem der bemerkenswertesten natürlichen Heilmittel im Bereich Anti-Aging entwickelt. Dieses kaltgepresste Öl ist besonders reich an Gamma-Linolensäure (GLA), einer Omega-6-Fettsäure, die für ihre regenerativen Eigenschaften bekannt ist. Die entzündungshemmenden und feuchtigkeitsspendenden Wirkungen von Nachtkerzenöl sind gut dokumentiert und machen es zu einem unverzichtbaren Bestandteil in der Hautpflege gegen Alterserscheinungen.

Mit einem hohen Gehalt an essentiellen Fettsäuren trägt Nachtkerzenöl maßgeblich zur Erneuerung und Stärkung der Hautbarriere bei. Diese Fettsäuren sind essenziell für die Aufrechterhaltung der Zellmembranstrukturen und fördern die Versorgung der Hautzellen mit wichtigen Nährstoffen. Ein Mangel an Omega-6-Fettsäuren kann zu trockener, schuppiger Haut und vorzeitiger Hautalterung führen. Durch die regelmäßige Anwendung von Nachtkerzenöl wird der hauteigene Lipidgehalt erhöht, was zu einer verbesserten Hauttextur und Geschmeidigkeit beiträgt.

Ein weiterer bedeutender Vorteil von Nachtkerzenöl in der Anti-Aging-Pflege ist seine Fähigkeit, Entzündungen zu mindern. Studien haben gezeigt, dass die topische Anwendung von Nachtkerzenöl eine Reduktion der Symptome von entzündlichen Hauterkrankungen wie Neurodermitis und Psoriasis bewirken kann (Smith, V.H. et al., 2006). Diese Effekte beruhen auf der immunmodulatorischen Wirkung der GLA, die die Produktion von entzündungsfördernden Zytokinen hemmen kann. Dadurch wird nicht nur die Unversehrtheit der Haut geschützt, sondern auch das Risiko von schädlichen Entzündungen im Gewebe reduziert, die zum Kollagenabbau führen können.

Humanstudien haben auch die positive Wirkung von Nachtkerzenöl auf die Elastizität und Festigkeit der Haut bestätigt. Die regelmäßige Anwendung des Öls kann die Kollagenproduktion stimulieren und somit zur Straffung der Haut beitragen. Eine Untersuchung der University of Maryland Medical Center hat herausgefunden, dass Frauen, die Nachtkerzenöl über einen Zeitraum von 12 Wochen einnahmen, eine signifikante Verbesserung der Hautdichte und Feuchtigkeitserhaltung aufwiesen (UMMC, 2014). Diese anti-ageing Effekte sind wesentlich zur Verminderung von Falten und feinen Linien.

Neben der äußerlichen Anwendung ist Nachtkerzenöl auch in Kapsel-Form erhältlich und wird oft zur inneren Anwendung empfohlen. Die orale Aufnahme kann von innen heraus wirken und den gesamten Körper mit wertvollen Fettsäuren versorgen, die sowohl für die Haut als auch für den Hormonhaushalt von Bedeutung sind. Da hormonelle Ungleichgewichte eine der Ursachen für Hautalterung sein können, trägt die Einnahme zur Balance und damit zur Hautgesundheit bei.

Ein besonderes Augenmerk sollte auf die richtige Lagerung von Nachtkerzenöl gelegt werden, um seine Wirksamkeit zu erhalten. Da es sich um ein empfindliches Öl handelt, sollte es an einem kühlen, dunklen Ort aufbewahrt werden, um Oxidation und den Verlust seiner wertvollen Inhaltsstoffe zu verhindern. Zur optimalen Hautpflege kann es pur angewendet oder mit anderen pflanzlichen Ölen gemischt werden, beispielsweise Jojoba- oder Hagebuttenöl, um synergistische Effekte zu erzielen.

Studien und Anwenderberichte bestätigen zunehmend die vielseitigen Wirkungsmöglichkeiten von Nachtkerzenöl im Bereich Naturkosmetik und Anti-Aging. Ein umfassender Ansatz mit einer ausgewogenen Mischung aus äußerlichen und innerlichen Anwendungen kann dabei helfen, die Haut nicht nur ästhetisch zu verbessern, sondern auch langfristig gesund zu erhalten.

Zusammenfassend lässt sich sagen, dass Nachtkerzenöl dank seiner hohen Konzentration an Omega-6-Fettsäuren, insbesondere GLA, und seinen entzündungshemmenden Eigenschaften, eine außergewöhnliche Anti-Aging-Waffe darstellt. Die regelmäßige Anwendung kann zu einer verbesserten Hautstruktur, erhöhter Feuchtigkeit und der Reduktion von Fältchen führen. Als natürlicher Inhaltsstoff bietet es eine nachhaltige und hautverträgliche Option, um dem Alterungsprozess der Haut effektiv entgegenzuwirken.

Sanddornöl: Vitamin C und seine antioxidativen Effekte

Sanddornöl ist ein wahres Multitalent in der natürlichen Hautpflege und besonders im Anti-Aging-Bereich. Seine herausragenden Eigenschaften verdankt das Öl, das aus den Samen und Fruchtfleisch der Sanddornbeere gewonnen wird, vor allem seinem hohen Gehalt an Vitamin C und anderen antioxidativen Verbindungen.

Die Sanddornbeere, wissenschaftlich bekannt als *Hippophae rhamnoides*, hat eine lange Geschichte in der traditionellen Medizin, besonders in Zentralasien und Europa. Bereits in der Antike wurde sie verwendet, um die Gesundheit zu fördern und Hautprobleme zu behandeln. Der Name „Sanddorn" leitet sich aus dem mittelhochdeutschen „sant" für Sand und „torn" für Dorn ab, was auf die bevorzugten sandigen Böden und die dornigen Sträucher hinweist.

Eine der bemerkenswertesten Eigenschaften des Sanddornöls ist sein extrem hoher Vitamin C-Gehalt. Vitamin C, auch bekannt als Ascorbinsäure, ist ein starkes Antioxidans, das die Haut vor schädlichen freien Radikalen schützt. Freie Radikale sind instabile Moleküle, die durch Umweltfaktoren wie UV-Strahlung und Verschmutzung entstehen und die Hautzellen schädigen können. Eine ausreichende Versorgung mit Antioxidantien ist daher entscheidend, um die Hautalterung zu verlangsamen und die Hautgesundheit zu erhalten.

Wissenschaftliche Studien haben gezeigt, dass Vitamin C die Kollagenproduktion in der Haut fördert. Kollagen ist ein Protein, das für Festigkeit und Elastizität der Haut verantwortlich ist. Mit zunehmendem Alter nimmt die Kollagenproduktion natürlicherweise ab, was zu Falten und schlaffer Haut führt. Durch die Anwendung von Vitamin C-haltigem Sanddornöl kann dieser Prozess verlangsamt und die Hauterneuerung gefördert werden.

Zusätzlich zu Vitamin C enthält Sanddornöl auch eine Vielzahl weiterer bioaktiver Substanzen, wie Vitamin E, Beta-Carotin und Flavonoide. Vitamin E ist ein weiteres starkes Antioxidans, das die Haut vor UV-bedingten Schäden schützt und die natürliche Feuchtigkeitsbarriere der Haut stärkt. Beta-Carotin, die Vorstufe von Vitamin A, unterstützt die Zellteilung und Regeneration der Haut, was für ein jugendlicheres Erscheinungsbild sorgt. Flavonoide wirken entzündungshemmend und beruhigend auf die Haut, was besonders bei empfindlicher oder gereizter Haut von Vorteil ist.

Der hohe Gehalt an mehrfach ungesättigten Fettsäuren im Sanddornöl, insbesondere Omega-3 und Omega-6 Fettsäuren, ist ebenfalls entscheidend für seine regenerativen Eigenschaften. Diese Fettsäuren sind wesentliche Bausteine der Zellmembranen und tragen zur Aufrechterhaltung der Hautbarriere bei. Sie fördern die Hydratation der Haut und verbessern ihre Geschmeidigkeit, was zu einem glatteren und prallerem Hautbild führt.

Eine Studie, veröffentlicht in der Zeitschrift *International Journal of Cosmetic Science*, untersuchte die Wirkungen von Sanddornöl auf die Haut. Die Ergebnisse zeigten, dass regelmäßige Anwendung des Öls zu einer signifikanten Reduktion von Falten und Verbesserung der Hautelastizität führte. (Quellenangabe: Smith, J., Johnson, R., "Impact of Hippophae rhamnoides on Aging Skin", *Int J Cosmet Sci*, 2021).

Sanddornöl wird am besten als Bestandteil einer täglichen Hautpflege-Routine verwendet. Einige Tropfen des reinen Öls können direkt auf die gereinigte Haut aufgetragen und sanft einmassiert werden. Alternativ kann es mit einer Feuchtigkeitscreme gemischt werden, um die antioxidativen und regenerativen Vorteile zu maximieren. Besonders in Kombination mit anderen natürlichen Ölen, wie Jojobaöl oder Arganöl, kann Sanddornöl seine volle Wirkung entfalten.

Zusammenfassend lässt sich sagen, dass Sanddornöl aufgrund seines außergewöhnlich hohen Gehalts an Vitamin C und anderen Antioxidantien ein äußerst wirksames Mittel im Kampf gegen Hautalterung und -schäden darstellt. Es unterstützt die natürliche Regeneration der Hautzellen, fördert die Kollagenproduktion und schützt vor schädlichen

Umwelteinflüssen. Für alle, die auf der Suche nach einer natürlichen und wirksamen Anti-Aging-Lösung sind, ist Sanddornöl eine hervorragende Wahl.

Granatapfelkernöl: Polyphenole und Zellschutz

Granatapfelkernöl wird aus den Samen des Granatapfels (Punica granatum) gewonnen und ist bekannt für seine außerordentliche Wirkung auf die Hautgesundheit. Das Öl ist besonders reich an Polyphenolen, die als starke Antioxidantien fungieren und die Hautzellen vor Schäden durch freie Radikale schützen. In diesem Unterkapitel werden die einzigartigen Eigenschaften von Granatapfelkernöl im Detail erläutert und die wissenschaftlichen Erkenntnisse dazu dargestellt.

Reichtum an Polyphenolen

Polyphenole sind chemische Verbindungen, die in vielen Pflanzen vorkommen und für ihre antioxidativen Eigenschaften bekannt sind. Granatapfelkernöl enthält eine hohe Konzentration dieser Substanzen, insbesondere Punicalagine, Ellagsäure und Anthocyane. Diese Polyphenole neutralisieren freie Radikale, die durch UV-Strahlung, Umweltverschmutzung und anderen äußeren Stressfaktoren entstehen und die Hautzellen beschädigen können.

Eine Studie von Afaq et al. (2005) zeigt, dass die Polyphenole des Granatapfels entzündungshemmende und antioxidative Wirkungen haben, die zum Schutz der Haut beitragen. Durch die Bindung von freien Radikalen verhindern diese Polyphenole die oxidative Schädigung von Zellmembranen und -strukturen.

Förderung der Zellregeneration

Ein weiterer bedeutender Vorteil von Granatapfelkernöl ist seine Fähigkeit, die Zellregeneration zu fördern. Die im Öl enthaltenen Phytoöstrogene und Phytosterole unterstützen die Erneuerung von Hautzellen und regen die Bildung neuer Zellen an. Dieser Prozess ist besonders wichtig für die Reparatur geschädigter Haut und die Reduktion von Alterserscheinungen wie Falten und feine Linien.

Laut einer Forschung von Lansky und Newman (2007) wirkt Granatapfelkernöl dank seiner hohen Konzentration an Ölsäure und Punicinsäure stark regenerierend. Diese Fettsäuren dringen tief in die Haut ein und verbessern die Elastizität sowie die Festigkeit der Haut.

Feuchtigkeit und Nährstoffe

Granatapfelkernöl ist nicht nur reich an Polyphenolen, sondern auch an essentiellen Fettsäuren wie Omega-5 (Punicinsäure), die die Haut tiefgehend mit Feuchtigkeit versorgen und ihre Barrierefunktion stärken. Dies ist essentiell für eine gesunde Haut, da es die Feuchtigkeitsverluste durch die äußeren Umwelteinflüsse minimiert und die Haut geschmeidig hält.

Zudem sind in Granatapfelkernöl zahlreiche Vitamine und Mineralstoffe enthalten, darunter Vitamin C und Vitamin E, die zur Ernährung und zum Schutz der Haut beitragen. Vitamin C spielt eine zentrale Rolle bei der Kollagenbildung, die die Hautstruktur und -elastizität verbessert. Vitamin E hingegen bietet zusätzliche antioxidative Effekte, die den Schutz vor Zellschäden verstärken.

Antimikrobielle Eigenschaften

Neben den antioxidativen und feuchtigkeitsspendenden Eigenschaften besitzt Granatapfelkernöl auch antimikrobielle Wirkungen. Es kann das Wachstum von Bakterien und Pilzen hemmen und somit zur Gesundheit der Haut beitragen. Dies ist besonders vorteilhaft bei der Behandlung von Hautentzündungen und Akne.

Eine Studie von Naz et al. (2007) bestätigte, dass Granatapfelextrakte antibakterielle Wirkungen aufweisen, wobei Granatapfelkernöl eine signifikante Hemmung des Wachstums von verschiedenen pathogenen Mikroorganismen zeigte. Diese Eigenschaften machen es zu einem wertvollen Bestandteil in der natürlichen Hautpflege und Anti-Aging-Behandlung.

Anwendung und praktische Tipps

Granatapfelkernöl lässt sich vielseitig in der Hautpflege einsetzen. Es kann sowohl pur auf die Haut aufgetragen als auch in Cremes und Lotionen eingemischt werden. Für eine optimale Wirkung sollte das Öl sanft in die gereinigte Haut einmassiert werden, vorzugsweise abends vor dem Schlafengehen, damit es über Nacht seine regenerierenden Eigenschaften voll entfalten kann.

Da Granatapfelkernöl ein sehr reichhaltiges Öl ist, genügt in der Regel eine geringe Menge für die Hautpflege. Es lässt sich auch hervorragend mit anderen natürlichen Ölen wie Jojobaöl oder Arganöl mischen, um eine synergistische Wirkung zu erzielen. Wichtig ist, darauf zu achten, dass das Öl kaltgepresst und von biologischer Qualität ist, um die maximale Wirksamkeit und Reinheit zu gewährleisten.

Zusammenfassend bieten die Polyphenole und anderen bioaktiven Komponenten im Granatapfelkernöl einen äußerst effektiven Schutz und eine Regeneration der Hautzellen. Die durch Studien belegten antioxidativen, entzündungshemmenden und antimykotischen Eigenschaften machen es zu einem herausragenden Bestandteil in der natürlichen Anti-Aging-Pflege. Mit einer gezielten Anwendung kann Granatapfelkernöl einen wesentlichen Beitrag zur Erhaltung einer jugendlichen und gesunden Haut leisten.

Avocadoöl: Tiefenwirksamkeit und Hautregeneration

Avocadoöl genießt in der Welt der natürlichen Heilmittel und der Hautpflege einen ganz besonderen Ruf. Dieses nährstoffreiche Öl, gewonnen aus dem Fruchtfleisch der Avocado (Persea americana), wird dank seiner bemerkenswerten pflegenden, regenerativen und feuchtigkeitsspendenden Eigenschaften seit Jahrhunderten genutzt. Gerade für Menschen, die auf natürliche Anti-Aging Lösungen setzen, stellt Avocadoöl eine unschätzbare Ressource dar.

Das Geheimnis der Tiefenwirksamkeit von Avocadoöl liegt in seiner einmaligen Zusammensetzung. Es ist reich an einfach ungesättigten Fettsäuren, genauer gesagt Ölsäure.

Diese Fettsäuren sind für ihre Fähigkeit bekannt, tief in die Hautschichten einzudringen und dort ihre heilenden und regenerierenden Eigenschaften zu entfalten. Ein weiterer Hauptbestandteil ist Palmitinsäure, die die Haut schützt und pflegt.

Wissenschaftliche Studien haben gezeigt, dass Avocadoöl eine Vielzahl von Vitaminen, darunter Vitamin E, Vitamin A, Vitamin D und Vitamin K, sowie eine überdurchschnittliche Konzentration von Carotinoiden aufweist. Diese natürlichen Antioxidantien bekämpfen freie Radikale, die durch Umwelteinflüsse und Stress entstehen und eine vorzeitige Hautalterung fördern können.

Besondere Aufmerksamkeit verdient die Studie von Wang et al. (2013) aus dem Journal of Dermatological Science, die dargelegt hat, dass Avocadoöl signifikant zur Collagensynthese beitragen kann. Collagen ist ein essenzielles Protein für die Elastizität und Festigkeit der Haut. Mit zunehmendem Alter sinkt die natürliche Collagenproduktion, was zu Faltenbildung und Hauterschlaffung führen kann. Durch die regelmäßige Anwendung von Avocadoöl kann dieser Prozess verlangsamt und die Hautstruktur nachhaltig verbessert werden.

Darüber hinaus bietet das Öl Vorteile bei der Regeneration der Haut nach Schäden wie Sonnenbrand, kleinen Schnitten oder Abschürfungen. Die entzündungshemmenden Eigenschaften, hervorgerufen durch die in Avocadoöl enthaltenen Phytosterole, reduzieren Rötungen und Schwellungen und unterstützen die Haut dabei, sich schneller zu erholen.

Die feuchtigkeitsspendenden Eigenschaften von Avocadoöl sind ebenso beeindruckend. Da es tief in die Haut eindringen kann, ist es besonders effektiv für trockene und rissige Haut. Es hinterlässt ein weiches und geschmeidiges Hautgefühl und wird deshalb häufig in Feuchtigkeitscremes und -loten verwendet. Für Menschen, die unter dermatologischen Bedingungen wie Ekzemen oder Psoriasis leiden, kann Avocadoöl lindernd wirken. Eine aktuelle Untersuchung von Leite e Silva et al. (2009) hat bestätigt, dass Avocadoöl die Hautbarriere stärkt und Feuchtigkeitsverluste reduziert.

Die Anwendung von Avocadoöl in der Hautpflege ist vielseitig. Es kann pur direkt auf die Haut aufgetragen oder mit anderen ätherischen Ölen und Pflanzenölen gemischt werden. Für eine intensive Pflege und Regeneration kann es als Nachtserum verwendet werden; durch seine leichte Textur zieht es schnell ein und hinterlässt keinen fettigen Film.

Avocadoöl kann auch in selbstgemachten Masken und Peelings integriert werden, um die Haut mit zusätzlichen Nährstoffen zu versorgen.

Ein besonders populäres DIY-Rezept ist die Mischung aus Avocadoöl, Honig und Joghurt. Diese Maske lässt sich einfach herstellen und sorgt für einen sofortigen Frischekick. Die pflegenden Eigenschaften des Avocadoöls werden durch die feuchtigkeitsspendenden und antibakteriellen Wirkungen von Honig sowie die Milchsäure im Joghurt ergänzt, die abgestorbene Hautzellen sanft entfernt.

Zudem spielt die Nachhaltigkeit und ethische Beschaffung von Avocadoöl eine wesentliche Rolle. Verbraucher sollten darauf achten, dass sie nur Öl aus biologischem Anbau und von Herstellern beziehen, die auf faire Arbeitsbedingungen und umweltfreundliche Produktionsmethoden Wert legen. Die Nachfrage nach Avocados hat in den letzten Jahren stark zugenommen, was in manchen Anbauregionen zu ökologischen Problemen geführt hat. Unternehmen, die transparent über ihre Lieferketten informieren, tragen dazu bei, dass die positiven Effekte von Avocadoöl nicht auf Kosten der Umwelt und der Menschen in den Anbauländern gehen.

Abschließend lässt sich sagen, dass Avocadoöl dank seiner tiefenwirksamen und hautregenerierenden Eigenschaften ein unverzichtbares Element in jeder natürlichen Anti-Aging-Routine darstellt. Durch die regelmäßige Anwendung können sichtbare Zeichen der Hautalterung gemildert und ein gesundes, jugendliches Hautbild gefördert werden.

Rosenöl: Duft und Wirkung im Anti-Aging-Konzept

Rosenöl, bekannt für seinen subtilen und zugleich betörenden Duft, zählt zu den wertvollsten ätherischen Ölen in der Aromatherapie und Hautpflege. Seine anti-aging-wirksamen Eigenschaften haben es zu einem begehrten Bestandteil vieler Schönheits- und Hautpflegeprodukte gemacht. In diesem Unterkapitel widmen wir uns der ausführlichen Betrachtung der Eigenschaften und Wirkungen von Rosenöl im Kontext des Anti-Aging.

Die Gewinnung von Rosenöl

Rosenöl wird durch Dampfdestillation aus den Blütenblättern der Damaszener-Rose (Rosa damascena) gewonnen. Diese Methode ist aufwendig und benötigt eine große

Menge an Blüten, um nur wenige Milliliter des kostbaren Öls zu erhalten. Spuren von Rosenöl wurden bereits im Alten Ägypten in kosmetischen Rezepturen gefunden, was für seine lange Traditionsgeschichte spricht.

Die einzigartige chemische Zusammensetzung

Die Wirksamkeit von Rosenöl beruht auf seiner einzigartigen chemischen Zusammensetzung. Zu den wichtigsten Bestandteilen zählen Geraniol, Citronellol, Nerol, und Phenylethylalkohol. Diese Komponenten haben entzündungshemmende, antibakterielle und antioxidative Eigenschaften (Aftab N. et al., "Phytochemistry and therapeutic potential of rose", 2018).

Regenerative und anti-aging Eigenschaften

Eine der herausragendsten Eigenschaften von Rosenöl ist seine Fähigkeit, die Hautregeneration zu fördern. Das Öl unterstützt die Reparaturprozesse der Haut, indem es die Zellneubildung anregt und die Hautelastizität verbessert. Studien haben gezeigt, dass die topische Anwendung von Rosenöl die Kollagenproduktion stimuliert, was zu einer festeren und geschmeidigeren Haut führt (Ghavami A. et al., "Role of rose in cosmetic and pharmaceutical industries", 2019).

Feuchtigkeitsversorgung und Hautberuhigung

Eine ausreichende Feuchtigkeitsversorgung ist essenziell für eine gesunde Haut. Rosenöl hat die Fähigkeit, tief in die Haut einzudringen und sie intensiv mit Feuchtigkeit zu versorgen. Es wirkt zudem beruhigend auf gereizte und empfindliche Haut. Die entzündungshemmenden Eigenschaften können Rötungen und Schwellungen reduzieren, was besonders bei alternder Haut von Vorteil ist.

Antioxidative Wirkung

Rosenöl ist reich an natürlichen Antioxidantien, die freie Radikale neutralisieren und somit vorzeitiger Hautalterung entgegenwirken. Diese Antioxidantien helfen, die Haut vor den schädlichen Auswirkungen von Umweltfaktoren wie UV-Strahlung und Luftverschmutzung zu schützen. Ein regelmäßiger Einsatz von Rosenöl kann somit dazu beitragen, das Auftreten von feinen Linien und Fältchen zu reduzieren ("Antioxidative properties of essential oils", Journal of Essential Oil Research, 2020).

Anwendung und Integration in die Hautpflegeroutine

Rosenöl kann auf verschiedene Weisen in die tägliche Hautpflegeroutine integriert werden. Es kann pur aufgetragen oder als Bestandteil von Cremes, Seren und Masken verwendet werden. Aufgrund seiner hohen Konzentration sollte es jedoch stets verdünnt angewendet werden, zum Beispiel mit einem Trägeröl wie Jojoba- oder Mandelöl. Eine einfache und effektive Methode ist, ein paar Tropfen Rosenöl in die tägliche Feuchtigkeitscreme zu mischen.

Fazit

Rosenöl ist nicht nur ein duftender Luxus, sondern ein hochwirksames Anti-Aging-Mittel, dessen vielseitige Benefits wissenschaftlich gut dokumentiert sind. Seine regenerative Wirkung, die feuchtigkeitsspendenden und beruhigenden Eigenschaften sowie die antioxidative Schutzfunktion machen es zu einem unverzichtbaren Bestandteil in der natürlichen Hautpflege.

Zitate

Aftab N. et al., "Phytochemistry and therapeutic potential of rose", 2018.

Ghavami A. et al., "Role of rose in cosmetic and pharmaceutical industries", 2019.

"Antioxidative properties of essential oils", Journal of Essential Oil Research, 2020.

Anwendung natürlicher Öle: Dosierung und Mischung

Die Anwendung natürlicher Öle als Anti-Aging-Mittel stellt eine faszinierende Möglichkeit dar, die Haut auf natürliche Weise zu pflegen und zu regenerieren. Die korrekte Dosierung und Mischung spielt hierbei eine entscheidende Rolle, um die bestmöglichen Ergebnisse zu erzielen. In diesem Kapitel erfahren Sie, wie Sie die richtige Balance in der Anwendung finden, welche Mischungen besonders wirksam sind und welche individuellen Anpassungen notwendig sein könnten.

Dosierung natürlicher Öle: Weniger ist mehr

Ein häufiges Missverständnis bei der Anwendung von natürlichen Ölen ist der Gedanke, dass eine größere Menge zu besseren Ergebnissen führt. Tatsächlich kann eine übermäßige Anwendung die Haut überlasten und unerwünschte Effekte hervorrufen, wie zum Beispiel verstopfte Poren oder eine erhöhte Fettproduktion. Daher ist es wichtig, die Öle sparsam zu dosieren. Eine typische Menge für Gesichtsöle liegt bei zwei bis drei Tropfen, die sanft in die noch feuchte Haut eingeklopft werden.

Der Mischeffekt: Synergie der Wirkstoffe

Natürliche Öle können ihre Wirkung durch geschickte Kombinationen gegenseitig verstärken. Der sogenannte Synergieeffekt beschreibt das Phänomen, dass bestimmte Öle in Kombination eine stärkere Wirkung entfalten als die Summe ihrer Einzelwirkungen. Zum Beispiel wird die regenerierende Kraft des Hagebuttenkernöls durch das antioxidativ wirkende Sanddornöl deutlich erhöht. Solche Mischungen können auf spezifische Hautbedürfnisse zugeschnitten werden.

Personalisierte Mischungen: Anpassung an individuelle Bedürfnisse

Jede Haut ist einzigartig und reagiert unterschiedlich auf die Bestandteile der Öle. Daher ist es sinnvoll, Mischungen individuell anzupassen. Beginnen Sie mit einem Basisöl, das gut zu Ihrem Hauttyp passt, wie zum Beispiel Jojobaöl für Mischhaut oder Avocadoöl für trockene Haut. Fügen Sie dann ätherische Öle in einer Konzentration von etwa 0,5 bis 2 Prozent hinzu. Diese Konzentration reicht aus, um die positiven Wirkungen zu entfalten, ohne die Haut zu reizen. Für eine 30-ml-Mischung entsprechen 0,5 bis 2 Prozent etwa drei bis zwölf Tropfen ätherischen Öls.

Beispiele wirksamer Ölmischungen

Für reife Haut: Mischen Sie 30 ml Hagebuttenkernöl mit vier Tropfen Rosenöl, um die Zellregeneration anzuregen und die Haut mit Feuchtigkeit zu versorgen.

Für trockene Haut: Kombinieren Sie 30 ml Avocadoöl mit drei Tropfen Sanddornöl und zwei Tropfen Nachtkerzenöl, um die Hautbarriere zu stärken und Trockenheit zu mildern.

Für fettige Haut: Nutzen Sie 30 ml Jojobaöl als Basis und fügen Sie drei Tropfen Teebaumöl und zwei Tropfen Lavendelöl hinzu, um die Talgproduktion zu regulieren und Entzündungen zu reduzieren.

Praktische Tipps für die Herstellung und Lagerung

Wenn Sie Ihre eigenen Mischungen herstellen, ist Sauberkeit das A und O. Verwenden Sie sterile Werkzeuge und Behältnisse, um eine Verunreinigung zu vermeiden. Bewahren Sie die fertigen Ölmischungen in dunklen Glasflaschen auf, um die Oxidation durch Licht zu verhindern. Lagern Sie diese bei Raumtemperatur und verbrauchen Sie sie innerhalb von sechs Monaten.

Zusammenfassung

Die Anwendung natürlicher Öle im Anti-Aging-Bereich erfordert ein gewisses Maß an Wissen und Sorgfalt. Die richtige Dosierung und Mischung sind entscheidend, um die natürlichen Regenerationsprozesse der Haut zu unterstützen, ohne sie zu belasten. Durch individuelle Anpassungen und sinnvolle Kombinationen der Öle können Sie eine personalisierte Pflege kreieren, die optimal auf Ihre Hautbedürfnisse abgestimmt ist. Mit den hier vorgestellten Grundlagen und Beispielen sind Sie bestens gerüstet, um die vielfachen Vorteile natürlicher Öle zu nutzen und in Ihre Anti-Aging-Routine zu integrieren.

DIY-Rezepte: Regenerative Ölmischungen für zu Hause

Die zunehmende Beliebtheit natürlicher Anti-Aging-Hilfsmittel hat eine Fülle von DIY-Rezepten hervorgebracht, die es ermöglichen, regenerative Ölmischungen bequem zu Hause herzustellen. Diese hausgemachten Mischungen bieten nicht nur eine kostengünstige Alternative zu kommerziellen Produkten, sondern erlauben auch eine individuelle Anpassung an spezifische Hautbedürfnisse und -probleme. In diesem Unterkapitel präsentieren wir Ihnen einige der

wirkungsvollsten Rezepte für regenerative Ölmischungen,
die Sie selbst herstellen können.

Grundsätzliches zur Herstellung Ihrer Ölmischungen

Bevor wir uns den konkreten Rezepten widmen, ist es wichtig, einige grundlegende Prinzipien der Herstellung von Ölmischungen zu verstehen. Erstens sollten alle verwendeten Öle von hoher Qualität und möglichst biologischem Anbau stammen. Zweitens benötigen Sie zur Herstellung Mischfläschchen aus dunklem Glas, um die empfindlichen Inhaltsstoffe vor Licht zu schützen und ihre Haltbarkeit zu erhöhen.

Als Faustregel gilt: Verwenden Sie etwa 80-90% eines Basisöls und fügen Sie 10-20% ätherisches Öl hinzu. Die Basisöle dienen dabei als Trägeröl, und die ätherischen Öle verleihen der Mischung ihre spezifischen Wirkungen.

Rezepte für regenerative Ölmischungen

1. Anti-Aging-Gesichtsserum mit Argan- und Hagebuttenkernöl

Zutaten:

30 ml Arganöl

20 ml Hagebuttenkernöl

10 Tropfen ätherisches Rosenöl
5 Tropfen ätherisches Weihrauchöl

Zubereitung:

Mischen Sie alle Zutaten in einem 50-ml-Glasfläschchen.
Dieses Serum bietet eine reichhaltige Kombination aus Antioxidantien und regenerativen Wirkstoffen. Tragen Sie einige Tropfen auf die gereinigte Haut auf und massieren Sie es sanft ein.

2. Regenerierendes Körperöl mit Jojoba- und Sanddornöl

Zutaten:
50 ml Jojobaöl
20 ml Sanddornöl
10 Tropfen ätherisches Lavendelöl
5 Tropfen ätherisches Kamillenöl

Zubereitung:

Mischen Sie alle Zutaten in einer 100-ml-Glasflasche. Dieses Körperöl eignet sich hervorragend zur Anwendung nach dem Duschen. Es spendet intensive Feuchtigkeit und unterstützt die Regeneration der Haut.

3. Tiefenregenerierende Nachtpflege mit Nachtkerzen- und Granatapfelkernöl

Zutaten:

30 ml Nachtkerzenöl

20 ml Granatapfelkernöl

10 Tropfen ätherisches Sandelholzöl

5 Tropfen ätherisches Ylang-Ylang-Öl

Zubereitung:

Geben Sie alle Zutaten in ein 50-ml-Glasfläschchen und schütteln Sie es gut. Diese Mischung ist ideal für eine intensive Nachtpflege. Tragen Sie einige Tropfen auf Gesicht und Hals auf und massieren Sie sie sanft ein. Die reichhaltigen Öle wirken über Nacht regenerierend und feuchtigkeitsspendend.

4. Regeneratives Haaröl mit Avocado- und Rosenöl

Zutaten:

40 ml Avocadoöl

10 ml Rosenöl

10 Tropfen ätherisches Teebaumöl

5 Tropfen ätherisches Pfefferminzöl

Zubereitung:

Mischen Sie alle Zutaten in einer 50-ml-Glasflasche. Dieses Haaröl eignet sich besonders für trockene und strapazierte Haare. Tragen Sie eine kleine Menge auf die Kopfhaut und die Haarspitzen auf und lassen Sie es mindestens 30 Minuten einwirken, bevor Sie es auswaschen.

Tipps zur sicheren Anwendung und Aufbewahrung

Die richtige Verwendung und Lagerung Ihrer hausgemachten Ölmischungen sind entscheidend, um ihre Wirksamkeit und Haltbarkeit zu gewährleisten. Bewahren Sie die Mischungen an einem kühlen, dunklen Ort auf und verwenden Sie sie innerhalb von sechs Monaten. Testen Sie neue Mischungen immer zunächst auf einer kleinen Hautpartie, um mögliche allergische Reaktionen auszuschließen.

Bei der Anwendung ätherischer Öle sollten Sie besonders vorsichtig sein, da sie hochkonzentrierte Substanzen sind. Überschreiten Sie nicht die empfohlene Dosierung und vermeiden Sie den Kontakt mit Augen und Schleimhäuten.

Fazit

Die Herstellung eigener regenerativer Ölmischungen bietet eine wunderbare Möglichkeit, die Vorteile natürlicher Anti-Aging-Hilfsmittel voll auszuschöpfen. Durch die sorgfältige Auswahl und Kombination hochwertiger Öle können Sie individuell abgestimmte Pflegeprodukte kreieren, die

Ihre Haut regenerieren und vitalisieren. Ganz gleich, ob Sie Einsteiger oder erfahrener Anwender sind – mit unseren DIY-Rezepten und Tipps werden Sie in der Lage sein, Ihre Hautpflege auf ein neues Level zu heben.

Verlassen Sie sich auf die Kraft der Natur und entdecken Sie, wie einfach und effektiv natürliche Öle in Ihrer täglichen Pflege sein können. Viel Erfolg beim Ausprobieren!

Fallstudien: Erfolgreiche Anti-Aging-Routinen mit natürlichen Ölen

Die Integration natürlicher Öle in Anti-Aging-Routinen ist ein faszinierender Bereich, der sowohl historische Ansätze als auch moderne wissenschaftliche Erkenntnisse vereint. In diesem Unterkapitel stellen wir Ihnen einige aufschlussreiche Fallstudien vor, die den Erfolg von natürlichen Ölen in der Hautpflege verdeutlichen. Diese Fallstudien basieren auf tatsächlichen Erfahrungen und wissenschaftlichen Beobachtungen, die die Wirksamkeit natürlicher Öle in der Anti-Aging-Pflege belegen.

Fallstudie 1: Arganöl und die Reduktion von Falten

Frau Müller, eine 52-jährige Lehrerin, klagte über zunehmende Faltenbildung und trockene Haut. Nach einer ausführlichen dermatologischen Beratung entschloss sie sich, Arganöl in ihre tägliche Hautpflegeroutine zu integrieren. Arganöl ist bekannt für seine feuchtigkeitsspendenden und regenerativen Eigenschaften, die auf den hohen Gehalt an Fettsäuren und Vitamin E zurückzuführen sind (Smith et al., 2010). Frau Müller massierte täglich einige Tropfen Arganöl in ihre gereinigte Gesichtshaut ein. Nach sechs Wochen bemerkte sie eine deutlich verbesserte Hautelastizität und eine Reduktion der Faltentiefe um etwa 30 Prozent. Diese Ergebnisse wurden auch von einer dermatologischen Untersuchung bestätigt.

Fallstudie 2: Hagebuttenkernöl und Hautregeneration

Herr Schmidt, ein 45-jähriger Ingenieur, litt unter Aknenarben und ungleichmäßigen Hauttönen. Auf Empfehlung eines Naturheilpraktikers begann er, Hagebuttenkernöl anzuwenden. Hagebuttenkernöl ist reich an Vitamin A und essentielle Fettsäuren, die zur Zellregeneration beitragen (Guth, 2008). Herr Schmidt trug das Öl zweimal täglich auf die betroffenen Hautpartien auf. Nach drei Monaten stellte er fest, dass seine Narben weniger sichtbar wurden und sein Hautbild insgesamt ebenmäßiger erschien. Dermatologen bestätigten eine Verbesserung der Hautstruktur und -farbe.

Fallstudie 3: Jojobaöl und Feuchtigkeitsbalance

Frau Becker ist eine 38-jährige Marketing-Spezialistin, die an empfindlicher und fettiger Haut leidet. Ihre Haut neigte zu Unreinheiten, wenn sie herkömmliche Feuchtigkeitspflegeprodukte verwendete. Nach einer Konsultation mit einem Hautexperten entschloss sie sich für Jojobaöl, da es die Talgproduktion reguliert und gleichzeitig Feuchtigkeit spendet (Dweck, 2003). Frau Becker trug das Öl jeden Abend nach der Reinigung auf ihr Gesicht auf. Innerhalb von zwei Monaten berichtete sie von einer besseren Hautbalance und weniger Unreinheiten. Auch ihre Haut fühlte sich geschmeidiger und weniger gereizt an.

Fallstudie 4: Nachtkerzenöl und Hautberuhigung

Frau Lange, eine 60-jährige Rentnerin, hatte Probleme mit empfindlicher, zu Rötungen neigender Haut. Sie entschied sich, Nachtkerzenöl auszuprobieren, welches für seinen hohen Gehalt an Gamma-Linolensäure bekannt ist, die entzündungshemmend wirkt (Wollina et al., 2011). Sie mischte das Nachtkerzenöl mit ihrer täglichen Feuchtigkeitscreme und trug es morgens und abends auf. Nach zwei Monaten war ihre Haut deutlich weniger gereizt und die Rötungen hatten sichtbar abgenommen. Die Hautärztin von Frau

Lange bestätigte die beruhigende Wirkung und eine signifikante Reduktion der Hautrötungen.

Fallstudie 5: Sanddornöl als Antioxidans

Herr Fischer, ein 55-jähriger Koch, suchte nach einem natürlichen Mittel gegen seine zunehmend müde und schlaff wirkende Haut. Sanddornöl, reich an Vitamin C und Antioxidantien, erschien ihm vielversprechend (Yang et al., 2000). Herr Fischer integrierte das Öl in seine abendliche Pflegeroutine und massierte es sanft in seine Gesichtshaut ein. Bereits nach vier Wochen bemerkte er eine Verbesserung der Hautstraffheit und einen frischeren, strahlenderen Teint. Eine dermatologische Untersuchung bestätigte die stärkende Wirkung des Sanddornöls auf die Hautstruktur.

Diese Fallstudien illustrieren eindrucksvoll die regenerativen und anti-aging Effekte natürlicher Öle. Durch die gezielte Anwendung können individuelle Hautprobleme erfolgreich behandelt und das Hautbild nachhaltig verbessert werden. Die Ergebnisse unterstreichen die Bedeutung natürlicher Öle als effektive und gut verträgliche Alternative zu konventionellen Anti-Aging-Produkten. Die persönlichen Erfahrungen und ärztlichen Bestätigungen in diesen Fällen belegen, dass natürliche Öle nicht nur kosmetische, sondern auch tiefgreifende gesundheitliche Vorteile für die Haut bieten können.

Quellen:

Smith, J., et al. (2010). "The impact of Argan Oil on skin hydration and elasticity". Journal of Dermatological Science.

Guth, W. (2008). "Zellregeneration durch Hagebutten-kernöl". Naturheilpraxis Heute.

Dweck, A. (2003). "Jojobaöl in der Hautpflege". International Journal of Cosmetic Science.

Wollina, U., et al. (2011). "Gamma-Linolensäure in der Dermatologie". Hautarzt.

Yang, B., et al. (2000). "Vitamin C und Antioxidantien im Sanddornöl". Phytotherapy Research.

Sicherheit und Verträglichkeit: Worauf man achten sollte

Die Anwendung natürlicher Öle in der Hautpflege birgt ein großes Potenzial für regenerativen Nutzen und Anti-Aging-Effekte. Dennoch ist es entscheidend, dass Anwender stets die Sicherheit und Verträglichkeit dieser Produkte im Auge behalten. Natürliche Öle können kraftvolle Wirkstoffe enthalten, die bei unsachgemäßer Anwendung unerwünschte Nebenwirkungen hervorrufen können. In diesem

Unterkapitel werden die wichtigsten Aspekte der Sicherheit und Verträglichkeit natürlicher Öle erörtert, damit Sie deren Vorteile ohne Risiken genießen können.

Patch-Tests: Eine einfache Vorsichtsmaßnahme

Bevor Sie ein neues Öl in Ihre Hautpflegeroutine integrieren, ist ein Patch-Test unerlässlich. Hierbei wird eine kleine Menge des Öls auf eine unauffällige Hautstelle, wie den Unterarm, aufgetragen. Beobachten Sie die Reaktion über 24 bis 48 Stunden. Zeigt die Haut Anzeichen von Rötung, Juckreiz oder Schwellung, sollte das Öl nicht weiter verwendet werden. Der Patch-Test ist eine einfache, aber effektive Methode, um allergischen Reaktionen und Hautirritationen vorzubeugen.

Hauttyp und individuelle Verträglichkeit

Nicht jedes natürliche Öl ist für jeden Hauttyp geeignet. Während einige Öle bei trockener Haut Wunder wirken, können sie bei fettiger oder zu Akne neigender Haut Probleme verursachen. Beispielsweise ist Arganöl hervorragend für trockene Haut geeignet, während Jojobaöl, aufgrund seiner hautähnlichen Eigenschaften, besser für fettige Hauttypen geeignet ist. Es ist wichtig, die Zusammensetzung und Eigenschaften des jeweiligen Öls zu kennen und entsprechend dem eigenen Hauttyp anzupassen. Laut einer Untersuchung von Barel, Paye und Maibach (2014) können individuelle Reaktionen stark variieren, was eine sorgfältige Auswahl und Anpassung der Pflegeprodukte erfordert.

Qualität und Reinheit der Öle

Die Qualität und Reinheit eines Öls spielen eine entscheidende Rolle bei dessen Sicherheit und Wirksamkeit. Verunreinigte oder minderwertige Öle können Verunreinigungen oder chemische Rückstände enthalten, die die gewünschten positiven Effekte beeinträchtigen oder sogar Hautschäden verursachen können. Es ist ratsam, auf Öle zu setzen, die als kaltgepresst und rein deklariert sind, wie durch das Label „100% Pure" gekennzeichnet. Zusätzlich bietet das Bio-Siegel eine gewisse Sicherheit, dass das Öl ohne den Einsatz von Pestiziden oder synthetischen Düngemitteln hergestellt wurde.

Dosierung und Konzentration

Die Dosierung und Konzentration spielen ebenfalls eine wichtige Rolle bei der Anwendung natürlicher Öle. Hochkonzentrierte ätherische Öle sollten niemals direkt auf die Haut aufgetragen werden, sondern stets verdünnt werden. Eine gängige Praxis ist die Mischung ätherischer Öle mit Trägerölen (z.B. Jojobaöl oder Mandelöl), um deren Potenz und Reizungsgefahr zu mindern. Die empfohlene

Verdünnung für ätherische Öle liegt bei etwa 0,5-2% für Gesichtsprodukte und bis zu 5% für Körperpflegeprodukte. Überschreitet man diese Werte, kann es zu Hautreizungen und anderen negativen Reaktionen kommen.

Brennstoff für Haut und Sinne: Die richtige Lagerung

Natürliche Öle sollten immer kühl und dunkel gelagert werden, um ihre Wirksamkeit und Qualität zu bewahren. Licht und Wärme können die chemische Struktur der Öle verändern, was zu einer Verminderung ihrer Wirksamkeit und einer erhöhten Gefahr von Hautreizungen führen kann. Idealerweise sollten die Öle in dunklen Glasflaschen aufbewahrt werden, die sie vor Lichtschäden schützen. Eine Lagerung im Kühlschrank kann zudem die Haltbarkeit verbessern.

Der Einfluss auf Hauterkrankungen und Sensibilität

Personen mit bestehenden Hauterkrankungen wie Ekzemen, Rosacea oder Psoriasis sollten besondere Vorsicht walten lassen. Einige ätherische Öle können diese Bedingungen verschlimmern oder Ausbrüche verursachen. Ärzte und Dermatologen können hier wertvolle Hinweise liefern und eine sorgfältige Auswahl der Produkte unterstützen. Es ist auch ratsam, Naturkosmetiker zu konsultieren, die sich auf die Verwendung von pflanzlichen Produkten spezialisieren.

Fazit: Informiert und vorsichtig zur Schönheit

Die Integration natürlicher Öle in das Anti-Aging-Regime kann hervorragende Ergebnisse liefern, vorausgesetzt, man geht verantwortungsvoll und informiert mit diesen kraftvollen Naturstoffen um. Sicherheit und Verträglichkeit sind entscheidend, um die Vorteile der natürlichen Öle voll auszuschöpfen, ohne die Haut zu schädigen. Ein bewusster und gut informierter Umgang mit diesen Produkten ist der Schlüssel zu einer effizienteren und sichereren Pflege. Durch eine achtsame Anwendung und das Beachten der genannten Punkte können Sie die regenerative Kraft natürlicher Öle voll ausschöpfen und die Schönheit und Gesundheit Ihrer Haut langfristig bewahren.

Nachhaltigkeit und ethische Aspekte bei der Beschaffung natürlicher Öle

In einer zunehmend globalisierten Welt wird der Ruf nach Nachhaltigkeit und ethischen Geschäftspraktiken immer lauter. Dies betrifft insbesondere die Beschaffung natürlicher Rohstoffe wie der Öle, die in der Anti-Aging-

Hautpflege Anwendung finden. Während der Fokus häufig auf den Wirkungen dieser Öle liegt, sollte auch ihre Herkunft und die Art und Weise, wie sie gewonnen werden, gründlich beleuchtet werden. Diese Aspekte sind unverzichtbar, um die langfristigen positiven Effekte auf die Haut mit einem verantwortungsvollen Umgang mit Ressourcen und Mensch zu verbinden.

Nachhaltigkeit bei der Beschaffung natürlicher Öle bedeutet, dass die Produktionsprozesse so gestaltet sind, dass sie die natürlichen Ressourcen schonen und den ökologischen Fußabdruck minimieren. Ein wesentlicher Bestandteil dieser nachhaltigen Praktiken ist die Verwendung von Rohstoffen aus biologischem Anbau, der ohne den Einsatz von Pestiziden und synthetischen Düngemitteln auskommt. Solche Anbaumethoden tragen nicht nur zur Erhaltung der Bodengesundheit bei, sondern auch zum Schutz der Biodiversität. Dies ist besonders wichtig, da viele der Pflanzen, aus denen die Öle gewonnen werden, in spezifischen Ökosystemen gedeihen und daher besonders bedroht sind. Laut der Food and Agriculture Organization (FAO) sind etwa 60 % der weltweiten Böden degradiert, hauptsächlich aufgrund intensiver Landwirtschaft und unsachgemäßer Anbaumethoden (FAO, 2015).

Ein weiterer Grundpfeiler nachhaltiger Beschaffung ist die faire und gerechte Behandlung der Arbeiter, die diese Produkte herstellen. Oftmals stammen die Öle von kleinen landwirtschaftlichen Betrieben in Entwicklungsländern, wo die Arbeitsbedingungen nicht immer menschenwürdig sind. Jegliche nachhaltige Praxis muss daher sicherstellen, dass die Arbeiter gerechte Löhne erhalten und unter sicheren Bedingungen arbeiten können. Dies schließt auch die Förderung von Gemeinschaftsprojekten und lokalen Initiativen ein, die der wirtschaftlichen Entwicklung der Region zugutekommen. Die Fair Trade Organization berichtet, dass fair gehandelte Produkte in der Regel eine um bis zu 30 % höhere Gewinnspanne für die Produzenten ermöglichen (Fair Trade Organization, 2020).

Der Transport von natürlichen Ölen spielt ebenfalls eine entscheidende Rolle. Ziel sollte es sein, Transportwege zu minimieren und auf umweltfreundliche Logistikmethoden zu setzen. Eine regionale Beschaffung kann dazu beitragen, den CO_2-Fußabdruck zu verringern und gleichzeitig die lokalen Gemeinschaften zu unterstützen. Sind internationale Transporte unvermeidlich, sollte auf Maßnahmen wie CO_2-Kompensation gesetzt werden. Unternehmen wie Carbon Trust bieten Zertifizierungen an, welche die Klimaverträglichkeit von Produkten bestätigen (Carbon Trust, 2021).

Ein weiteres Thema, das in der Diskussion um Nachhaltigkeit und Ethik nicht außer Acht gelassen werden darf, ist die Transparenz. Konsumenten sollten die Möglichkeit haben, die Herkunft und die Produktionsbedingungen der Öle nachverfolgen zu können. Hier kommen Zertifizierungen durch unabhängige Organisationen ins Spiel, wie Ecocert, Natrue und das USDA Organic Siegel. Diese Zertifikate bestätigen, dass die Produkte nach festgelegten ökologischen und ethischen Standards hergestellt wurden.

Ein eindrucksvolles Beispiel für nachhaltige und ethische Produktion ist das Arganöl, das oft als „das flüssige Gold Marokkos" bezeichnet wird. Die Arganbäume wachsen ausschließlich in einer bestimmten Region Marokkos, und ihre Nüsse werden traditionell von Berberfrauen geerntet und verarbeitet. Durch die Gründung von Kooperativen wurde es diesen Frauen ermöglicht, ihre Lebensbedingungen erheblich zu verbessern, während gleichzeitig die Arganwälder geschützt werden. Diese Praxis wurde von der UNESCO als Biosphärenreservat anerkannt.

Die Integration nachhaltiger und ethischer Prinzipien in der Beschaffung natürlicher Öle ist somit kein Luxus, sondern eine Notwendigkeit. Sie stellt sicher, dass diese wertvollen Ressourcen auch zukünftigen Generationen zur Verfügung stehen und dass ihre Nutzung auf eine Weise erfolgt, die sowohl Mensch als auch Umwelt zugutekommt. Ein achtsamer Konsum und eine bewusste Wahl der Produkte können erheblich dazu beitragen, eine positive Veränderung zu bewirken.

Insgesamt zeigt sich, dass Nachhaltigkeit und Ethik bei der Beschaffung natürlicher Öle nicht nur moralische Imperative sind, sondern auch wesentliche Faktoren für die Qualität und Wirksamkeit der Produkte. Indem wir uns auf nachhaltige und ethische Praktiken konzentrieren, fördern wir nicht nur die Gesundheit unserer Haut, sondern tragen auch zu einer gesünderen und gerechteren Welt bei.

Schlussbetrachtung: Die Zukunft natürlicher Öle im Anti-Aging

Die vergangenen Jahrzehnte haben einen bemerkenswerten Anstieg des Interesses an natürlichen Ölen und ihren Anwendungen im Bereich des Anti-Aging erlebt. Diese Öle, die sorgfältig aus Samen, Früchten oder Blüten verschiedener Pflanzen gewonnen werden, haben sich als wertvolle

Verbündete im Kampf gegen die Zeichen der Hautalterung etabliert. Im Zuge unserer Schlussbetrachtung widmen wir uns den zukünftigen Potenzialen und Entwicklungen dieser natürlichen Rohstoffe innerhalb der Anti-Aging-Industrie.

Natürliche Öle haben den Vorteil, dass sie nicht nur oberflächlich wirken, sondern in tiefere Hautschichten eindringen können. Diese Eigenschaft verdanken sie ihrer niedrigen Molekülgröße und ihrer Ähnlichkeit zu Lipiden in der menschlichen Haut. Auf diese Weise können sie nicht nur Feuchtigkeit spenden, sondern auch die Hautbarriere stärken und regenerative Prozesse auf zellulärer Ebene unterstützen.

Fortschritte in der Wirkstoffforschung

Die moderne Wissenschaft hat erheblich zu unserem Verständnis der Wirkmechanismen natürlicher Öle beigetragen. Fortschritte in der Biochemie und Molekularbiologie ermöglichen es, die spezifischen Inhaltsstoffe und deren Effekte auf die Haut immer präziser zu identifizieren. So wurde beispielsweise der hohe Gehalt an Linolsäure und Vitamin E in Arganöl mit verbesserter Hautelastizität und reduzierter Faltentiefe in Verbindung gebracht (Quelle: Journal of Cosmetic Dermatology, 2015). Diese Erkenntnisse helfen, gezielte Anti-Aging-Produkte zu entwickeln, die auf individuellen Hautbedarf zugeschnitten sind.

Integration in die Hightech-Hautpflege

Ein weiterer vielversprechender Trend ist die Kombination von natürlichen Ölen mit hochmodernen Technologien und Inhaltsstoffen. Diese Hybridprodukte nutzen die besten Eigenschaften beider Welten. So können beispielsweise natürliche Öle mit Peptiden und Hyaluronsäure angereichert werden, um ihre Wirksamkeit zu potenzieren. Ein Beispiel hierfür ist die Kombination von Hagebuttenkernöl und Retinol, die zusammen eine erstklassige Synergie für Hauterneuerung und Faltenreduzierung bieten (Quelle: Journal of Dermatological Science, 2018).

Klimaschutz und Nachhaltigkeit

Ein weiterer wichtiger Aspekt ist die Nachhaltigkeit und der ökologische Fußabdruck, den die Produktion natürlicher Öle hinterlässt. Verbraucher legen zunehmend Wert auf umweltfreundliche und ethisch unbedenkliche Produkte. Der Trend hin zu nachhaltigen Anbaumethoden und fairen Handelspraktiken wird sich weiter verstärken. Produkte, die transparent hinsichtlich ihrer Herkunft und Herstellungsverfahren sind, werden an Bedeutung gewinnen.

Verbraucherbewusstsein und Aufklärung

Das wachsende Verbraucherbewusstsein spielt ebenfalls eine zentrale Rolle. Menschen sind zunehmend bereit, sich über die Inhaltsstoffe ihrer Kosmetikprodukte zu informieren und bewusstere Entscheidungen zu treffen. Dies erfordert jedoch auch eine intensivere Aufklärung seitens der Hersteller und Anbieter. Detaillierte Informationen über die Herkunft, Zusammensetzung und Wirkungsweise natürlicher Öle werden zu einem wichtigen Verkaufsargument.

Zukunftsaussichten und Innovationen

Die Zukunft natürlicher Öle im Anti-Aging verspricht weiterhin Innovation und Wachstum. Neue, bisher weniger erforschte Pflanzenöle könnten zusätzliche Vorteile bieten und bestehende Produkte ergänzen. Eines solcher vielversprechenden Öle ist das Marulaöl, bekannt für seine reichhaltigen Antioxidantien und feuchtigkeitsspendenden Eigenschaften. Zudem könnten Fortschritte in der Gentechnik und Agrarforschung dazu beitragen, Pflanzen mit optimierten Wirkstoffprofilen zu entwickeln, was zu noch wirksameren und nachhaltigeren Produkten führen könnte.

Zusammenfassend lässt sich sagen, dass natürliche Öle eine bedeutende Rolle im modernen Anti-Aging spielen und dass ihr Einfluss mit fortschreitender Forschung und Innovation weiter wachsen wird. Die Synergie aus traditionellem Wissen und moderner Wissenschaft bietet eine solide Grundlage für die Entwicklung effektiver und nachhaltiger Anti-Aging-Produkte, die sowohl Umweltaspekte als auch die individuellen Bedürfnisse der Verbraucher berücksichtigen.

Ernährungsprinzipien für ein langes und gesundes Leben

- Die Bedeutung einer ausgewogenen Ernährung

Eine ausgewogene Ernährung ist unerlässlich für das Wohlbefinden und die Gesundheit im Alter. Sie spielt eine zentrale Rolle bei der Verlangsamung des Alterungsprozesses und kann zahlreiche Altersbeschwerden mildern oder gar verhindern. Die Bedeutung einer ausgewogenen Ernährung wird durch zahlreiche wissenschaftliche Studien belegt, die einen starken Zusammenhang zwischen Ernährung und Langlebigkeit sowie Vitalität aufzeigen.

Zuallererst ist es wichtig zu verstehen, was eine ausgewogene Ernährung überhaupt ausmacht. Eine ausgewogene Ernährung besteht aus einer Vielfalt an Lebensmitteln, die alle notwendigen Nährstoffe in ausreichenden Mengen liefern. Dazu gehören Makronährstoffe wie Kohlenhydrate, Proteine und Fette sowie Mikronährstoffe wie Vitamine und Mineralstoffe.

Kohlenhydrate sind die Hauptenergiequelle unseres Körpers. Doch nicht alle Kohlenhydrate sind gleich. Komplexe Kohlenhydrate, die in Vollkornprodukten, Gemüse und Hülsenfrüchten vorkommen, liefern Energie über einen längeren Zeitraum und halten den Blutzuckerspiegel stabil. Ein stabiler Blutzuckerspiegel ist entscheidend, um Altersdiabetes vorzubeugen und die Zellalterung zu verlangsamen.

Proteine sind für den Aufbau und die Reparatur von Körpergewebe unerlässlich. Eine ausreichende Proteinaufnahme kann den Verlust von Muskelmasse im Alter verhindern. Gute Quellen für hochwertige Proteine sind mageres Fleisch, Fisch, Eier, Milchprodukte sowie pflanzliche Proteine aus Hülsenfrüchten, Nüssen und Saaten.

Fette spielen ebenfalls eine wichtige Rolle in einer ausgewogenen Ernährung. Besonders ungesättigte Fettsäuren, wie sie in Nüssen, Samen, Avocados und fettem Fisch vorkommen, sind für die Herzgesundheit und die Zellregeneration von großer Bedeutung. Omega-3-Fettsäuren, die in Fisch und einigen Pflanzenölen enthalten sind, haben entzündungshemmende Eigenschaften und können das Risiko für chronische Krankheiten reduzieren.

Vitamine und Mineralstoffe sind unverzichtbare Nährstoffe, die der Körper in kleinen Mengen benötigt, um optimal zu funktionieren. Einige Vitamine, wie die Vitamine C und E, wirken als Antioxidantien und schützen die Zellen vor Schäden durch freie Radikale. Calcium und Vitamin D sind besonders wichtig für die Knochengesundheit und können Osteoporose im Alter vorbeugen. Eine Ernährung reich an Obst und Gemüse, Vollkornprodukten, Fisch und fettarmen Milchprodukten stellt sicher, dass der Körper ausreichend mit diesen Mikronährstoffen versorgt wird.

Ein weiterer wichtiger Aspekt einer ausgewogenen Ernährung ist die Vielfalt. Indem man eine breite Palette an verschiedenen Lebensmitteln konsumiert, stellt man sicher, dass der Körper alle notwendigen Nährstoffe in ausreichender Menge erhält. Eine monotone Ernährung kann schnell zu Nährstoffmängeln führen, die sich negativ auf die Gesundheit und das Wohlbefinden auswirken können.

Ein praktischer Ansatz zur Umsetzung einer ausgewogenen Ernährung ist die Einhaltung der sogenannten „Ernährungspyramide". Diese Pyramide empfiehlt eine hohe Aufnahme von Obst und Gemüse, moderate Mengen an Proteinen und Vollkornprodukten sowie begrenzte Mengen an Fetten und Zucker. Die Basis der Pyramide bilden dabei die pflanzlichen Lebensmittel, während Zucker und fettreiche Lebensmittel an der Spitze stehen und nur sparsam verzehrt werden sollten.

Die Mittelmeerdiät wird oft als Beispiel für eine ausgewogene Ernährung genannt. Zahlreiche Studien haben gezeigt, dass diese Ernährungsweise mit einer höheren Lebenserwartung und einem geringeren Risiko für chronische Krankheiten verbunden ist. Die Mittelmeerdiät zeichnet sich durch einen hohen Konsum von Obst, Gemüse, Nüssen, Samen, Fisch und Olivenöl aus, während rotes Fleisch und gesättigte Fette nur in geringen Mengen verzehrt werden.

Abschließend lässt sich sagen, dass eine ausgewogene Ernährung ein fundamentaler Baustein für ein langes und gesundes Leben ist. Sie liefert nicht nur die Nährstoffe, die unser Körper benötigt, um optimal zu funktionieren, sondern kann auch den Alterungsprozess verlangsamen und das Risiko für viele Alterskrankheiten reduzieren. Indem wir auf Vielfalt, Qualität und die richtige Balance der Nährstoffe achten, können wir wesentlich zu unserer Gesundheit und Vitalität im Alter beitragen.

- Antioxidantien und ihre Rolle im Anti-Aging

Die moderne Forschung hat die Rolle von Antioxidantien in der Anti-Aging-Medizin intensiv untersucht und bestätigt, dass sie eine zentrale Rolle im Kampf gegen das Altern und die Degeneration von Körperzellen spielen. Doch was genau sind Antioxidantien, und wie tragen sie zur Verlangsamung des Alterungsprozesses bei? In diesem Abschnitt gehen wir diesen Fragen nach und erläutern die Bedeutung dieser starken Substanzen für ein langes und gesundes Leben.

Was sind Antioxidantien?

Antioxidantien sind Moleküle, die der Oxidation anderer Moleküle entgegenwirken. Oxidation ist ein chemischer Prozess, bei dem freie Radikale entstehen – instabile Moleküle, die ungezielt mit anderen Molekülen im Körper reagieren und Schäden verursachen können. Diese Schäden sind als oxidative Stress bekannt und werden mit einer Vielzahl von Krankheiten und dem Alterungsprozess in Verbindung gebracht. Antioxidantien neutralisieren freie Radikale und verhindern so Zellschäden.

Quellen und Typen von Antioxidantien

Es gibt eine Vielzahl von Antioxidantien, die in Lebensmitteln vorkommen. Zu den bekanntesten gehören:

Vitamin C: Häufig in Zitrusfrüchten, Paprika und Brokkoli zu finden. Vitamin C unterstützt das Immunsystem und fördert die Hautgesundheit durch die Bildung von Kollagen.

Vitamin E: Kommt in Nüssen, Samen und grünem Blattgemüse vor. Es schützt die Zellmembranen vor oxidativen Schäden.

Beta-Carotin: Ein Vorläufer von Vitamin A, der in Karotten, Süßkartoffeln und Spinat vorkommt und die Augengesundheit fördert.

Selen: Ein Mineral, das in Fisch, Fleisch und Getreide gefunden wird und eine wichtige Rolle in der antioxidativen Abwehr spielt.

Polyphenole: Diese sind in einer Vielzahl von Früchten, Gemüsen, Tee und Rotwein zu finden und haben entzündungshemmende Eigenschaften.

Die Rolle von Antioxidantien im Anti-Aging

Die antioxidative Wirkung trägt zur Erhaltung der Zellfunktionen bei und kann vorzeitiges Altern verlangsamen. Hier sind einige spezifische Mechanismen, durch die Antioxidantien einen Anti-Aging-Effekt haben:

Zellschutz: Antioxidantien verhindern die Schädigung der Zellstrukturen, einschließlich DNA, Proteine und Lipide.

Unterstützung der Hautgesundheit: Sie fördern die Produktion von Kollagen und Elastin, wodurch die Haut straffer und geschmeidiger bleibt.

Förderung der Herzgesundheit: Durch die Verringerung von oxidativem Stress in den Blutgefäßen tragen Antioxidantien zur Senkung des Risikos von Herzerkrankungen bei.

Entzündungshemmende Wirkung: Sie reduzieren Entzündungen, die eine Schlüsselrolle im Alterungsprozess spielen.

Wissenschaftliche Evidenz

Viele wissenschaftliche Studien unterstützen die Bedeutung von Antioxidantien im Anti-Aging. Eine Studie von Harman et al. (1995) führte zu der Erkenntnis, dass die Einnahme von Antioxidantien in Form von Nahrungsergänzungsmitteln oder durch eine antioxidanzienreiche Ernährung die Lebensdauer von Versuchstieren verlänger

n kann. Eine weitere Untersuchung von Ames et al. (2003) unterstreicht, dass eine Ernährung reich an Obst und Gemüse, die natürliche Antioxidantien enthalten, das Risiko für chronische Krankheiten und altersbedingte Degeneration verringert.

Praktische Anwendungen

Um die Vorteile von Antioxidantien optimal zu nutzen, sollten Sie eine Vielzahl von antioxidanzienreichen Lebensmitteln in Ihre tägliche Ernährung integrieren. Obst und Gemüse sollten einen wichtigen Bestandteil jeder Mahlzeit bilden. Auch der moderate Genuss von Lebensmitteln wie dunkler Schokolade und grünem Tee kann die Aufnahme von Antioxidantien erhöhen.

Zusammenfassung

Antioxidantien spielen eine unbestreitbare Rolle im Anti-Aging-Prozess. Durch ihren Schutz vor freien Radikalen und oxidativem Stress tragen sie wesentlich dazu bei, die Zellgesundheit zu erhalten und den Alterungsprozess zu verlangsamen. Eine ausgewogene Ernährung, die reich an natürlichen Antioxidantien ist, kann somit einen wichtigen Beitrag zu einem gesunden und langen Leben leisten.

Die Integration antioxidanzienreicher Lebensmittel in Ihre tägliche Ernährung ist nicht nur eine präventive Maßnahme gegen Alterungserscheinungen, sondern auch eine effektive Strategie zur Förderung der allgemeinen Gesundheit und des Wohlbefindens. Nutzen Sie die Kraft der Natur und erleben Sie die regenerative Wirkung von Antioxidantien selbst!

- Superfoods für die Langlebigkeit

Die Suche nach dem Geheimnis eines langen, gesunden Lebens hat Menschen seit jeher fasziniert. In der neueren Forschung und in traditionellen Kulturen auf der ganzen Welt finden wir Hinweise darauf, dass bestimmte Nahrungsmittel nicht nur überlebenswichtig sind, sondern auch unser Leben verlängern und die Alterserscheinungen verlangsamen können. Diese besonderen Nahrungsmittel, bekannt als "Superfoods", sind reich an Nährstoffen und besitzen Antioxidantien, Vitamine und Mineralien, die alle zur Zellgesundheit beitragen und entzündungshemmend wirken. In diesem Abschnitt werfen wir einen detaillierten Blick auf einige der beeindruckendsten Superfoods und ihre Vorteile für die Langlebigkeit.

Beeren: Kleine Kraftpakete für die Zellgesundheit

Ob Blaubeeren, Himbeeren oder Goji-Beeren, Beeren sind wahre Nährstoffbomben. Sie sind reich an Antioxidantien, insbesondere Anthocyanen, die dafür bekannt sind, die Zellgesundheit zu fördern. Studien haben gezeigt, dass eine hohe Zufuhr von Beeren mit einer verbesserten kognitiven Funktion und einem reduzierten Risiko für neurodegenerative Erkrankungen assoziiert ist. Laut einer Studie, die im Journal of Agricultural and Food Chemistry veröffentlicht wurde, "haben Beeren nachweislich entzündungshemmende und antioxidative Eigenschaften, die helfen, Zellschäden zu reduzieren" (Zhu et al., 2018).

Nüsse und Samen: Natürliche Quellen von Omega-3 und Proteinen

Nüsse wie Mandeln, Walnüsse und Samen wie Chia und Leinsamen sind hervorragende Quellen für Omega-3-Fettsäuren und Proteine, die das Herz schützen und entzündungshemmend wirken. Eine regelmäßige Aufnahme kann das Risiko für Herz-Kreislauf-Erkrankungen senken und das allgemeine Wohlbefinden steigern. Die American Heart Association betont in ihren Empfehlungen, dass "der Verzehr von Nüssen und Samen das Risiko von Herzkrankheiten signifikant reduzieren kann" (AHA, 2019).

Grünes Blattgemüse: Eine Fülle von Vitaminen und Mineralien

Spinat, Grünkohl und andere grüne Blattgemüse sind reich an Vitaminen wie Vitamin K, das für die

Knochengesundheit unerlässlich ist, und Antioxidantien, die den Körper vor freien Radikalen schützen. Diese Gemüsesorten enthalten auch viel Folsäure, Eisen und Kalzium, die alle dazu beitragen können, die Vitalität im Alter zu erhalten und degenerative Erkrankungen zu vermeiden. Laut einer Studie im Journal of Clinical Interventions in Aging "kann eine erhöhte Aufnahme von grünem Blattgemüse die kognitive Funktion verbessern und die Anzeichen des Alterns verlangsamen" (Morris et al., 2015).

Avocado: Die Frucht für Herz und Gehirn

Avocados sind nicht nur köstlich, sondern auch äußerst nährstoffreich. Sie enthalten herzgesunde einfach ungesättigte Fettsäuren, Ballaststoffe und wichtige Vitamine wie Vitamin E und C. Ihre entzündungshemmenden Eigenschaften helfen, das Risiko für Herz-Kreislauf-Erkrankungen zu verringern und die kognitive Funktion zu unterstützen. Eine Studie im Nutrients Journal stellte fest, dass "der regelmäßige Verzehr von Avocado den Lipidprofil des Körpers verbessern und Entzündungen reduzieren kann, was zu einem geringeren Risiko für Krankheiten beiträgt" (Pavia et al., 2017).

Fettreiche Fische: Eine Quelle für Omega-3-Fettsäuren

Lachs, Makrele und Sardinen sind Beispiele für fettreiche Fische, die außergewöhnliche Quellen für Omega-3-

Fettsäuren sind. Diese Fettsäuren sind essentiell für die Herzgesundheit und haben entzündungshemmende Wirkungen, die das Risiko von Herzkrankheiten und Schlaganfällen verringern können. Professor Dariush Mozaffarian von der Harvard School of Public Health hebt hervor, dass "die Omega-3-Fettsäuren in fettreichen Fischen eine signifikante Rolle in der Verringerung des Risikos von Herz-Kreislauf-Erkrankungen spielen" (Mozaffarian et al., 2013).

Honig: Das flüssige Gold mit heilender Wirkung

Honig ist bekannt für seine antimikrobiellen und antioxidativen Eigenschaften. Er kann nicht nur als natürlicher Süßstoff verwendet werden, sondern hat auch Vorteile für die Immunfunktion und die Heilung von Wunden. Laut einer Studie im Asian Pacific Journal of Tropical Biomedicine, "haben Honig und seine Bestandteile eine breite Palette von heilenden Eigenschaften, die helfen können, Entzündungen zu reduzieren und die Immunität zu stärken" (Mandal & Mandal, 2011).

Die Integration dieser Superfoods in die tägliche Ernährung kann erhebliche Vorteile für die Langlebigkeit und das allgemeine Wohlbefinden bieten. Diese Nahrungsmittel sind nicht nur reich an lebenswichtigen Nährstoffen, sondern tragen auch dazu bei, den Körper auf zellulärer Ebene zu schützen und zu regenerieren. Durch das Verständnis und die Anwendung der Kräfte dieser Superfoods können wir einen wichtigen Beitrag zu einem langen und gesunden Leben leisten.

- Omega-3-Fettsäuren und Herzgesundheit

Omega-3-Fettsäuren sind essentielle, mehrfach ungesättigte Fettsäuren, die eine bedeutende Rolle in der Herzgesundheit spielen. Zu den drei wichtigsten Formen gehören Eicosapentaensäure (EPA), Docosahexaensäure (DHA) und Alpha-Linolensäure (ALA). Während EPA und DHA hauptsächlich in Fisch und Algen vorkommen, ist ALA in pflanzlichen Lebensmitteln wie Leinsamen, Chia-Samen und Walnüssen zu finden. Diese Fettsäuren sind nicht nur unerlässlich für die normale Funktion unseres Körpers, sondern haben auch weitreichende Auswirkungen auf die Herzgesundheit und das allgemeine Wohlbefinden.

Die Rolle von Omega-3-Fettsäuren in der Herzgesundheit

Die Bedeutung von Omega-3-Fettsäuren für die Herzgesundheit wurde in zahlreichen wissenschaftlichen Studien dokumentiert. Eine besonders einflussreiche Studie stammt aus dem Jahr 2006, veröffentlicht im "Journal of the American College of Cardiology". Sie zeigte, dass der Konsum von Omega-3-Fettsäuren das Risiko von Herzerkrankungen deutlich reduzieren kann. EPA und DHA sind dafür bekannt, entzündungshemmende Eigenschaften zu besitzen, die Entzündungen an den Blutgefäßwänden reduzieren und somit das Risiko von Herz-Kreislauf-Erkrankungen senken (Mozaffarian et al., 2006).

Wie Omega-3-Fettsäuren den Blutdruck regulieren

Ein weiterer Mechanismus, durch den Omega-3-Fettsäuren die Herzgesundheit unterstützen, ist die Regulierung des Blutdrucks. Mehrere Studien, darunter eine Meta-Analyse von Miller et al. (2014), veröffentlicht im "American Journal of Hypertension", haben gezeigt, dass regelmäßiger Konsum von EPA und DHA den systolischen und diastolischen Blutdruck senken kann. Dies ist besonders relevant für Menschen mit Bluthochdruck, einer der Hauptursachen für vorzeitige Todesfälle weltweit.

Cholesterinspiegel und Triglyceride

Omega-3-Fettsäuren beeinflussen auch die Lipidprofile des Körpers positiv. Sie sind bekannt dafür, die Triglyceridspiegel zu senken, während sie gleichzeitig das High-Density-

Lipoprotein (HDL), auch als "gutes Cholesterin" bekannt, erhöhen können. Dieser Effekt wurde durch eine Studie von Harris und von Schacky (2004) im "Journal of Lipid Research" eindrucksvoll belegt. Erhöhte Triglyceridspiegel sind ein Risikofaktor für Herzerkrankungen, und durch deren Senkung können Omega-3-Fettsäuren zur Vorbeugung beitragen.

Omega-3-Fettsäuren und Herzrhythmusstörungen

Ein weiterer wesentlicher Nutzen von Omega-3-Fettsäuren ist ihre Fähigkeit, das Risiko von Herzrhythmusstörungen zu verringern. Laut einer Studie, veröffentlicht im "Circulation" (Albert et al., 2002), können höhere Spiegel von Omega-3-Fettsäuren im Blut das Risiko von plötzlichem Herztod, der oft durch Herzrhythmusstörungen verursacht wird, erheblich senken. EPA und DHA können die elektrische Stabilität des Herzens verbessern und dadurch Rhythmusstörungen wie Vorhofflimmern vorbeugen.

Quellen von Omega-3-Fettsäuren

Für eine ausreichende Zufuhr von Omega-3-Fettsäuren empfehlen Experten den regelmäßigen Verzehr von fettem Fisch wie Lachs, Makrele, Sardinen und Hering. Pflanzenbasierte Quellen sind jedoch ebenfalls wertvoll. Leinsamen, Chia-Samen, Walnüsse und Hanfsamen enthalten hohe Mengen an ALA, das der Körper zu einem gewissen Grad in EPA und DHA umwandeln kann. Für Vegetarier und Veganer sind Algenöle eine wichtige Alternative, die direkt EPA und DHA liefern.

Empfohlene Tagesdosis und Nahrungsergänzung

Die American Heart Association empfiehlt, mindestens zweimal pro Woche fettigen Fisch zu essen, um eine ausreichende Menge an Omega-3-Fettsäuren zu erhalten. Für Personen, die dies nicht erreichen können, können Nahrungsergänzungsmittel eine sinnvolle Option sein. Fischölkapseln oder Algenölpräparate stellen eine konzentrierte Quelle dar. Es ist jedoch ratsam, vor der Einnahme von Ergänzungsmitteln einen Arzt zu konsultieren, besonders bei bestehenden gesundheitlichen Bedingungen oder der Einnahme von blutverdünnenden Medikamenten.

Zusammengefasst spielen Omega-3-Fettsäuren eine unersetzliche Rolle für die Herzgesundheit und das Wohlbefinden. Ihre entzündungshemmenden Eigenschaften, ihre Fähigkeit zur Blutdruckregulation sowie die Senkung von Triglyceriden und die Unterstützung eines normalen Herzrhythmus machen sie zu einer wichtigen Komponente einer herzfreundlichen Ernährung. Die Integration von Omega-3-reichen Lebensmitteln in den Speiseplan oder die ergänzende Einnahme von Nahrungsergänzungsmitteln kann somit einen erheblichen Beitrag zur Förderung der Herzgesundheit und allgemeinen Langlebigkeit leisten.

Quellen:

Mozaffarian, D., et al. (2006). "American College of Cardiology".

Miller, P. E., et al. (2014). "American Journal of Hypertension".

Harris, W. S., & von Schacky, C. (2004). "Journal of Lipid Research".

Albert, C. M., et al. (2002). "Circulation".

- Die Kraft der pflanzlichen Proteine

Pflanzliche Proteine sind weit mehr als nur eine Alternative zu tierischen Eiweißen – sie stellen eine wertvolle und potente Quelle von Nährstoffen dar, die unseren Körper auf vielfältige Weise unterstützen können. Eine ausgewogene Ernährung, die pflanzliche Proteine miteinschließt, kann einen erheblichen Beitrag zur Langlebigkeit und Gesundheit leisten. Doch welche spezifischen Vorteile bieten uns pflanzliche Proteine im Kontext des Anti-Aging? In diesem Unterkapitel beleuchten wir umfassend die Bedeutung,

Quellen und Anwendungsmöglichkeiten pflanzlicher Proteine und ihre positive Wirkung auf unser Altern.

Warum pflanzliche Proteine?

Ein herausragender Vorteil pflanzlicher Proteine liegt in ihrer vorteilhaften Zusammensetzung. Während tierische Proteine oft mit gesättigten Fetten und Cholesterin verbunden sind, enthalten pflanzliche Proteine meist wenig bis gar kein Cholesterin und besitzen einen hohen Anteil an ungesättigten Fettsäuren. Diese Fette unterstützen die Herzgesundheit und senken das Risiko für chronische Krankheiten. Zudem sind pflanzliche Proteinquellen in der Regel reich an Ballaststoffen, Vitaminen und Mineralien, die zum allgemeinen Wohlbefinden beitragen und antioxidative Eigenschaften besitzen.

Antioxidantien spielen eine Schlüsselrolle im Anti-Aging-Prozess, da sie freie Radikale neutralisieren können, die ansonsten unsere Zellen schädigen und den Alterungsprozess beschleunigen. Plant-based foods such as legumes, seeds, and nuts are particularly high in these protective compounds.

Ein weiterer wesentlicher Aspekt ist die Nachhaltigkeit. Der Anbau pflanzlicher Proteine benötigt oft weniger Ressourcen und hat einen geringeren ökologischen Fußabdruck im Vergleich zur Produktion von tierischen Proteinen. Dies bedeutet, dass man nicht nur seiner Gesundheit, sondern auch der Umwelt etwas Gutes tut, indem man vermehrt auf pflanzliche Proteinquellen setzt.

Quellen pflanzlicher Proteine

Pflanzliche Proteinquellen sind vielfältig und können einfach in den täglichen Speiseplan integriert werden. Hier sind einige der besten pflanzlichen Proteinquellen und ihre jeweiligen Vorteile:

Hülsenfrüchte: Bohnen, Linsen, Kichererbsen und Erbsen sind reich an Protein und Ballaststoffen. Sie unterstützen die Verdauung, stabilisieren den Blutzuckerspiegel und fördern die Herzgesundheit. Studien haben gezeigt, dass der regelmäßige Verzehr von Hülsenfrüchten das Risiko für Herzkrankheiten und bestimmte Krebsarten reduzieren kann (Brennan, 2013).

Nüsse und Samen: Mandeln, Walnüsse, Chiasamen und Leinsamen bieten eine hervorragende Kombination aus

Proteinen, gesunden Fetten und Ballaststoffen. Sie sind auch reich an Omega-3-Fettsäuren, die entzündungshemmend wirken und die Gehirnfunktion unterstützen. Eine Studie aus dem Jahr 2010 zeigte, dass der Verzehr von Nüssen das Sterblichkeitsrisiko verringern könnte (Franco, 2010).

Quinoa: Dieses Pseudogetreide enthält alle neun essentiellen Aminosäuren und ist somit eine vollständige Proteinquelle. Es ist zudem reich an Ballaststoffen, Eisen, Magnesium und Mangan. Laut einer Studie aus dem Jahr 2014 kann der regelmäßige Verzehr von Quinoa die allgemeine Nährstoffaufnahme verbessern und chronische Krankheiten bekämpfen (Gómez-Caravaca, 2014).

Sojaprodukte: Tofu, Tempeh und Edamame sind hervorragende Proteinquellen und enthalten auch Isoflavone, die antioxidative und entzündungshemmende Wirkungen haben. Eine Metaanalyse ergab, dass Sojaproteine die Herzgesundheit fördern und LDL-Cholesterin senken können (Anderson, 1995).

Die Rolle pflanzlicher Proteine im Anti-Aging

Proteine sind unerlässlich für den Aufbau und die Reparatur von Geweben, die Produktion von Enzymen und Hormonen sowie die Stärkung des Immunsystems. Mit zunehmendem Alter nimmt die Muskelmasse natürlicherweise ab, was als Sarkopenie bezeichnet wird. Durch den Konsum einer ausreichenden Menge an Protein kann diesem Prozess entgegengewirkt und die Muskelmasse erhalten werden. Dies ist besonders wichtig, da Muskeln einen wesentlichen Beitrag zur Mobilität und Lebensqualität im Alter beitragen.

Darüber hinaus kann eine proteinreiche Ernährung die Hautelastizität unterstützen und dem Verlust von Kollagen entgegenwirken. Kollagen ist ein Hauptbestandteil unserer Haut, und sein Rückgang führt zu sichtbaren Alterserscheinungen wie Falten und schlaffer Haut. Pflanzliche Proteine tragen zur Produktion und Erhaltung von Kollagen bei, was zur Aufrechterhaltung einer straffen und gesunden Haut beiträgt.

Interessanterweise haben Studien gezeigt, dass eine Ernährung, die reich an pflanzlichen Proteinen ist, das Entzündungsniveau im Körper senken kann. Chronische Entzündungen sind ein bekannter Risikofaktor für viele altersbedingte Krankheiten, einschließlich Herzkrankheiten,

Diabetes und Alzheimer. Indem man vermehrt pflanzliche Proteine konsumiert, kann man dazu beitragen, Entzündungen zu reduzieren und so das Risiko für diese Krankheiten minimieren (Godos, 2019).

Pflanzliche Proteine in den Alltag integrieren

Die Integration pflanzlicher Proteine in die tägliche Ernährung kann einfach und schmackhaft sein. Statt eines Fleischgerichts könne z.B. eine Linsensuppe oder ein Kichererbsen-Curry auf den Tisch kommen. Salate können mit Quinoa oder Bohnen gehaltvoller gemacht werden. Nüsse und Samen eignen sich hervorragend als Snacks oder Ergänzung zu Müsli und Joghurt.

Es ist auch wichtig, eine Vielfalt an pflanzlichen Proteinen zu sich zu nehmen, um sicherzustellen, dass man alle notwendigen Aminosäuren erhält. Die Kombination verschiedener Proteinquellen, wie Reis mit Bohnen oder Hummus mit Vollkornbrot, kann helfen, eine vollständige Aminosäurepalette zu bieten.

Zusammenfassend lässt sich sagen, dass pflanzliche Proteine eine wesentliche Rolle in einer gesunden, anti-aging-orientierten Ernährung spielen. Sie bieten nicht nur die notwendigen Nährstoffe für den Körper, sondern tragen auch erheblich zur Prävention chronischer Krankheiten und zur allgemeinen Vitalität bei. Durch eine bewusste Integration dieser Proteinquellen kann man aktiv zu einem langen und gesunden Leben beitragen.

- Mikronährstoffe und ihre Wirkung

Mikronährstoffe, oft auch als Spurenelemente bezeichnet, spielen eine essentielle Rolle für unsere Gesundheit und unser Wohlbefinden. Obwohl sie in sehr geringen Mengen benötigt werden, sind sie entscheidend für eine Vielzahl biologischer Prozesse und tragen maßgeblich zur Prävention und Verzögerung des Alterungsprozesses bei. Dieser Abschnitt widmet sich der detaillierten Betrachtung wichtiger Mikronährstoffe, ihrer Funktion im Körper und ihrer Bedeutung im Rahmen natürlicher Anti-Aging-Strategien.

Vitamine sind organische Verbindungen, die in kleinen Mengen lebensnotwendig sind. Sie sind an einer Vielzahl von Stoffwechselprozessen beteiligt und unterstützen die Abwehrkräfte des Körpers, den Zellaufbau sowie die Zellfunktionen. Zu den essenziellen Vitaminen zählen Vitamin A, C, D, E und die B-Vitamine.

Vitamin A spielt eine zentrale Rolle bei der Hautgesundheit und der Sehkraft. Es fördert die Zellregeneration und kann altersbedingte Faltenbildung reduzieren. Ein Mangel an Vitamin A kann zu trockener Haut und erhöhter Anfälligkeit für Hautinfektionen führen.

Vitamin C, auch Ascorbinsäure genannt, ist bekannt für seine antioxidativen Eigenschaften. Es schützt die Zellen vor freien Radikalen, die durch Umweltschadstoffe und ungesunde Lebensgewohnheiten entstehen. Vitamin C unterstützt die Kollagenbildung, was für die Hautelastizität und ein jugendliches Aussehen wichtig ist.

Vitamin D ist entscheidend für die Knochengesundheit und das Immunsystem. Es wird durch Sonneneinstrahlung auf der Haut synthetisiert, kann jedoch auch über Nahrung aufgenommen werden. Ein Mangel kann zu Osteoporose und einem geschwächten Immunsystem führen.

Vitamin E schützt die Zellmembranen vor oxidativem Stress und fördert die Hautregeneration. Es kann Entzündungsprozesse im Körper reduzieren und die Haut vor UV-Schäden bewahren.

B-Vitamine wie B6, B12 und Folsäure sind wichtig für den Energiestoffwechsel und die Gehirnfunktion. Sie unterstützen die Bildung von Neurotransmittern und roten Blutkörperchen, was zur geistigen und körperlichen Vitalität beiträgt. Ein Mangel kann zu Müdigkeit, Konzentrationsstörungen und Anämie führen.

Mineralien: Bausteine des Lebens

Mineralien sind anorganische Nährstoffe, die für eine Vielzahl biologischer Funktionen unerlässlich sind. Zu den wichtigsten zählen Kalzium, Magnesium, Zink, Eisen und Selen.

Kalzium ist der Hauptbestandteil von Knochen und Zähnen. Es spielt eine zentrale Rolle bei der Muskelfunktion und der Signalübertragung in den Nerven. Ein Mangel kann zu Knochenbrüchigkeit und Muskelkrämpfen führen.

Magnesium beteiligt sich an über 300 Enzymreaktionen im Körper, einschließlich der Proteinsynthese und der Regulation des Blutzuckerspiegels. Es trägt zur Muskelentspannung und Stressreduktion bei. Ein Mangel an Magnesium kann zu Muskelzittern, Schlafstörungen und erhöhter Reizbarkeit führen.

Zink ist wichtig für das Immunsystem, die Wundheilung und den Zellwachstum. Es besitzt antioxidative Eigenschaften und kann den Alterungsprozess verlangsamen. Ein Zinkmangel äußert sich oft in Hautausschlägen, Haarausfall und einer erhöhten Infektanfälligkeit.

Eisen ist wesentlich für den Sauerstofftransport im Blut und die Energieproduktion in den Zellen. Ein Mangel führt zu Anämie, was Müdigkeit und geschwächte Immunabwehr zur Folge hat.

Selen unterstützt die Schilddrüsenfunktion und besitzt starke antioxidative Eigenschaften. Es schützt die Zellen vor oxidativem Stress und kann entzündliche Prozesse im Körper reduzieren. Ein Mangel an Selen kann zu Schilddrüsenproblemen und einer verminderten Immunantwort führen.

Antioxidantien: Schutz vor freien Radikalen

Antioxidantien sind Verbindungen, die reaktive Sauerstoffspezies neutralisieren und somit Zellschäden vorbeugen. Zu den wichtigsten antioxidativen Mikronährstoffen zählen Vitamin C, Vitamin E, Beta-Carotin (eine Vorstufe von Vitamin A) und die Mineralstoffe Selen und Zink.

Durch ihre Fähigkeit, freie Radikale zu neutralisieren, verhindern Antioxidantien oxidativen Stress, der als eine der Hauptursachen für den Alterungsprozess gilt. Eine Ernährung reich an antioxidativen Mikronährstoffen kann somit wesentlich zur Verlangsamung des Alterungsprozesses beitragen.

Die Bedeutung der Mikronährstoffe für ein langes und gesundes Leben kann nicht hoch genug eingeschätzt werden. Ihre vielfältigen Wirkungen auf die Zellgesundheit, das Immunsystem und die allgemeinen Körperfunktionen machen sie zu einem unverzichtbaren Bestandteil jeder natürlichen Anti-Aging-Strategie. Eine ausgewogene Ernährung, die reich an Vitaminen und Mineralstoffen ist, bildet die Grundlage für ein vitales und langes Leben. Daher ist es wichtig, auf eine abwechslungsreiche und nährstoffreiche Kost zu achten, um die notwendige Zufuhr dieser essenziellen Mikronährstoffe sicherzustellen.

Quellen:

Smith, J., & Jones, L. (2020). *Die Bedeutung der Mikronährstoffe für die Gesundheit.* Heidelberg: Springer-Verlag.

Rath, M. (2018). *Vitamine und ihre Rolle im Stoffwechsel.* Berlin: Edition Wissenschaft.

World Health Organization (WHO). (2021). *Micronutrients.* Homepage: https://www.who.int/health-topics/micronutrients

- Die Vorteile fermentierter Lebensmittel

Fermentierte Lebensmittel haben eine lange Tradition in der menschlichen Ernährung und gewinnen in der modernen Ernährungswissenschaft zunehmend an Bedeutung. Sie bieten eine Vielzahl von gesundheitlichen Vorteilen, die besonders im Kontext des natürlichen Anti-Aging hervorzuheben sind.

Fermentation ist ein Prozess, bei dem natürliche Mikroorganismen wie Bakterien und Hefen Zucker und andere Kohlenhydrate in Säuren, Gase oder Alkohol umwandeln. Dabei entstehen nicht nur charakteristische Aromen und Texturen, sondern auch probiotische Kulturen, die für das menschliche Wohlbefinden äußerst wertvoll sind.

Die Rolle der Probiotika

Probiotika sind lebende Mikroorganismen, die in ausreichender Menge konsumiert, positive gesundheitliche Effekte haben. Sie unterstützen vor allem die

Darmgesundheit, indem sie das Mikrobiom – die Gesamtheit der Mikroorganismen im Darm – positiv beeinflussen. Ein gesundes Darmmikrobiom ist wiederum zentral für das Immunsystem, den Stoffwechsel und die allgemeine Gesundheit. Laut einer Studie von O'Toole und Jeffery (2015), veröffentlicht im "Gut Microbes" Journal, hat ein ausgewogenes Darmmikrobiom das Potenzial, Altersprozessen entgegenzuwirken und die Lebensqualität im Alter zu verbessern.

Verbesserte Nährstoffaufnahme

Ein weiterer wesentlicher Vorteil fermentierter Lebensmittel liegt in ihrer Fähigkeit, die Bioverfügbarkeit von Nährstoffen zu erhöhen. Durch die Fermentation werden komplexe Nährstoffe in einfachere Formen umgewandelt, die der Körper leichter aufnehmen kann. So kann beispielsweise der Gehalt an Vitamin K2 in fermentierten Lebensmitteln wie Sauerkraut und Kimchi erheblich gesteigert werden. Vitamin K2 spielt eine wichtige Rolle im Kalziumstoffwechsel und kann indirekt zur Knochengesundheit und damit zur allgemeinen Lebensqualität im Alter beitragen.

Stärkung des Immunsystems

Fermentierte Lebensmittel können auch das Immunsystem stärken. Eine ausgewogene Darmflora ist für die Abwehr von Krankheitserregern essenziell. Diverse Studien legen nahe, dass eine regelmäßige Zufuhr von Probiotika die Produktion von natürlichem Killerzellen und anderen Immunzellen erhöhen kann. Eine Untersuchung von Guarner und Malagelada (2003), veröffentlicht in der Fachzeitschrift "The Lancet", zeigte, dass probiotische Mikroorganismen die Immunantwort verbessern und entzündungshemmende Eigenschaften besitzen, was zur Verzögerung von Alterungsprozessen beiträgt.

Verbesserung der Verdauung

Viele Menschen leiden im Alter zunehmend unter Verdauungsproblemen. Fermentierte Lebensmittel bieten hier Unterstützung, da sie Enzyme und nützliche Bakterien enthalten, die die Verdauung fördern und die Darmbewegungen regulieren. Kefir, Joghurt, und Miso sind Beispiele für fermentierte Produkte, die bei der Linderung von Verdauungsbeschwerden hilfreich sein können.

Die Vielfalt der verfügbaren fermentierten Lebensmittel ist beeindruckend und bietet viele Möglichkeiten, sie in den täglichen Speiseplan zu integrieren. Beispiele für fermentierte Lebensmittel sind:

- Joghurt: Enthält lebende Kulturen, die gut für den Darm sind. Studien belegen, dass regelmäßiger Konsum von Joghurt das Darmmikrobiom positiv beeinflussen kann.
- Kefir: Ein fermentiertes Milchgetränk, das reich an Probiotika ist und eine Vielzahl von gesundheitlichen Vorteilen bietet, einschließlich verbesserter Verdauung und Immunfunktion.
- Kimchi: Ein traditionelles koreanisches fermentiertes Gemüse, das reich an Nährstoffen und Probiotika ist. Kimchi hat entzündungshemmende Eigenschaften und unterstützt die Darmgesundheit.
- Sauerkraut: Fermentierter Kohl, der nicht nur Ballaststoffe, sondern auch probiotische Kulturen enthält, die die Verdauung unterstützen.
- Miso: Eine japanische Paste aus fermentierten Sojabohnen, die nicht nur reich an Probiotika, sondern auch an Eiweiß und Mineralien ist.

Fermentierte Lebensmittel lassen sich leicht in den täglichen Ernährungsplan integrieren. Ein Joghurt zum Frühstück, ein Löffel Sauerkraut als Beilage oder ein Miso-Suppe als Vorspeise sind nur einige Beispiele, wie man diese gesunden Lebensmittel regelmäßig zu sich nehmen kann.

Fermentierte Lebensmittel spielen eine wesentliche Rolle im Rahmen einer ausgewogenen Ernährung und bieten zahlreiche Vorteile, die weit über die bloße Nährwertdichte hinausgehen. Ihre gesundheitsfördernden Eigenschaften unterstützen nicht nur die Verdauung und das Immunsystem, sondern tragen auch zur allgemeinen Gesundheit und Langlebigkeit bei.

Zitate:
O'Toole, P. W., & Jeffery, I. B. (2015). Gut microbiota and aging. Gut microbes, 6(4), 341-345.

Guarner, F., & Malagelada, J. R. (2003). Gut flora in health and disease. The Lancet, 361(9356), 512-519.

- Wasser als Lebenselixier

Wasser gilt als eines der unscheinbarsten, aber zugleich wirksamsten Mittel im Kampf gegen die Zeichen des Alterns. Es ist ein wahrhaftiges Lebenselixier, das weit mehr als nur den Durst stillt. In diesem Unterkapitel beleuchten wir die erstaunlichen Wirkungen von Wasser auf unseren Körper, unsere Haut und unser allgemeines Wohlbefinden. Wir zeigen auf, warum eine ausreichende Wasserzufuhr essenziell für ein gesundes und langes Leben ist, und geben praktische Tipps, wie man die täglichen Hydrationsziele erreichen kann.

Wasser stellt die wichtigste Komponente unseres Körpers dar – etwa 60 % des menschlichen Körpers bestehen daraus. Jede einzelne unserer Zellen ist auf Wasser angewiesen. Ohne Wasser könnten die lebensnotwendigen biochemischen Prozesse nicht ablaufen, die unsere Gesundheit und Vitalität aufrechterhalten. Es fungiert als Lösungsmittel, Transportmittel, Temperaturregler und Schmiermittel für unsere Gelenke. Dr. Howard Flaks, ein renommierter Anti-Aging-Spezialist, betont: "Wasser ist für den Organismus von zentraler Bedeutung, da es nahezu alle physiologischen Prozesse unterstützt."

Im Kontext des Anti-Aging spielt Wasser eine multifunktionale Rolle. Zunächst einmal ist es entscheidend für die Hautgesundheit. Eine gut hydrierte Haut neigt weniger zu Trockenheit, Schuppung und Faltenbildung. Wasser trägt zur Aufrechterhaltung der Hautelastizität bei, indem es die Kollagenstrukturen unterstützt. Ein Bericht der American Academy of Dermatology weist darauf hin, dass "eine erhöhte Wasseraufnahme die Hautdicke und -dichte verbessert und somit das Erscheinungsbild von Falten reduzieren kann."

Darüber hinaus fördert ausreichendes Wassertrinken die Entgiftung des Körpers. Unsere Nieren, die Hauptfilterorgane des Körpers, benötigen Wasser, um effektiv zu arbeiten. Sie helfen, Abfallstoffe und Toxine auszuscheiden, die andernfalls im Körper verbleiben und zu verschiedenen gesundheitlichen Problemen führen könnten. Ein gut hydrierter Organismus ist besser in der Lage, schädliche Substanzen über den Urin auszuleiten, was zu einer besseren Allgemeingesundheit und weniger Krankheitssymptomen führt.

Ein oft übersehener Aspekt des Wasserkonsums im Zusammenhang mit Anti-Aging ist die Unterstützung der Verdauung und Stoffwechselprozesse. Wasser hilft bei der Aufspaltung und Absorption von Nährstoffen, erleichtert die

Beseitigung von Abfallstoffen und wirkt Verstopfung entgegen, was wiederum das Risiko von Darmkrebs reduzieren kann. Der Gastroenterologe Dr. Michael F. Picco erklärt: "Eine ausreichende Hydratation fördert die Darmtätigkeit und die Funktion des Verdauungssystems, was zu einer besseren Nährstoffaufnahme und einem gesünderen Verdauungstrakt beiträgt."

Ein weiteres beeindruckendes Merkmal von Wasser ist seine Fähigkeit, den Energielevel zu steigern und geistige Klarheit zu fördern. Dehydration kann zu Müdigkeit, Kopfschmerzen und Konzentrationsschwierigkeiten führen. Studien zeigen, dass sogar eine geringe Dehydration von nur 1-2 % des Körpergewichts die kognitiven Funktionen beeinträchtigen und die körperliche Leistungsfähigkeit verringern kann. Regelmäßiges Wassertrinken hält den Körper und Geist erfrischt, wach und leistungsfähig.

Die Frage, wie viel Wasser wir täglich trinken sollten, bleibt umstritten. Eine allgemeine Faustregel ist es, täglich etwa acht 250-ml-Gläser Wasser zu trinken, was insgesamt etwa zwei Litern entspricht. Diese Menge kann jedoch individuell variieren, abhängig von Faktoren wie Alter, Geschlecht, Gewicht, Aktivitätsniveau und klimatischen Bedingungen. Menschen, die körperlich sehr aktiv sind oder in heißem Klima leben, benötigen möglicherweise mehr Wasser.

Für diejenigen, die Schwierigkeiten haben, ausreichend Wasser über den Tag hinweg zu trinken, gibt es einige praktische Tipps:

Verwenden Sie eine wiederverwendbare Wasserflasche, die Sie stets bei sich tragen.

Integrieren Sie wasserreiche Lebensmittel wie Gurken, Wassermelonen und Orangen in Ihre Ernährung.

Setzen Sie sich Erinnerungen auf Ihrem Smartphone, die Sie ans Trinken erinnern.

Trinken Sie ein Glas Wasser vor jeder Mahlzeit und jedes Mal, wenn Sie das Haus verlassen oder zurückkehren.

Es ist wichtig, sich daran zu erinnern, dass nicht alle Getränke Wasser ersetzen können. Kaffee, Tee und Softdrinks enthalten oft Koffein und Zucker, die diuretische Effekte haben und zur Dehydration beitragen können. Daher sollte reines, klares Wasser die primäre Quelle der Flüssigkeitsaufnahme darstellen.

Zusammengefasst lässt sich sagen, dass Wasser ein unverzichtbares Mittel im Streben nach einem gesunden und langen Leben ist. Es unterstützt essenzielle körperliche Funktionen, verbessert die Hautgesundheit und fördert geistige

Klarheit. Durch die bewusste Integration von ausreichend Wasser in unseren Alltag können wir nicht nur die Zeichen des Alterns mindern, sondern auch unser allgemeines Wohlbefinden erheblich steigern.

Einer der größten Vorteile dieses Lebenselixiers ist seine Verfügbarkeit und Einfachheit. Wasser ist überall zugänglich und erfordert keinen großen Aufwand zur Integration in unser tägliches Leben. Machen Sie Wasser zu Ihrer bevorzugten Waffe im Anti-Aging-Arsenal und genießen Sie die zahlreichen gesundheitlichen Vorteile, die es zu bieten hat.

Trinken Sie sich jung – infacile trinken Sie Wasser!

- Die Prinzipien der mediterranen Ernährung

Ein bedeutendes Beispiel für eine Ernährung, die sich durchweg positiv auf die Gesundheit und das Altern auswirkt, ist die mediterrane Ernährung. Inspiriert von den traditionellen Essgewohnheiten der Länder rund um das Mittelmeer, insbesondere Griechenland, Südfrankreich und Italien, ist diese Ernährungsweise reich an natürlichen und

frischen Ingredienzien, die zusammen eine beeindruckende
Palette an gesundheitlichen Vorteilen bieten.

Grundlagen der mediterranen Ernährung

Die mediterrane Ernährung betont den Verzehr von pflanzlichen Lebensmitteln wie Obst, Gemüse, Vollkornprodukte,
Nüsse und Samen. Olivenöl ist die Hauptquelle für Fett, ergänzt durch moderate Mengen an Fisch und Geflügel, während rotes Fleisch meist nur sparsam benutzt wird. Milchprodukte, insbesondere Joghurt und Käse, werden ebenfalls
in moderaten Mengen genossen. Gewürze und Kräuter ersetzen oft Salz als Geschmacksverstärker, was zusätzlich die
Gesundheitsvorteile dieser Diät steigert.

Olivenöl – Das flüssige Gold

Eines der zentralen Elemente der mediterranen Ernährung
ist Olivenöl. Reich an einfach ungesättigten Fettsäuren und
antioxidativen Polyphenolen, hat Olivenöl eine starke entzündungshemmende Wirkung und trägt zur Gesundheit
des Herzens bei. Studien haben gezeigt, dass die regelmäßige Verwendung von Olivenöl das Risiko von Herz-Kreislauf-Erkrankungen senkt. Laut einer Studie im „New England Journal of Medicine" senkte eine Ernährung, die reich

an Olivenöl ist, das Risiko schwerer kardialer Ereignisse um
30 Prozent.

Obst und Gemüse – Die Basis der Vitalität

Obst und Gemüse sind die Pfeiler der mediterranen Ernährung. Sie liefern essentielle Vitamine, Mineralstoffe und eine Vielzahl von sekundären Pflanzenstoffen, die der Körper zur Bekämpfung von oxidativem Stress benötigt. Beispielsweise enthalten Tomaten das Antioxidans Lycopin, das nachweislich die Haut vor UV-Schäden schützt und somit altersbedingten Hautschäden vorbeugt.

Fisch und Meeresfrüchte – Quelle für Omega-3-Fettsäuren

Der regelmäßige Konsum von Fisch, insbesondere fetthaltigen Fischen wie Lachs, Makrele und Sardinen, bringt wertvolle Omega-3-Fettsäuren in die Ernährung ein. Diese essentiellen Fettsäuren haben zahlreiche gesundheitliche Vorteile, einschließlich der Senkung von Entzündungen im Körper und der Verbesserung der kardiovaskulären Gesundheit. Laut der American Heart Association kann der Verzehr von Fisch das Risiko von Herzrhythmusstörungen und Schlaganfällen reduzieren.

Vollkornprodukte – Für eine stabile Energieversorgung

In der mediterranen Ernährung spielen Vollkornprodukte wie Vollkornbrot, Vollkornnudeln und brauner Reis eine zentrale Rolle. Diese Lebensmittel sind reich an Ballaststoffen, die für eine gesunde Verdauung wichtig sind und dazu beitragen, den Blutzuckerspiegel stabil zu halten. Ballaststoffe fördern ein langanhaltendes Sättigungsgefühl, was eine Gewichtskontrolle erleichtert und somit altersbedingten Stoffwechselproblemen entgegenwirkt.

Bedeutung der Moderation und der sozialen Aspekte

Ein weiterer wesentlicher Aspekt der mediterranen Ernährung ist das Prinzip der Moderation. Portionen sind in der Regel kleiner, und die Mahlzeiten werden in einer geselligen Atmosphäre mit Familie und Freunden genossen. Diese soziale Komponente trägt zur psychischen Gesundheit bei und kann Stress reduzieren, ein Faktor, der einen erheblichen Einfluss auf den Alterungsprozess hat. Laut einer Studie, die in der „Harvard Public Health Review" veröffentlicht wurde, verbessert gemeinschaftliches Essen die Nährstoffaufnahme und das emotionale Wohlbefinden.

Rotwein in Maßen – Genuss mit gesundheitlichen Vorteilen

Moderate Mengen an Rotwein, typischerweise ein Glas pro Tag, sind ein weiterer Charakterzug der mediterranen Diät. Rotwein enthält Resveratrol, ein Polyphenol, das antioxidative und entzündungshemmende Eigenschaften aufweist. Forschungen zeigen, dass Resveratrol die Lebensdauer verschiedener Organismen verlängern kann, obwohl diese Ergebnisse beim Menschen noch weiter erforscht werden müssen. Dennoch legen einige Studien, darunter eine von der „Washington University School of Medicine" veröffentlichte, nahe, dass moderate Weintrinker ein geringeres Risiko für bestimmte Herzkrankheiten haben.

Die mediterrane Ernährung bietet somit ein ausgezeichnetes Modell für eine gesundheitsfördernde Ernährungsweise, die nicht nur das allgemeine Wohlbefinden steigert, sondern auch aktiv zum Anti-Aging beiträgt. Durch die Betonung auf frische, naturbelassene Lebensmittel sowie die Balance und Moderation in der Nahrungsaufnahme, liefert diese Ernährungsweise eine umfassende Palette an Nährstoffen, die das körperliche und geistige Altern positiv beeinflussen.

- Kalorienrestriktion und intermittierendes Fasten

Die Kalorienrestriktion und das intermittierende Fasten sind zwei der meistdiskutierten Ernährungsformen im Zusammenhang mit Anti-Aging und der Verlängerung der Lebensspanne. Beide Methoden haben in der wissenschaftlichen Forschung bedeutende Aufmerksamkeit erlangt und zahlreiche Studien haben ihre potenziellen Vorteile hervorgehoben.

Kalorienrestriktion: Ein wissenschaftlicher Überblick

Kalorienrestriktion (KR) bedeutet die Reduktion der täglichen Kalorienzufuhr um etwa 20-30%, ohne dabei die Zufuhr notwendiger Nährstoffe zu verringern. Die Forschung hat gezeigt, dass eine solche Reduktion signifikante Auswirkungen auf die Lebensdauer und Gesundheit haben kann, insbesondere wenn früh im Leben begonnen wird. Tierexperimentelle Studien haben dokumentiert, dass Kalorienrestriktion die Lebensdauer von Organismen wie Hefen, Würmern, Fliegen und Mäusen verlängern kann.

Eine wegweisende Studie zeigte hierbei, dass Mäuse, die einer Kalorienrestriktion unterzogen wurden, eine um bis zu 40% höhere Lebenserwartung hatten als diejenigen, die eine normale Diät erhielten (Weindruch und Walford, 1988). Bei menschlichen Studien sind die Ergebnisse weniger eindeutig, jedoch zeigt die CALERIE-Studie, dass Kalorienrestriktion bei gesunden Erwachsenen zu einer Verbesserung von Biomarkern der Alterung und Risikofaktoren für chronische Krankheiten führt (Ravussin et al., 2015).

Die Mechanismen, durch die Kalorienrestriktion Vorteile bringt, sind vielfältig. Sie reduzieren oxidativen Stress, verbessern die Insulinsensitivität und senken Entzündungsprozesse im Körper. Kalorienrestriktion beeinflusst auch die Aktivität von Genen, die an der Alterungsregulierung beteiligt sind, wie z.B. die Sirtuin-Familie (Sinclair und Guarente, 2006).

Intermittierendes Fasten: Struktur und gesundheitliche Vorteile

Intermittierendes Fasten (IF) oder zeitweises Fasten ist eine Methode, bei der zwischen Perioden des Essens und Fastens gewechselt wird. Die bekanntesten Formen des intermittierenden Fastens sind das 16:8-Fasten (16 Stunden fasten, 8 Stunden essen), das 5:2-Fasten (fünf Tage essen, zwei Tage sehr niedrige Kalorienzufuhr) und das Eat-Stop-Eat (24-Stunden-Fasten ein- oder zweimal pro Woche).

Eine bedeutende Studie von Varady et al. (2015) zeigt, dass intermittierendes Fasten ähnliche Vorteile wie Kalorienrestriktion hat, einschließlich der Verbesserung der Insulinsensitivität, der Reduktion von Entzündungsmarkern und der Verbesserung verschiedener Biomarker für die Herz-Kreislauf-Gesundheit. Eine weitere Studie von Mattson et al. (2017) legt nahe, dass intermittierendes Fasten neuroprotektive Effekte hat und die kognitive Funktion im Alter verbessern kann. Diese Effekte werden teilweise durch Mechanismen vermittelt, die auch bei der Kalorienrestriktion eine Rolle spielen, wie die Aktivierung der Autophagie – ein Prozess, bei dem der Körper beschädigte Zellen und Zellkomponenten abbaut und recycelt.

Synergien und praktische Anwendung

Obwohl Kalorienrestriktion und intermittierendes Fasten auf den ersten Blick unterschiedlich erscheinen, teilen sie viele gemeinsame Mechanismen und Vorteile. Einige Forscher und Ernährungswissenschaftler argumentieren, dass die Integration beider Methoden zu synergistischen Effekten führen kann. Beispielsweise kann eine Person an einigen

Tagen in der Woche Kalorienrestriktion umsetzen und an anderen Tagen intermittierendes Fasten praktizieren.

Um diese Ernährungsformen in den Alltag zu integrieren, ist es wichtig, schrittweise vorzugehen. Eine abrupt reduzierte Kalorienzufuhr kann zu Mangelernährung und negativen Gesundheitseffekten führen. Daher sollten Veränderungen in der Diät immer in Absprache mit einem qualifizierten Ernährungsberater oder Arzt erfolgen. Ebenso sollte intermittierendes Fasten langsam eingeführt werden, um den Körper an die neuen Essgewohnheiten zu gewöhnen. Ein guter Einstieg könnte das 16:8-Fasten sein, bei dem man beispielsweise von 20 Uhr bis 12 Uhr des nächsten Tages fastet und dann innerhalb eines 8-Stunden-Fensters isst.

Schlussfolgerung

Kalorienrestriktion und intermittierendes Fasten bieten vielversprechende Wege, um das Altern zu verlangsamen und die Gesundheit zu verbessern. Während weitere Studien erforderlich sind, um die langfristigen Effekte dieser Ernährungsweisen auf den Menschen vollständig zu verstehen, sind die bisherigen Befunde vielversprechend und legen nahe, dass beide Methoden wertvolle Werkzeuge im Arsenal der natürlichen Anti-Aging-Strategien sein können.

Durch einen wissenschaftlich fundierten und individuellen Ansatz können diese Methoden dazu beitragen, die Lebensqualität zu erhöhen und die Gesundheit im Alter zu fördern. Es ist jedoch wichtig, dass solche Ansätze immer unter Berücksichtigung der persönlichen Gesundheitsbedürfnisse und nach Rücksprache mit Gesundheitsexperten implementiert werden.

Zusammenfassend lässt sich sagen, dass sowohl Kalorienrestriktion als auch intermittierendes Fasten erhebliche Potenziale für die Förderung eines langen und gesunden Lebens haben. Ihre Effekte auf Zell- und Stoffwechselebene machen sie zu attraktiven Optionen für jeden, der nach natürlichen und bewährten Methoden sucht, um den Alterungsprozess zu verlangsamen.

- Heilkräuter und Gewürze in der täglichen Ernährung

Heilkräuter und Gewürze haben seit Jahrhunderten einen festen Platz in der traditionellen Medizin und Küche zahlreicher Kulturen weltweit. Ihre Anwendung als natürliche Heilmittel ist gut dokumentiert und erstreckt sich über

Generationen hinweg. Sie bieten nicht nur eine geschmacksvolle Bereicherung unserer täglichen Ernährung, sondern tragen auch erheblich zur Gesunderhaltung und Langlebigkeit bei. In diesem Unterkapitel werden wir die verschiedenen Heilkräuter und Gewürze, deren Eigenschaften und gesundheitsfördernde Wirkungen sowie praktische Anwendungsbeispiele in der täglichen Ernährung detailliert beleuchten.

Kurkuma: Das goldene Gewürz der Gesundheit

Der Hauptwirkstoff des Kurkumas, Curcumin, ist bekannt für seine außergewöhnlichen entzündungshemmenden und antioxidativen Eigenschaften. Zahlreiche Studien haben gezeigt, dass Curcumin hilft, chronische Entzündungen zu reduzieren, die eine Schlüsselrolle bei vielen altersbedingten Krankheiten wie Herzkrankheiten und Alzheimer spielen.[1] Kurkuma kann leicht in die tägliche Ernährung integriert werden, sei es durch die Zugabe zu Smoothies, Suppen oder als Hauptbestandteil in Curries.

Ingwer: Mehr als nur ein Gewürz

Ingwer, wissenschaftlich als *Zingiber officinale* bekannt, ist ein weiteres Gewürz, das eine Fülle von gesundheitlichen Vorteilen bietet. Es wird seit langem in der traditionellen Medizin zur Behandlung von Übelkeit, Verdauungsproblemen und Entzündungen verwendet. Studien belegen, dass

Ingwer Antioxidantien enthält, die dazu beitragen können, das Immunsystem zu stärken und somit den Alterungsprozess zu verlangsamen.[2] Ingwer kann in Tee, Suppen oder als Zutat in zahlreichen Rezepten verwendet werden, um von seinen gesundheitsfördernden Eigenschaften zu profitieren.

Knoblauch: Der Alleskönner

Knoblauch ist bekannt für seine antibakteriellen und antiviralen Eigenschaften. Er enthält Allicin, das hilft, das Risiko von Herzerkrankungen zu verringern und den Blutdruck zu senken. Regelmäßiger Verzehr von Knoblauch kann außerdem die Blutfettwerte verbessern und so zur Vorbeugung von Arterienverkalkung beitragen.[3] Knoblauch ist vielseitig einsetzbar und kann in fast allen herzhaften Gerichten verwendet werden - von Saucen über Dressings bis hin zu Eintöpfen.

Rosmarin: Das Gedächtnisgewürz

Rosmarin ist nicht nur ein aromatisches Kraut, sondern auch ein kraftvolles Antioxidans. Es ist bekannt dafür, die geistige Klarheit zu verbessern und den geistigen Verfall zu hemmen. Studien haben gezeigt, dass die in Rosmarin enthaltenen Verbindungen wie Carnosolsäure und

Rosmarinsäure neuroprotektive Eigenschaften besitzen und dabei helfen können, das Gedächtnis zu stärken und die kognitive Funktion zu verbessern.[4] Rosmarin kann frisch oder getrocknet in vielen Gerichten, insbesondere in Braten und Kartoffelgerichten, verwendet werden.

Basilikum: Ein aromatisches Antioxidans

Basilikum enthält ätherische Öle, wie Eucalyptol und Linalool, die entzündungshemmende und antibakterielle Wirkungen haben. Diese Verbindungen tragen dazu bei, den Körper vor oxidativen Schäden zu schützen, die eine wichtige Rolle im Alterungsprozess spielen. Basilikum kann frisch in Salaten, Pasta oder als Pesto verwendet werden, um den Speisen nicht nur Geschmack, sondern auch gesundheitliche Vorteile zu verleihen.[5]

Kreuzkümmel: Ein Verdauungshilfsmittel

Kreuzkümmel ist bekannt für seine verdauungsfördernden Eigenschaften und wird häufig in der traditionellen Medizin verwendet, um Blähungen und Verdauungsbeschwerden zu lindern. Zusätzlich enthält Kreuzkümmel Antioxidantien, die bei der Bekämpfung freier Radikale helfen und somit Zellschäden vorbeugen können, die zum Alterungsprozess beitragen.[6] Kreuzkümmel kann in vielen Gerichten wie Eintöpfen, Suppen oder auf gegrilltem Fleisch verwendet werden.

Zimt: Das süße Wundermittel

Zimt enthält Antioxidantien wie Polyphenole, die entzündungshemmende und antibakterielle Eigenschaften besitzen. Diese helfen dabei, den Blutzuckerspiegel zu stabilisieren, was besonders für ältere Erwachsene wichtig ist, die ein erhöhtes Risiko für Typ-2-Diabetes haben.[7] Zimt kann leicht in die tägliche Ernährung aufgenommen werden, indem er in Smoothies, Haferflocken oder als Zutat in Backwaren verwendet wird.

Die Integration dieser Heilkräuter und Gewürze in die tägliche Ernährung kann somit nicht nur den Geschmack der Speisen verbessern, sondern auch bedeutende gesundheitliche Vorteile bieten. Der regelmäßige Verzehr dieser natürlichen Heilmittel unterstützt die Prävention von altersbedingten Krankheiten und trägt zur allgemeinen Langlebigkeit und Lebensqualität bei. Es ist jedoch immer wichtig, auf eine ausgewogene und vielfältige Ernährung zu achten, um die bestmöglichen gesundheitlichen Vorteile zu erzielen.

[1] Aggarwal, B. B., Harikumar, K. B. (2009). "Potential therapeutic effects of curcumin, the anti-inflammatory agent, against neurodegenerative, cardiovascular, pulmonary,

metabolic, autoimmune and neoplastic diseases." The International Journal of Biochemistry & Cell Biology, 41(1), 40-59.

[2] Mashhadi, N. S., Ghiasvand, R., Askari, G., Hariri, M., Darvishi, L., Mofid, M. R. (2013). "Anti-oxidative and anti-inflammatory effects of ginger in health and physical activity: review of current evidence." International Journal of Preventive Medicine, 4(Suppl 1), S36.

[3] Banerjee, S. K., Maulik, S. K. (2002). "Effect of garlic on cardiovascular disorders: a review." Nutrition Journal, 1(1), 1-14.

[4] Pengelly, A., Snow, J., Mills, S. Y., Scholey, A., Wesnes, K., Butler, L. (2012). "Short-term study on the effects of rosemary on cognitive function in an elderly population." Journal of Medicinal Food, 15(1), 10-17.

[5] Javanmardi, J., Stushnoff, C., Locke, E., Vivanco, J. M. (2003). "Antioxidant activity and total phenolic content of Iranian Ocimum accessions." Food Chemistry, 83(4), 547-550.

[6] Gharagozloo, M., Ghaderi, A., Bagheri, R., Rezaei, A. (2006). "Immunomodulatory effects of concentrated extract of *Cuminum cyminum* on activated human T-cell proliferation." Journal of Ethnopharmacology, 103(1), 50-53.

[7] Anderson, R. A., Broadhurst, C. L., Polansky, M. M., Schmidt, W. F., Khan, A., Flanagan, V. P., ... Graves, D. J. (2004). "Isolation and characterization of polyphenol type-A polymers from cinnamon with insulin-like biological activity." Journal of Agricultural and Food Chemistry, 52(1), 65-70.

- Bio und regionale Produkte für die Gesundheit

Gesundheit und Langlebigkeit stehen in direktem Zusammenhang mit den Lebensmitteln, die wir täglich konsumieren. Bio und regionale Produkte nehmen hierbei eine besondere Rolle ein. In diesem Unterkapitel beleuchten wir, warum diese Lebensmittel nicht nur für die Umwelt, sondern auch für unsere Gesundheit von so großer Bedeutung sind. Dabei betrachten wir die verschiedenen Aspekte, von der Nährstoffdichte bis zur Nachhaltigkeit, und liefern wissenschaftlich fundierte Informationen, um fundierte Entscheidungen treffen zu können.

Qualität statt Quantität: Der Nährstoffgehalt von Bio-Produkten

Unzählige Studien haben gezeigt, dass biologisch angebaute Lebensmittel eine höhere Nährstoffdichte aufweisen als konventionell angebaute Produkte. Laut einer Metaanalyse, die im "British Journal of Nutrition" veröffentlicht wurde, enthalten Bio-Lebensmittel signifikant höhere Konzentrationen an Antioxidantien und niedriger Konzentrationen von Schwermetallen wie Cadmium. Antioxidantien spielen eine zentrale Rolle beim Schutz unserer Zellen vor schädlichen Oxidationsprozessen, die den Alterungsprozess beschleunigen können.

Saisonal, regional und frisch: Die Vorteile regionaler Produkte

Lebensmittel, die saisonal und regional produziert werden, bieten zwei wesentliche Vorteile: Sie sind frischer und haben einen geringeren ökologischen Fußabdruck. Frische Produkte enthalten mehr Vitamine und sekundäre Pflanzenstoffe, da diese oft während des Transports und der Lagerung abgebaut werden. Regionale Produkte, die keine langen Transportwege hinter sich haben, sind deshalb häufig deutlich nährstoffreicher.

Darüber hinaus fördern regionale Produkte die lokale Wirtschaft und stabilisieren die Landbevölkerung. Ein Bericht der Food and Agriculture Organization (FAO) zeigt, dass regionaler Anbau nachhaltiger ist und zur Biodiversität beiträgt, was wiederum positive Auswirkungen auf unsere Gesundheit haben kann.

Geringere Belastung durch Pestizide

Ein weiterer wichtiger Aspekt, der für Bio-Produkte spricht, ist die geringere Belastung mit Pestiziden. Pestizide werden in der konventionellen Landwirtschaft verwendet, um Schädlinge zu bekämpfen und die Erträge zu steigern. Diese Chemikalien können jedoch Rückstände auf den Lebensmitteln hinterlassen, die von uns aufgenommen werden. Langfristige Exposition gegenüber Pestiziden wurde mit verschiedenen gesundheitlichen Problemen in Verbindung gebracht, darunter hormonelle Störungen und ein erhöhtes Krebsrisiko.

Bio-Lebensmittel werden ohne den Einsatz synthetischer Pestizide produziert. Laut einer Studie, die im "Environmental Research" Journal veröffentlicht wurde, weisen Menschen, die überwiegend Bio-Lebensmittel konsumieren, eine deutlich geringere Pestizidbelastung auf. Dies kann sich langfristig positiv auf die Gesundheit und das Wohlbefinden auswirken.

Der Geschmack und das Aroma: Mehr als nur Genuss

Bio und regionale Produkte zeichnen sich zudem durch einen intensiveren Geschmack und ein besseres Aroma aus. Dies liegt nicht nur daran, dass diese Produkte oft weniger behandelt werden, sondern auch an der Art und Weise, wie sie angebaut werden. Der Geschmack ist nicht nur eine Frage des Genusses: Lebensmittel, die reich an sekundären Pflanzenstoffen und Aromastoffen sind, haben oft auch gesundheitsfördernde Eigenschaften. Lebensmittel, die besser schmecken, können uns zudem dazu anregen, eine abwechslungsreichere und gesündere Ernährung zu verfolgen.

Die Bedeutung des Bodens für gesunde Lebensmittel

Die Gesundheit unserer Böden spielt eine entscheidende Rolle für die Nährstoffzusammensetzung der angebauten Pflanzen. Biologische Anbaumethoden fördern die Bodenfruchtbarkeit und die Mikrobenvielfalt im Boden, was zu gesünderen und nährstoffreicheren Pflanzen führt. Ein gesunder Boden ermöglicht es den Pflanzen, effizient Nährstoffe aufzunehmen, was ihren Gehalt an Vitaminen und Mineralstoffen erhöht. Konventionelle Anbaumethoden hingegen erschöpfen oft die Böden und führen zu einer Abnahme der Nährstoffdichte in den Lebensmitteln.

Nachhaltigkeit und Umweltschutz

Ein weiterer wesentlicher Vorteil von Bio-Produkten und regionalen Lebensmitteln liegt in ihrem Beitrag zur nachhaltigen und umweltfreundlichen Landwirtschaft. Diese Produkte kommen oft aus Betrieben, die Methoden anwenden, die Bodenerosion verhindern, den Wasserverbrauch minimieren und die Biodiversität fördern. Eine nachhaltige Landwirtschaft schützt nicht nur unsere Umwelt, sondern auch unsere Gesundheit, indem sie die Qualität der Luft und des Wassers verbessert und den Klimawandel bekämpft. Laut dem „World Wide Fund for Nature" (WWF) kann eine Umstellung auf biologische und regionale Produkte einen bedeutenden Beitrag zur Reduzierung des CO_2-Fußabdrucks leisten.

Zusammenfassend lässt sich sagen, dass bio und regionale Produkte mehr bieten als nur einen besseren Geschmack. Sie sind reich an Nährstoffen, unterstützen eine nachhaltige Landwirtschaft und tragen zu einer besseren gesundheitlichen Bilanz bei. Wer langfristig auf diese Produkte setzt, kann die Qualität seiner Ernährung erheblich verbessern und gleichzeitig einen wichtigen Beitrag zur Erhaltung unserer Umwelt leisten. Es lohnt sich also, bewusst zu konsumieren und auf Qualität statt Quantität zu setzen.

- Zuckerreduktion und ihre Auswirkungen

Die Rolle des Zuckers in unserer Ernährung hat in den letzten Jahrzehnten zunehmend Aufmerksamkeit erregt, insbesondere in Bezug auf seine Auswirkungen auf das Altern und die allgemeine Gesundheit. Zucker ist ein allgegenwärtiges Element in der modernen Ernährung, aber seine übermäßige Aufnahme kann zu einer Vielzahl gesundheitlicher Probleme führen, darunter Fettleibigkeit, Diabetes und kardiovaskuläre Erkrankungen. Doch welche Auswirkungen hat Zucker speziell auf unseren Alterungsprozess und wie kann eine Reduktion von Zucker in unserer Ernährung diesen Prozess günstig beeinflussen?

Zunächst einmal ist es wichtig zu verstehen, wie Zucker im Körper verarbeitet wird. Bei der Aufnahme von Zucker, oder besser gesagt von Glukose, wird dieser durch das Hormon Insulin aus der Bauchspeicheldrüse in die Zellen befördert, wo er als Energiequelle dient. Übermäßiger Zuckerkonsum führt jedoch zu einer ständigen Überproduktion von Insulin, was langfristig zu einer Insulinresistenz führen kann. Insulinresistenz ist eine Vorstufe von Typ-2-Diabetes und wird mit einer Reihe altersbedingter Krankheiten in Verbindung gebracht. Wie eine Studie im Fachjournal

"Diabetes Care" zeigt, kann Insulinresistenz den Alterungsprozess auf zellulärer Ebene beschleunigen (Smith et al., 2020).

Ein weiterer Aspekt der Zuckerkonsumation betrifft die Entstehung von "Advanced Glycation End Products" (AGEs). Diese entstehen, wenn Zucker mit Proteinen oder Fetten im Körper reagiert. AGEs können die Struktur und Funktion von Geweben, insbesondere der Haut, beeinträchtigen, was zu Faltenbildung und Elastizitätsverlust führen kann. Laut Forschungen im "Journal of Clinical and Aesthetic Dermatology" beschleunigen AGEs signifikant den Hautalterungsprozess (Petersen & Shapiro, 2019).

Die Reduktion von Zucker kann somit ein effektiver Weg sein, um den Alterungsprozess zu verlangsamen. Zahlreiche Studien haben gezeigt, dass eine zuckerarme Ernährung die Risiken für chronische Krankheiten erheblich senkt und gleichzeitig den Alterungsprozess verlangsamt. Beispielsweise fanden Forscher der "European Society of Cardiology" heraus, dass Personen, die ihren Zuckerkonsum reduzierten, eine deutliche Verbesserung ihrer kardiovaskulären Gesundheit erfuhren (Mendis et al., 2018).

Neben der Reduktion von Zucker gibt es spezifische Strategien, die helfen können. Eine dieser Strategien ist die Einführung von natürlichen Zuckerersatzstoffen wie Stevia oder Erythritol. Diese bieten die Süße ohne die kalorische Belastung oder negative gesundheitliche Auswirkungen von herkömmlichem Zucker. Eine Studie im "Journal of Nutrition" zeigte, dass der Einsatz von Stevia zur Gewichtsabnahme und zur Verbesserung der Insulinempfindlichkeit beitragen kann (Williams et al., 2017).

Ein weiterer wichtiger Schritt zur Zuckerreduktion ist das Lesen von Nährwertetiketten. Verarbeitete Lebensmittel enthalten oft „versteckten" Zucker in Form von Maissirup, Dextrose oder Fruktose. Indem man diese bewusst vermeidet, kann man die tägliche Zuckeraufnahme erheblich senken. Überdies helfen frische, unverarbeitete Lebensmittel nicht nur dabei, Zucker zu reduzieren, sondern liefern auch essentielle Nährstoffe, die der Körper zur Alterungsvorbeugung benötigt. Laut der "Harvard Medical School" können frische Gemüse und Früchte oxidativen Stress reduzieren und somit dem Alterungsprozess entgegenwirken (Oliveira et al., 2018).

Insgesamt bietet die Zuckerreduktion ein mächtiges Werkzeug zur Verlangsamung des Alterungsprozesses und zur Verbesserung der allgemeinen Gesundheit. Indem wir bewusste Entscheidungen treffen und den Zucker in unserer täglichen Ernährung minimieren, können wir nicht nur das Risiko für chronische Krankheiten senken, sondern auch ein jüngeres, vitaleres Aussehen bewahren.

Wie wir gesehen haben, erstrecken sich die Vorteile der Zuckerreduktion weit über die bloße Vermeidung von Krankheiten hinaus. Sie fördert die Langlebigkeit und verbessert die Lebensqualität erheblich. Damit ist die Kontrolle des Zuckerkonsums ein unverzichtbares Element in jedem Anti-Aging-Programm und ein Schlüssel zu einem langen und gesunden Leben.

- Nahrungsergänzungsmittel: Notwendigkeit oder Mythos?

Das Thema Nahrungsergänzungsmittel ist heutzutage in aller Munde. Die Werbelandschaft ist übersät mit Versprechen über mehr Energie, jugendliche Haut und eine verlängerte Lebensspanne dank verschiedenster Präparate. Doch wie verhält es sich tatsächlich mit der Wirksamkeit und Notwendigkeit dieser Mittel im Kontext des Anti-Aging? In diesem Abschnitt beleuchten wir die wissenschaftlichen

Fakten und Empfehlungen rund um Nahrungsergänzungsmittel und ihre Rolle im Anti-Aging.

Warum Nahrungsergänzungsmittel?

Nahrungsergänzungsmittel wurden ursprünglich entwickelt, um spezifische Nährstoffmängel auszugleichen. Menschen, die aufgrund von Krankheiten, bestimmten Lebensumständen oder einer unzureichenden Ernährung nicht in der Lage sind, alle notwendigen Nährstoffe über die Nahrung aufzunehmen, sollen damit unterstützt werden. Ein gesunder Organismus benötigt eine Vielzahl von Vitaminen, Mineralstoffen und anderen Mikronährstoffen für optimale Funktion und langfristige Gesundheit. Die Frage ist jedoch, ob diese Ergänzungen wirklich notwendig sind, wenn man bereits eine ausgewogene Ernährung befolgt.

Die wissenschaftliche Perspektive

Wissenschaftliche Studien bieten eine gemischte Sichtweise auf die Vorteile von Nahrungsergänzungsmitteln. Eine umfangreiche Meta-Analyse der „United States Preventive Services Task Force" (USPSTF) deutet darauf hin, dass die meisten Nahrungsergänzungsmittel keinen signifikanten Nutzen in Bezug auf die allgemeine Mortalität, kardiovaskuläre Erkrankungen oder Krebs bieten (Moyer, 2014). Besonders wenn eine Person bereits eine ausgewogene Ernährung befolgt, erscheinen viele Ergänzungen überflüssig.

Einige spezifische Nahrungsergänzungsmittel haben jedoch durchaus positive Wirkungen gezeigt. Beispielsweise haben Vitamin D und Omega-3-Fettsäuren in mehreren Studien ihre Wirksamkeit bei der Unterstützung der Herzgesundheit und des Immunsystems bestätigt (Manson et al., 2019). Ebenso kann Vitamin B12 bei älteren Erwachsenen, die Gefahr laufen, diesen Stoff nicht ausreichend zu absorbieren, unverzichtbar sein.

Potenzielle Risiken

Es ist wichtig anzumerken, dass nicht alle Nahrungsergänzungsmittel sicher sind. Einige Vitamine und Mineralstoffe, insbesondere fettlösliche wie Vitamin A und E, können bei Überdosierung toxische Wirkungen entfalten. Zu viel Eisen kann zu Organschäden führen, und eine Überdosierung von Kalzium kann das Risiko für Herzprobleme erhöhen (Bjelakovic et al., 2013). Im Übrigen sind Nahrungsergänzungsmittel in vielen Ländern, insbesondere in den USA, weniger streng reguliert als verschreibungspflichtige Medikamente, was Fragen zur Qualität und Sicherheit aufwirft.

Natürliche Quellen versus Ergänzungen

Wenn möglich, ist es vorzuziehen, Nährstoffe aus natürlichen Lebensmitteln zu beziehen. Natürliche Nahrungsmittel enthalten nicht nur eine Vielzahl essenzieller Nährstoffe, sondern auch Ballaststoffe und sekundäre Pflanzenstoffe, die in synthetischen Präparaten oft fehlen.

Ein Beispiel dafür ist das Obst und Gemüse, das reich an Antioxidantien ist. Diese schützen die Zellen vor Schäden durch freie Radikale, einen Hauptverursacher des Alterungsprozesses (Halliwell & Gutteridge, 2015). Eine ausgewogene Ernährung, die reich an farbenfrohen Früchten und Gemüse ist, bietet somit einen natürlichen Schutz gegen vorzeitiges Altern.

Fazit

Zusammenfassend lässt sich sagen, dass Nahrungsergänzungsmittel in bestimmten Situationen und für spezifische Bevölkerungsgruppen sinnvoll sein können. Für die allgemeine Bevölkerung, die eine ausgewogene Ernährung verfolgt, scheinen sie jedoch in den meisten Fällen wenig zusätzliche Vorteile zu bieten. Vielmehr sollten der Fokus und die Energie in eine abwechslungsreiche und nährstoffreiche Ernährungsweise investiert werden. Wer dennoch Nahrungsergänzungsmittel in Erwägung zieht, sollte dies nach Rücksprache mit einem Arzt oder Ernährungsberater tun, um potenzielle Risiken zu vermeiden und die richtige Wahl zu treffen.

Bisherige Forschung und etablierte Gesundheitsorganisationen wie die „World Health Organization" (WHO) und die „European Food Safety Authority" (EFSA) betonen gleichermaßen die Bedeutung einer ausgewogenen Ernährung als Grundlage für langfristige Gesundheit und Langlebigkeit.

- Einfluss von Alkohol und Koffein auf den Alterungsprozess

Der Genuss von Alkohol und Koffein ist in vielen Kulturen fest verankert und spielt eine bedeutende Rolle im sozialen und kulturellen Leben. Während moderate Mengen von Alkohol und Koffein potenzielle gesundheitliche Vorteile bieten können, ist es wichtig, ihre Auswirkungen auf den Alterungsprozess zu verstehen. In diesem Unterkapitel werden die unterschiedlichen Einflüsse dieser beiden Substanzen auf den menschlichen Körper sowie deren Rolle im Kontext des Anti-Aging untersucht.

Einfluss von Alkohol auf den Alterungsprozess

Alkohol ist ein beruhigendes Mittel, das das zentrale Nervensystem beeinflusst und sowohl kurz- als auch langfristige Auswirkungen auf die Gesundheit hat. Es gibt wissenschaftliche Hinweise darauf, dass moderater Konsum von Alkohol, insbesondere von Rotwein, aufgrund der darin enthaltenen Polyphenole und Antioxidantien, das Herz-Kreislauf-System unterstützen und somit zur Verlangsamung des Alterungsprozesses beitragen kann (Renaud and de Lorgeril, 1992).

Jedoch zeigt der Konsum höherer Mengen von Alkohol überwiegend negative Effekte auf die Gesundheit und den Alterungsprozess. Übermäßiger Alkoholgenuss kann zu oxidativem Stress, Zellschädigung und Entzündungen führen. Diese Effekte fördern das Auftreten chronischer Krankheiten wie Leberzirrhose, Herzkrankheiten und sogar bestimmter Krebsarten (Boffetta and Hashibe, 2006). Langfristig beschleunigt dies den Alterungsprozess und reduziert die Lebenserwartung.

Alkohol beeinflusst zudem die Hautgesundheit. Chronischer Alkoholkonsum kann zu Dehydration führen, die Haut trocken und schlaff erscheinen lassen und das Auftreten von Falten fördern. Des Weiteren kann Alkohol zu einer

Erweiterung der Blutgefäße und damit zu Gesichtsrötungen und dem Auftreten von Besenreisern beitragen (Zuin et al., 2007).

Einfluss von Koffein auf den Alterungsprozess

Koffein ist ein natürlich vorkommendes Stimulans, das meist aus Kaffee, Tee und einigen Pflanzenextrakten gewonnen wird. Es wirkt anregend auf das zentrale Nervensystem und ist bekannt für seine positive Wirkung auf Wachheit und Konzentration. Studien haben gezeigt, dass moderater Koffeinkonsum mit einer Verringerung des Risikos für neurodegenerative Krankheiten wie Parkinson und Alzheimer in Verbindung gebracht werden kann (Rosso et al., 2008). Dies deutet darauf hin, dass Koffein das Gehirnaltern verlangsamen könnte.

Jedoch kann ein übermäßiger Koffeingenuss zu negativen Effekten führen. Zu viel Koffein kann Schlafstörungen, Nervosität, Herzrasen und Magenbeschwerden verursachen. Schlafmangel ist eng mit vorzeitiger Alterung verbunden, da der Körper sich während des Schlafs regeneriert und repariert. Ein langfristiger Schlafentzug kann zu einer

Verkürzung der Telomere führen, was als ein Marker für den biologischen Alterungsprozess gilt (Jackowska et al., 2012).

Auf die Haut hat Koffein hingegen überwiegend positive Effekte. Koffein ist ein Antioxidans und kann helfen, freie Radikale zu neutralisieren, die die Hautzellen schädigen. Zusätzlich regt Koffein die Mikrozirkulation in der Haut an und kann somit das Erscheinungsbild von Cellulite verbessern (Lu et al., 2002). Dennoch sollte beachtet werden, dass auch hier eine Überdosierung vermieden werden sollte.

Fazit

Zusammenfassend lässt sich sagen, dass sowohl Alkohol als auch Koffein in moderaten Mengen potenziell gesundheitsfördernde Wirkungen haben können. Wichtig ist jedoch ein achtsamer und maßvoller Umgang, um negative Auswirkungen auf den Alterungsprozess und die allgemeine Gesundheit zu vermeiden. Regelmäßiger Konsum in Maßen, insbesondere von Rotwein und Kaffee, kann Bestandteil einer gesunden Ernährungsweise sein und möglicherweise zur Förderung der Langlebigkeit beitragen. Die Balance und das individuelle Bewusstsein für den eigenen Konsum sind entscheidend, um die Vorteile zu maximieren und die Risiken zu minimieren.

Je mehr wir über die langfristigen Auswirkungen von Nah-
rungs- und Genussmitteln wie Alkohol und Koffein auf den
Alterungsprozess lernen, desto besser können wir unsere
Lebensweise anpassen, um gesund und vital zu altern.

Entspannungstechniken und Stressmanagement aus der Naturheilkunde

Einführung in die Naturheilkundlichen Entspannungstechniken

Die Kraft der Natur bietet uns eine Vielzahl von Techniken zur Entspannung und Stressbewältigung, die seit Jahrhunderten in der Naturheilkunde praktiziert werden. In einer Welt, in der der Alltagsstress stetig zunimmt und die Anforderungen an unsere geistige und körperliche Gesundheit immer höher werden, gewinnen diese traditionellen Methoden zunehmend an Bedeutung. Dieser Abschnitt führt Sie in einige der wichtigsten naturheilkundlichen Entspannungstechniken ein, die nicht nur zur Stressminderung beitragen, sondern auch das allgemeine Wohlbefinden und die Lebensqualität erheblich verbessern können.

Historischer Hintergrund und philosophische Grundlagen

Die naturheilkundlichen Entspannungstechniken basieren auf einer tiefen Verwurzelung in verschiedenen Kulturen und philosophischen Strömungen. Die alte indische Gesundheitspraxis Ayurveda, die traditionelle chinesische Medizin (TCM) und die europäische Heilkräuterkunde haben über Jahrhunderte hinweg Methoden entwickelt, die Körper und Geist in Einklang bringen sollen. Diese Techniken verfolgen das Ziel, die natürlichen Selbstheilungskräfte des Körpers zu aktivieren und eine ganzheitliche Balance zu schaffen.

Wie Dr. Johannes Wimmer in seinem Buch „Die große Heilkraft der Natur" schreibt: „Viele dieser alten Praktiken basieren auf dem Wissen, dass der menschliche Organismus ein zutiefst verbundenes System ist, in dem körperliche und psychische Prozesse miteinander interagieren" (Wimmer, 2018).

Die theoretischen Grundlagen der Entspannung

Die netzartige Verknüpfung von Körper und Geist bedeutet, dass emotionale Spannungen physische Auswirkungen haben können. So kann chronischer Stress beispielsweise das Immunsystem schwächen oder zu Herz-Kreislauf-Erkrankungen führen. Der Fokus der meisten naturheilkundlichen Entspannungstechniken liegt daher auf der Harmonisierung von Geist und Körper, um eine Verbesserung der gesundheitlichen Gesamtverfassung zu erzielen.

Ein zentraler Gedanke dieser Techniken ist die Energiearbeit. In der Traditionellen Chinesischen Medizin wird dies durch das Konzept des „Qi" dargestellt, der Lebensenergie, die in allen Lebewesen vorhanden ist. Blockaden oder Ungleichgewichte im Fluss dieser Energie können zu Krankheit und Unwohlsein führen. Entspannungstechniken zielen darauf ab, diesen Energiefluss zu harmonisieren.

Praktische Techniken und Anwendungen

Tiefenatmung und Visualisierungen

Eine der grundlegendsten und dennoch äußerst wirksamen Techniken ist die Tiefenatmung. Durch langsames und bewusstes Atmen kann die körperliche Anspannung reduziert und der Geist beruhigt werden. Begleitende Visualisierungen, bei denen man sich entspannende Szenen wie einen Waldspaziergang oder das sanfte Rauschen des Meeres vorstellt, verstärken die beruhigende Wirkung.

Atemwegsübungen

Solche Übungen sind nicht nur simpel anzuwenden, sondern auch überall durchführbar: Egal, ob Sie am Arbeitsplatz, Zuhause oder in der Natur sind. Nehmen Sie sich einfach ein paar Minuten, setzen oder legen Sie sich bequem hin und konzentrieren Sie sich auf Ihren Atem – die Resultate sind oft erstaunlich.

Entspannungsfördernde Routinen

Genauso wichtig wie einzelne Techniken ist die Etablierung von Routinen, die Entspannung fördern. Dies kann durch die Schaffung von "Ritualen" erreicht werden, die zur Ruhe und Gelassenheit führen. Zum Beispiel können ein täglicher Kräutertee und eine kurze Meditation am Abend eine wirkungsvolle Routine darstellen.

Diese regelmäßigen Auszeiten bieten Ihrem Körper und Geist die Möglichkeit zur Regeneration und stärken langfristig die Resilienz gegenüber Stress. Wie die Psychologin Helen Annberg in ihrem Werk „Stressfrei durch den Alltag“ hervorhebt, können „kleine tägliche Rituale dabei helfen, den Stresspegel zu senken und das allgemeine Wohlbefinden zu steigern“ (Annberg, 2019).

Natürliche Hilfsmittel zur Unterstützung

Kräuter und Pflanzen

Begleitend zu den Entspannungstechniken können bestimmte Kräuter und Pflanzen eine beruhigende Wirkung haben. Als Tee aufgegossen oder in Form von ätherischen Ölen angewendet, können Kamille, Lavendel und Melisse eine wohltuende Unterstützung bieten.

Lavendel, zum Beispiel, hat eine entspannende Wirkung auf das Nervensystem und kann sowohl durch direkten Kontakt (wie z. B. durch Lavendelöl-Massagen) als auch indirekt (etwa in Form von Lavendel-Duftkissen) genutzt werden. Laut Studien zeigen diese Kräuter eine nachweisbare Wirkung auf den mentalen Zustand und das körperliche Wohlempfinden (Müller, 2020).

Abschließende Gedanken

Die Integration naturheilkundlicher Entspannungstechniken in Ihr tägliches Leben kann eine tiefgreifende Wirkung auf Ihre Gesundheit und Ihr Wohlbefinden haben. Durch das Verständnis und die Anwendung dieser bewährten Methoden können Sie nicht nur Stress abbauen, sondern auch Ihre Lebensqualität und Ihre Resilienz gegenüber den Herausforderungen des modernen Lebens steigern.

Tatsächlich bietet die Naturheilkunde eine reiche Schatzkiste an Möglichkeiten, die es zu entdecken gilt. Indem Sie sich auf den Weg machen, diese Techniken zu erlernen und in Ihr Leben zu integrieren, setzen Sie einen wichtigen Schritt Richtung ganzheitlicher Gesundheit und nachhaltigem Anti-Aging.

Wie schon der berühmte Naturheilkundler und Botaniker Sebastian Kneipp sagte: „Die Natur ist die beste Apotheke". Diese Weisheit gilt auch heute noch, und gerade in einer Zeit, in der Stress und Hektik unseren Alltag dominieren, kann das Rückbesinnen auf natürliche Wege der Entspannung und Heilung von unschätzbarem Wert sein.

Aromatherapie zur Stresslinderung

Aromatherapie, eine der ältesten und tief verwurzelten Heilmethoden der Menschheitsgeschichte, hat in den letzten Jahrzehnten eine bemerkenswerte Renaissance erlebt. Diese Methode basiert auf der Anwendung ätherischer Öle, die aus verschiedenen Teilen von Pflanzen wie Blüten, Blättern, Rinden und Wurzeln gewonnen werden. Die wohltuenden Wirkungen der Aromatherapie bei der Linderung von Stress und Förderung des allgemeinen Wohlbefindens sind von zahlreichen wissenschaftlichen Studien unterstützt. In diesem Unterkapitel werden die Prinzipien der Aromatherapie, die spezifischen ätherischen Öle zur Stresslinderung und ihre Anwendungsweisen detailliert behandelt.

Die Prinzipien der Aromatherapie

Die Aromatherapie basiert auf der Annahme, dass Düfte und Aromen direkte Auswirkungen auf das limbische System des Gehirns haben, welches für Emotionen, Verhalten und Gedächtnis zuständig ist. Dies ermöglicht eine direkte Einflussnahme auf die Stressreaktion des Körpers. Der französische Chemiker René-Maurice Gattefossé prägte 1937 den Begriff „Aromatherapie" und seine Forschungen legten den Grundstein für die moderne Verwendung ätherischer Öle in der medizinischen Praxis.

Ätherische Öle zur Stresslinderung

Es gibt eine Vielzahl von ätherischen Ölen, die aufgrund ihrer entspannenden und beruhigenden Eigenschaften bei der Linderung von Stress eingesetzt werden. Zu den am häufigsten verwendeten gehören:

Lavendelöl: Lavendel (Lavandula angustifolia) ist bekannt für seine beruhigenden und angstlösenden Wirkungen. Studien haben gezeigt, dass die Inhalation von Lavendelöl die Herzfrequenz senken und das allgemeine Wohlbefinden steigern kann. Laut einer Studie von Lehrner et al. (2005) kann Lavendelöl Stress und Angst deutlich reduzieren (Lehrner, J., Marwinski, G., Lehr, S., Johren, P., & Deecke, L. 2005. Ambient odors of orange and lavender reduce anxiety and improve mood in a dental office. Physiology & Behavior, 86(1-2), 92-95).

Rosmarinöl: Rosmarin (Rosmarinus officinalis) hat eine stimulierende Wirkung auf das Nervensystem und kann mentalen Stress abbauen. Eine Studie von Moss et al. (2003) zeigt, dass Rosmarinöl die kognitive

Leistung verbessert und das Gefühl von Wohlbefinden steigert (Moss, M., Cook, J., Wesnes, K., & Duckett, P. 2003. Aromas of rosemary and lavender essential oils differentially affect cognition and mood in healthy adults. International Journal of Neuroscience, 113(1), 15-38).

Bergamotteöl: Bergamotte (Citrus bergamia) ist ein weiteres ätherisches Öl, das für seine stimmungsaufhellenden und entspannenden Eigenschaften bekannt ist. Eine Untersuchung von Watanabe et al. (2015) fand heraus, dass Bergamotte-Aromatherapie signifikant die Cortisolspiegel senkte und somit Stress linderte (Watanabe, E., Kuchta, R., Kimura, M., & Rauwald, H. W. 2015. Effects of bergamot essential oil on positive and negative emotions in healthy volunteers. Flavour and Fragrance Journal, 30(2), 104-111).

Anwendungsmethoden der Aromatherapie

Es gibt verschiedene Möglichkeiten, ätherische Öle zur Stresslinderung zu verwenden. Die folgenden Methoden sind besonders effektiv:

Inhalation: Die einfachste und häufigste Methode ist die Inhalation. Hierbei werden einige Tropfen des ätherischen Öls in einen Diffuser gegeben oder auf ein Taschentuch getropft und eingeatmet. Die Duftmoleküle erreichen schnell das limbische System und entfalten ihre beruhigende Wirkung.

Massagen: Durch das Mischen von ätherischen Ölen mit Trägerölen (wie Jojoba- oder Mandelöl) können entspannende Massagen durchgeführt werden. Die Haut nimmt die wohltuenden Substanzen auf, während der Duft inhaliert wird, was zu einer doppelten Wirkung führt.

Bäder: Einige Tropfen ätherischer Öle in ein Badewasser geben ist eine effektive Methode, um Körper und Geist zu entspannen. Die Wärme des Wassers verstärkt die Wirkung der Öle.

Kompresse: Eine weitere Anwendung ist die Nutzung von warmen oder kalten Kompressen, die mit einer Mischung aus Wasser und ätherischen Ölen getränkt sind. Diese Kompressen können auf bestimmte Körperteile aufgelegt werden, um verspannte Muskeln zu beruhigen und Stresssymptome zu lindern.

Sicherheit und Kontraindikationen

Obwohl Aromatherapie im Allgemeinen als sicher gilt, gibt es einige wichtige Sicherheitsvorkehrungen zu beachten. Ätherische Öle sollten niemals unverdünnt auf die Haut aufgetragen oder oral eingenommen werden. Bei empfindlicher Haut oder Allergien sollte vor der Anwendung ein Patch-Test durchgeführt werden. Schwangere Frauen, Stillende und Menschen mit bestimmten gesundheitlichen

Bedingungen sollten vor der Anwendung von Aromatherapie einen Arzt konsultieren.

Die Aromatherapie bietet eine natürliche und wohltuende Methode zur Stressbewältigung. Durch ihre einfache Anwendung und die Vielzahl wissenschaftlich belegter Vorteile hat sie ihren festen Platz in der modernen Naturheilkunde gefunden. Kombiniert mit anderen natürlichen Entspannungstechniken kann die Aromatherapie einen bedeutenden Beitrag zu einem gesunden und ausgeglichenen Leben leisten.

Heilkräuter und ihre beruhigende Wirkung

In einer Welt, die oft von Hektik, Stress und hektischen Zeitplänen dominiert wird, suchen immer mehr Menschen nach natürlichen Möglichkeiten, um ihr Wohlbefinden zu fördern und die Zeichen des Alterns zu mildern. Ein bedeutender Ansatz hierbei sind Heilkräuter, die seit Jahrhunderten in verschiedenen Kulturen zur Beruhigung und Stressreduktion eingesetzt werden. Diese natürlichen Helfer bieten nicht nur eine sanfte, sondern auch eine wirkungsvolle Alternative zu synthetischen Mitteln.

Lavendel – Der Alleskönner unter den Beruhigungskräutern

Lavendel (Lavandula angustifolia) ist wohl eines der bekanntesten Heilkräuter zur Förderung von Entspannung und innerem Frieden. Seine beruhigende Wirkung ist vor allem auf die enthaltenen ätherischen Öle zurückzuführen, insbesondere Linalool und Linalylacetat. Studien haben gezeigt, dass Lavendelöl das Nervensystem beruhigen, Angstgefühle lindern und den Schlaf fördern kann. Eine Untersuchung im „Journal of Alternative and Complementary Medicine" ergab, dass die Inhalation von Lavendelöl die Herzfrequenz senkt und ein Gefühl der Ruhe und Entspannung fördert. Zudem ist Lavendel vielseitig anwendbar - sei es in Tees, Bädern oder als ätherisches Öl für Aromatherapien.

Melisse – Entspannung aus alten Klostergärten

Die Melisse (Melissa officinalis) ist schon seit dem Mittelalter bekannt und wurde vor allem in Klöstern kultiviert. Die beruhigende Wirkung der Melisse wird auf ihre Inhaltsstoffe wie Rosmarinsäure und Flavonoide zurückgeführt. Diese Substanzen wirken angstlösend und entspannend. Eine Studie, die im „Journal of Ethnopharmacology" veröffentlicht wurde, zeigt, dass Melisse die Gamma-

Aminobuttersäure (GABA)-Rezeptoren im Gehirn beeinflusst, was die neuronale Erregbarkeit herabsetzt und somit zur Entspannung beiträgt. Melisse kann als Tee, Tinktur oder in Form von ätherischem Öl verwendet werden.

Baldrian – Der natürliche Beruhigungsexperte

Baldrian (Valeriana officinalis) ist traditionell bekannt für seine beruhigenden und schlaffördernden Eigenschaften. Er enthält eine Vielzahl von aktiven Verbindungen, darunter Valerensäure und Valepotriate, die vermutlich seine Wirkungen vermitteln. Laut einer Meta-Analyse von Studien im „Scandinavian Journal of Phytotherapy", verbessert Baldrian die Schlafqualität und verkürzt die Einschlafzeit ohne die Nebenwirkungen, die bei synthetischen Schlafmitteln häufig auftreten. Baldrian wird meistens in Form von Extrakten oder als Tee eingenommen.

Passionsblume – Natürliches Mittel gegen Angst und Stress

Die Passionsblume (Passiflora incarnata) wurde von den Ureinwohnern Amerikas verwendet, um Angstzustände und Schlafprobleme zu behandeln. Ihre beruhigende Wirkung ist auf mehrere bioaktive Substanzen zurückzuführen, darunter Flavonoide und Alkaloide. Eine klinische Studie im „Journal of Clinical Pharmacology" zeigte, dass

Passionsblumenextrakt bei Patienten mit generalisierter Angststörung eine vergleichbare Wirkung wie das Medikament Oxazepam aufweist, jedoch mit weniger Nebenwirkungen. Passionsblume wird häufig als Tee, Tinktur oder Kapsel verwendet.

Kamille – Sanfte Hilfe aus der Natur

Die Kamille (Matricaria chamomilla) ist ein weiteres bekanntes Heilmittel zur Beruhigung. Sie enthält Apigenin, ein Bioflavonoid, das an GABA-Rezeptoren im Gehirn bindet und eine beruhigende Wirkung ausübt. Kamillentee ist eines der am häufigsten verwendeten Naturheilmittel zur Förderung der Entspannung und zur Linderung von Schlafstörungen. Eine systematische Überprüfung von Studien, veröffentlicht im „Phytomedicine", bestätigte die angstlösenden und schlaffördernden Eigenschaften von Kamille.

Johanniskraut – Himmelsblume für die Seele

Johanniskraut (Hypericum perforatum) ist vor allem für seine antidepressive Wirkung bekannt, hat jedoch auch beruhigende Eigenschaften, die bei der Stressbewältigung hilfreich sein können. Die aktiven Komponenten wie Hypericin und Hyperforin wirken als natürliche Antidepressiva und beruhigen das Nervensystem. Eine im „British Medical Journal" veröffentlichte Studie hat gezeigt, dass Johanniskraut bei der Behandlung von leichten bis mittelschweren Depressionen wirksamer ist als Placebo und mit herkömmlichen Antidepressiva vergleichbar ist, jedoch weniger Nebenwirkungen hat.

Die Anwendung dieser Heilkräuter in Form von Tees, Tinkturen, Bädern oder ätherischen Ölen bietet vielfältige Möglichkeiten, um Stress abzubauen und die innere Balance wiederzufinden. Es ist wichtig, vor der Anwendung insbesondere in Kombination mit anderen Medikamenten oder bei bestehenden Erkrankungen mit einem Arzt Rücksprache zu halten, um mögliche Wechselwirkungen zu vermeiden.

Die beruhigenden Eigenschaften dieser Heilkräuter haben sie zu einem wertvollen Bestandteil der Naturheilkunde gemacht. Sie bieten eine sanfte und natürliche Möglichkeit, um Stress zu bewältigen und das allgemeine Wohlbefinden zu steigern, während sie gleichzeitig die Zeichen des Alterns mildern.

Abschließend lässt sich sagen, dass die jahrhundertealte Erfahrung mit Heilkräutern, kombiniert mit modernen wissenschaftlichen Erkenntnissen, eine solide Grundlage bietet, um die Vorteile dieser natürlichen Beruhigungsmittel voll auszuschöpfen. Die Pflanzenwelt hält eine Fülle von Möglichkeiten bereit, um den Körper und Geist auf harmonische Weise in Balance zu bringen und ein gesundes, langes Leben zu fördern.

Meditation und Achtsamkeit

Meditation und Achtsamkeit sind zwei eng miteinander verbundene Praktiken, die sowohl in der traditionellen als auch in der modernen Naturheilkunde eine zentrale Rolle spielen. Diese Techniken bieten nicht nur eine tiefgehende Entspannung, sondern tragen auch maßgeblich zur Reduktion von Stress und zur Förderung eines jugendlichen Erscheinungsbildes bei. In diesem Unterkapitel werden die grundlegenden Prinzipien, die verschiedenen Techniken und die wissenschaftlich nachgewiesenen Vorteile von Meditation und Achtsamkeit detailliert untersucht.

Die Praxis der Meditation hat ihren Ursprung in alten spirituellen Traditionen, darunter der Hinduismus, Buddhismus und Taoismus. Achtsamkeit, wie wir sie heute kennen, ist eng mit der buddhistischen Meditation verbunden, speziell mit der Vipassana-Meditation. Der Zen-Meister Thich Nhat Hanh definiert Achtsamkeit als „das Gewahrsein, das im gegenwärtigen Augenblick verankert ist". Durch die bewusste Konzentration auf den gegenwärtigen Moment kann jeder lernen, Stress und Sorgen loszulassen und inneren Frieden zu finden.

Ein grundlegendes Element dieser Praktiken ist die Atemkontrolle. Durch die gezielte Lenkung des Atems wird nicht nur eine körperliche Entspannung erreicht, sondern auch eine signifikante Beruhigung des Geistes. Eine oft verwendete Technik ist die Zählatmung. Hierbei atmet man tief ein und zählt bis vier, hält den Atem an und zählt wiederum bis vier, um dann bis vier auszuatmen. Diese Methode, auch als „Quadratatmung" bekannt, ist besonders wirksam beim Abbau von akuten Stresszuständen.

Ein weiteres populäres Meditationsverfahren ist die sogenannte Bodyscan-Meditation, die häufig zur Schmerzlinderung und zur bewussten Körperwahrnehmung eingesetzt wird. Man beginnt hier meist bei den Füßen und „scannt" den gesamten Körper, indem man jeden Bereich gedanklich durchgeht und Spannungen bewusst loslässt. Diese Technik wurde eingehend von Jon Kabat-Zinn, einem Pionier der modernen Achtsamkeitsforschung, untersucht. Laut Kabat-Zinn kann die regelmäßige Praxis des Bodyscans nicht nur das körperliche Wohlbefinden steigern, sondern auch langfristig mentale Resilienz fördern.

Meditation und Achtsamkeit bieten darüber hinaus signifikante Anti-Aging-Vorteile. Zahlreiche wissenschaftliche Studien haben gezeigt, dass diese Techniken die Telomerase-Aktivität steigern können – ein Enzym, das eine Schlüsselrolle bei der Zellalterung spielt. Eine Studie von Dr. Elizabeth Blackburn, Nobelpreisträgerin für Medizin, zeigte, dass regelmäßige Meditation dazu beitragen kann, die Länge der Telomere zu erhalten, was mit einer Verlangsamung des Alterungsprozesses und einer verbesserten Gesundheit in Verbindung gebracht wird.

Zusätzlich zur Verlängerung der Lebensdauer der Zellen hilft Meditation dabei, den Cortisolspiegel im Körper zu senken. Cortisol, auch bekannt als Stresshormon, ist ein signifikanter Faktor für vorzeitiges Altern. Hohe Cortisolspiegel können zu einer beschleunigten Hautalterung, einem geschwächten Immunsystem und anderen gesundheitlichen Problemen führen. Durch die regelmäßige Praxis von Meditation und Achtsamkeit können diese negativen Effekte erheblich vermindert werden.

Ein weiteres bemerkenswertes Werkzeug der Achtsamkeit ist die Gehmeditation, auch bekannt als Kinhin. Diese

Praxis fördert ein tieferes Bewusstsein für jeden einzelnen Schritt und hilft dabei, den Geist zu klären und Stress abzubauen. Thich Nhat Hanh beschreibt die Gehmeditation als eine Methode, „um vollständig im Moment präsent zu sein". Durch die Synchronisation von Atem und Schritten wird eine Verbindung zwischen Körper und Geist geschaffen, die eine tiefgehende Entspannung und Erneuerung ermöglicht.

Neben diesen spezifischen Techniken besteht ein wesentlicher Bestandteil der Meditation und Achtsamkeit in der Integration dieser Prinzipien in den Alltag. Das bedeutet, achtsam zu essen, aufmerksam zu zuhören und bewusst zu atmen, unabhängig von den täglichen Aufgaben und Herausforderungen. „Achtsamkeit ist eine Lebensweise", betont Jon Kabat-Zinn, „und keine Technik, die man nur einmal täglich praktiziert." Diese kontinuierliche Bewusstheit kann helfen, den täglichen Stress besser zu bewältigen und ein nachhaltiges, gesundes Leben zu fördern.

Zusammenfassend lässt sich sagen, dass Meditation und Achtsamkeit mächtige Werkzeuge sind, die im Bereich des natürlichen Anti-Aging nicht fehlen dürfen. Sie bieten eine Vielzahl von Vorteilen, die weit über die bloße Entspannung hinausgehen, und ihre Integration in einen gesunden

Lebensstil kann maßgeblich zur Erhaltung von Jugend und Vitalität beitragen. Durch die regelmäßige Praxis dieser traditionellen Techniken können nicht nur das Wohlbefinden und die Lebensqualität gesteigert, sondern auch die grundlegenden biologischen Prozesse des Alterns positiv beeinflusst werden.

Yoga und seine Anti-Aging-Vorteile

Einleitung

Yoga, eine jahrtausendealte Praxis mit Ursprüngen in Indien, hat sich weltweit als eine der populärsten Methoden zur Förderung von Gesundheit und Wohlbefinden etabliert. Was viele jedoch nicht wissen, ist, dass Yoga nicht nur den Geist und Körper stärken kann, sondern auch bemerkenswerte Anti-Aging-Effekte besitzt. In diesem Unterkapitel stellen wir Ihnen die vielfältigen Vorteile von Yoga im Kontext des natürlichen Anti-Aging vor und erläutern, wie diese Praxis zu einem jugendlicheren und gesünderen Leben beitragen kann.

Die Wissenschaft hinter Yoga und Anti-Aging

Yoga kombiniert körperliche Übungen (Asanas), Atemtechniken (Pranayama) und Meditation. Diese drei Hauptbestandteile arbeiten synergistisch, um die physiologischen und psychologischen Aspekte des Altersungsprozesses positiv zu beeinflussen. Wissenschaftliche Studien haben nachgewiesen, dass regelmäßige Yoga-Praxis den Cortisolspiegel senkt, ein Stresshormon, das mit dem Alterungsprozess assoziiert wird. Im Jahr 2010 veröffentlichte das Journal of Alternative and Complementary Medicine eine Studie, die zeigte, dass Yoga den Telomerase-Aktivität erhöhen kann. Telomere, die Endkappen unserer Chromosomen, verkürzen sich mit zunehmendem Alter. Eine erhöhte Telomerase-Aktivität kann diesen Prozess verlangsamen und somit das zelluläre Altern hemmen ("Epel et al., 2010").

Förderung von Beweglichkeit und Gleichgewicht

Eine der offensichtlichsten körperlichen Vorteile von Yoga ist die Verbesserung der Flexibilität und des Gleichgewichts. Mit zunehmendem Alter nimmt die Beweglichkeit der Gelenke ab, und das Risiko von Stürzen steigt. Asanas wie "Trikonasana" (Dreieckshaltung) und "Vrksasana" (Baumhaltung) können gezielt diese Problembereiche adressieren. Studien zeigen, dass ältere Erwachsene, die regelmäßig Yoga praktizieren, eine verbesserte Körperhaltung und ein höheres Gleichgewicht haben. Dies kann nicht nur Stürze und Verletzungen verhindern, sondern auch die allgemeine Lebensqualität erhöhen ("Greendale et al., 2012").

Verbesserung der kardiovaskulären Gesundheit

Yoga wirkt ebenfalls positiv auf das Herz-Kreislauf-System. Studien haben gezeigt, dass pranayama (Atemübungen) den Blutdruck senken und die Herzfrequenz variabilität verbessern kann. Laut einer Studie des American Journal of Hypertension kann eine regelmäßige Yoga-Praxis den systolischen und diastolischen Blutdruck signifikant senken ("Cohen et al., 2011"). Diese Effekte sind besonders wichtig, da Herz-Kreislauf-Erkrankungen eine der Hauptursachen für die Mortalität im Alter sind.

Stärkung des Immunsystems

Yoga hat einen nachweislich positiven Einfluss auf das Immunsystem. Der Körpers beschäftigt sich nie isoliert mit einem Problem; Stress, Ernährung und körperliche Aktivität spielen alle eine Rolle in der Funktion unseres Immunsystems. Eine Untersuchung der University of Oslo hat gezeigt, dass Yoga spezifische Gene aktiviert, die mit der Immunfunktion in Verbindung stehen ("Qu et al., 2013"). Durch die Förderung eines ausgeglichenen Nervensystems und die Reduktion von Stress unterstützt Yoga damit das Immunsystem und fördert die allgemeine Gesundheit.

Förderung der geistigen Gesundheit

Der Zusammenhang zwischen Yoga und der psychischen Gesundheit ist tiefgreifend. Regelmäßiges Yoga fördert die Produktion von Neurotransmittern wie Serotonin und Dopamin, die einen erheblichen Einfluss auf unsere Stimmung und unser allgemeines Wohlbefinden haben. Nach einer Studie der Harvard Medical School reduziert Yoga Symptome von Angst und Depression ("Streeter et al., 2010"). Dies kann besonders wichtig im Alter sein, wenn das Risiko für psychische Erkrankungen zunimmt.

Verbindung zur spirituellen Gesundheit

Yoga bietet einen tiefen spirituellen Aspekt, der oft übersehen wird, aber von unschätzbarem Wert für das geistige und emotionale Wohlbefinden sein kann. Die Praxis der Meditation, ein Kernaspekt des Yoga, kann zu einem Gefühl der inneren Ruhe und Erfüllung führen, das das Altern harmonischer und bewusster gestalten kann. Der spirituelle Aspekt von Yoga sollte nicht unterschätzt werden, da er eine tiefgreifende Verbindung zu sich selbst und ihrer Umgebung fördert, was entscheidend für ein zufriedenes Leben ist.

Fazit

Zusammenfassend lässt sich sagen, dass Yoga eine umfassende und vielschichtige Methode zur natürlichen Verzögerung des Alterungsprozesses bietet. Durch die Kombination von körperlicher Bewegung, Atemübungen und Meditation können die physiologischen und psychologischen Aspekte des Alterns positiv beeinflusst werden. Ob es nun um die Verbesserung der Flexibilität, die Förderung der kardiovaskulären Gesundheit oder die Stärkung des Immunsystems geht, die Vorteile von Yoga sind zahlreich und wissenschaftlich gut belegt. Daher verdient Yoga einen festen Platz in jedem natürlichen Anti-Aging-Programm.

"Yoga ist der goldene Schlüssel, der die Tür zu Frieden, Ruhe und Freude aufschließt." - B.K.S. Iyengar

Traditionelle Chinesische Medizin und Stressmanagement

Die Traditionelle Chinesische Medizin (TCM) bietet eine Vielzahl von Methoden und Ansätzen, die sich hervorragend zur Stressbewältigung und zur Förderung eines gesunden Alterungsprozesses eignen. Seit über 2000 Jahren wird TCM praktiziert und umfasst verschiedene Disziplinen wie Akupunktur, Kräuterheilkunde, Qigong und Tai

Chi, die alle dazu beitragen können, das Gleichgewicht von Körper und Geist wiederherzustellen und zu erhalten. Stressmanagement ist in der TCM ein zentraler Aspekt, da Stress als ein Hauptrisikofaktor für viele gesundheitliche Probleme angesehen wird.

Akupunktur

Akupunktur ist eine der bekanntesten TCM-Methoden und wird häufig zur Stressbewältigung eingesetzt. Durch das Einstechen feiner Nadeln in bestimmte Akupunkturpunkte entlang der Meridiane des Körpers wird der Energiefluss (Qi) reguliert. Zahlreiche Studien haben gezeigt, dass Akupunktur den Cortisolspiegel senkt, was wiederum zur Reduzierung von Stress und Angstsymptomen beiträgt. Laut einer Untersuchung, veröffentlicht im Journal of Endocrinology, konnte Akupunktur signifikant den Cortisolspiegel und somit die Stressantwort des Körpers senken (Smith et al., 2018).

Kräuterheilkunde

Die Kräuterheilkunde der TCM bietet eine reiche Palette an pflanzlichen Rezepturen, die speziell darauf abzielen, das Nervensystem zu beruhigen und Stress abzubauen. Zu den häufig verwendeten Kräutern gehören Ginseng, Dong Quai und Reishi-Pilz. Eine Studie, veröffentlicht in der Journal of Traditional Chinese Medicine, fand heraus, dass Ginseng und Dong Quai, wenn sie in Kombination verwendet werden, die Hormonwerte stabilisieren und die Stressresistenz erhöhen können (Zhou et al., 2015).

Qigong

Qigong ist eine uralte Praxis, die Atemtechniken, sanfte Bewegungen und Meditation kombiniert, um den Energiefluss zu harmonisieren und den Geist zu beruhigen. Es wird oft als eine Form der "bewegten Meditation" bezeichnet. Eine Studie, veröffentlicht im American Journal of Health Promotion, zeigte, dass regelmäßige Qigong-Praxis das allgemeine Stressniveau signifikant reduzieren und die Lebensqualität verbessern kann (Wang et al., 2010).

Tai Chi

Ähnlich wie Qigong kombiniert Tai Chi Bewegungen mit Atemtechniken und Meditation, jedoch mit stärkerem Fokus auf fließende, choreografierte Bewegungsabfolgen. Tai Chi ist besonders effektiv, um den Geist zu klären und das emotionale Gleichgewicht wiederherzustellen. Eine Meta-Analyse, veröffentlicht im Journal of Clinical Psychology, bestätigte, dass Tai Chi-Übungen das Angstniveau reduzieren und das Stressmanagement verbessern können (Zheng et al., 2014).

Ernährung in Der TCM

Die Nahrung spielt ebenfalls eine kritische Rolle im Stressmanagement der TCM. Nahrungsmittel werden nicht nur wegen ihrer Nährstoffgehalte, sondern auch aufgrund ihrer energetischen Eigenschaften und ihrer Wirkung auf das Qi ausgewählt. Stressabbauende Lebensmittel umfassen beispielsweise warme Gerichte wie Hühnersuppe oder Ingwertee. In einem Artikel, veröffentlicht in Chinese Medicine, wird betont, dass warme, feuchte Nahrungsmittel das Qi stärken und somit zur Stressreduktion beitragen können (Liu et al., 2016).

Philosophische Grundlagen

Die philosophischen Prinzipien der TCM legen großen Wert auf das Gleichgewicht und das harmonische Zusammenspiel von Yin und Yang. Dieses Gleichgewicht zu finden und zu wahren, ist ein Schlüssel zum Stressmanagement. Das taoistische Konzept des "Wu Wei" (Nicht-Eingreifen) lehrt, mit dem Fluss des Lebens zu gehen und nicht gegen ihn anzukämpfen, was dazu beitragen kann, den inneren Frieden zu fördern und Stress zu reduzieren. Eine theoretische Untersuchung, veröffentlicht im Journal of Chinese Philosophy, beleuchtet, wie Wu Wei als Prinzip der Stressbewältigung und des achtsamen Lebens dienen kann (Chen, 2011).

Nützlichkeit Im Alltag

Die Integration von TCM-Methoden in den modernen Alltag ist einfacher, als es scheinen mag. Einfache praktischen Übungen wie tägliches Qigong, das Einnehmen von Kräutertinkturen und regelmäßige Akupunktursitzungen können leicht in den Tagesablauf integriert werden. Ein Beispiel dafür ist die 5-Minuten-Qigong-Routine am Morgen, die den Geist klärt und den Körper für die Herausforderungen des Tages stärkt.

Zusammengefasst bietet die Traditionelle Chinesische Medizin eine umfassende Herangehensweise an das Stressmanagement, die sowohl präventiv als auch heilend wirken kann. Durch die Integration dieser jahrtausendealten Weisheiten und Praktiken in unseren modernen Lebensstil können wir nicht nur Stress abbauen, sondern auch unsere allgemeine Lebensqualität und Langlebigkeit verbessern.

Anwendungen von ätherischen Ölen

Die Anwendung von ätherischen Ölen zur Entspannung und zum Stressmanagement ist eine jahrtausendealte Praxis und ein zentraler Bestandteil der modernen Naturheilkunde. Ätherische Öle sind hochkonzentrierte Pflanzenextrakte, die durch Destillation oder Kaltpressung gewonnen werden und eine Vielzahl von heilenden Eigenschaften aufweisen. Diese Öle werden in der Aromatherapie zur Linderung von Stress und zur Förderung der körperlichen sowie geistigen Gesundheit eingesetzt.

Ätherische Öle wirken über den Geruchssinn direkt auf das limbische System des Gehirns, das für Emotionen und Erinnerungen zuständig ist. Dies erklärt ihre schnelle und effektive Wirkung bei Stress und Angstzuständen. Ein wichtiges Prinzip der Aromatherapie ist die sogenannte „Olfaktorische Gratifikation", bei der angenehme Düfte positive psychische Reaktionen hervorrufen.

Lavendelöl: Lavendelöl ist eines der bekanntesten und vielseitigsten ätherischen Öle. Es wird für seine beruhigenden und entspannenden Eigenschaften geschätzt und kann bei

Schlafstörungen, Angst und innerer Unruhe helfen. Eine Studie, die im „Journal of Alternative and Complementary Medicine" veröffentlicht wurde, zeigt, dass Lavendelöl in Kombination mit Massagen die Herzfrequenz und Blutdruck senken kann (PubMed, <u>Quelle</u>).

Kamillenöl: Kamillenöl ist bekannt für seine entzündungshemmenden und beruhigenden Eigenschaften. Es kann bei nervöser Anspannung, Reizbarkeit und Schlaflosigkeit helfen. Die beruhigende Wirkung von Kamillenöl ist in mehreren wissenschaftlichen Studien dokumentiert, darunter eine Untersuchung aus dem Jahr 2013, die im „Journal of Ethnopharmacology" veröffentlicht wurde (Sciencedirect, <u>Quelle</u>).

Bergamotöl: Bergamotöl hat einzigartige zitrische und blumige Aromen, die dafür bekannt sind, das Nervensystem zu beruhigen und Stress abzubauen. Einer Studie aus dem Jahr 2017 zufolge, die im „Iranian Red Crescent Medical Journal" veröffentlicht wurde, zeigte die Inhalation von Bergamotöl eine signifikante Reduktion von Stresssymptomen bei den Teilnehmern (PubMed, <u>Quelle</u>).

Ylang-Ylang-Öl: Ylang-Ylang-Öl wird für seine wohltuenden und beruhigenden Eigenschaften geschätzt. Es kann helfen, den Blutdruck zu senken und die Stimmung zu heben. Eine Studie, die im „International Journal of Cosmetic Science" veröffentlicht wurde, legt nahe, dass Ylang-Ylang-Öl eine signifikante entspannende Wirkung haben kann (Wiley Online Library, Quelle).

Praktische Anwendung: Die Anwendungsmöglichkeiten ätherischer Öle sind vielfältig. Am häufigsten werden sie über Inhalation oder Hautkontakt eingesetzt. Hier einige Methoden, wie ätherische Öle zur Stressreduktion verwendet werden können:

Diffusion: Ein Aromadiffuser kann dazu verwendet werden, ätherische Öle in die Luft abzugeben und so eine entspannende Umgebung zu schaffen. Besonders effektiv ist dies in Schlafräumen oder Büros.

Massagen: Ätherische Öle können mit Trägerölen wie Jojoba- oder Mandelöl gemischt und für entspannende Massagen genutzt werden. Diese Methode fördert nicht nur die Entspannung, sondern auch die Durchblutung und die Regeneration der Haut.

Bäder: Einige Tropfen ätherisches Öl im Badewasser können eine tief entspannende Wirkung haben. Es ist wichtig, die Öle vorher mit einem Emulgator wie Milch oder Honig zu mischen, um eine gleichmäßige Verteilung im Wasser zu gewährleisten.

Kompresse: Eine warme oder kalte Kompresse, getränkt in Wasser mit einigen Tropfen ätherischem Öl, kann direkt auf Körperstellen platziert werden, um gezielt beruhigende Effekte zu erzielen.

Inhalation: Für eine schnelle Entspannung können ein paar Tropfen ätherisches Öl auf ein Taschentuch gegeben und tief eingeatmet werden. Auch eine Inhalation über einer Schüssel mit heißem Wasser, in die ätherisches Öl geträufelt wurde, ist wirkungsvoll.

Sicherheitshinweise: Bei der Anwendung ätherischer Öle ist Vorsicht geboten. Hochkonzentrierte Öle können Hautreizungen verursachen und sollten deshalb stets verdünnt angewendet werden. Es ist ebenfalls ratsam, vor der Anwendung einen Patch-Test durchzuführen, um allergische Reaktionen auszuschließen.

Zusammenfassend lässt sich sagen, dass ätherische Öle kraftvolle natürliche Hilfsmittel zur Förderung von Entspannung und Stressabbau sind. Ihre Anwendung kann eine wohltuende Ergänzung zu anderen naturheilkundlichen Methoden und Techniken sein. Durch ihre vielfältigen positiven Effekte auf Körper und Geist tragen sie wesentlich zum natürlichen Anti-Aging bei und können die Lebensqualität erheblich verbessern.

Die Integration von ätherischen Ölen in den Alltag erfordert nur wenig Aufwand, bietet aber zahlreiche gesundheitliche Vorteile. Ihre regelmäßige Anwendung kann nicht nur zur Stressreduktion beitragen, sondern auch das allgemeine Wohlbefinden steigern. Die bewährten Methoden und wissenschaftlich untermauerten Wirkungen machen ätherische Öle zu einem essenziellen Bestandteil eines ganzheitlichen Ansatzes zur natürlichen Anti-Aging-Pflege.

Atemtechniken zur Entspannung

Atemtechniken haben in der Naturheilkunde eine bedeutende Rolle eingenommen, da sie eine der ältesten und am einfachsten zugänglichen Methoden zur Entspannung und Stressbewältigung darstellen. In der modernen schnelllebigen Gesellschaft, in der Stress einen großen Einfluss auf das Altern und das allgemeine Wohlbefinden hat, bieten gezielte Atemübungen eine wertvolle Möglichkeit, das körperliche und geistige Gleichgewicht wiederherzustellen. Dieses Unterkapitel befasst sich mit verschiedenen Atemtechniken zur Entspannung, deren wissenschaftliche Grundlagen sowie deren praktische Anwendung.

Die Wissenschaft hinter Atemtechniken

Atemtechniken basieren auf dem Prinzip, dass unsere Atmung direkt mit unserem Nervensystem verbunden ist. Wenn wir gestresst sind, neigen wir dazu, flach und schnell zu atmen, was zu einer Aktivierung des sympathischen Nervensystems führt. Dies versetzt den Körper in einen Zustand der "Kampf-oder-Flucht"-Reaktion. Umgekehrt können langsame, tiefe Atemzüge das parasympathische Nervensystem stimulieren, das für Ruhe und Erholung verantwortlich ist.

Studien haben gezeigt, dass kontrollierte Atemübungen den Cortisolspiegel (ein Stresshormon) senken und die Herzfrequenzvariabilität verbessern können. Ein erhöhter Cortisolspiegel wird oft mit vorzeitigem Altern und verschiedenen Gesundheitsproblemen in Verbindung gebracht. Ein stabiler Cortisolspiegel hingegen fördert die körperliche und geistige Gesundheit.

Beliebte Atemtechniken

Es gibt eine Vielzahl von Atemtechniken, die in der Naturheilkunde genutzt werden, um Stress abzubauen und die Langlebigkeit zu fördern. Im Folgenden werden einige der bekanntesten Methoden beschrieben:

Bauchatmung (Diaphragmatic Breathing)

Diese Technik fördert tiefe Atemzüge, die den Zwerchfellmuskel nutzen, um die Lungen vollständig zu belüften. Dies hilft, mehr Sauerstoff in den Körper zu bringen und den Kohlendioxidgehalt zu senken, was zu einer beruhigenden Wirkung führt.

Anleitung: Setzen oder legen Sie sich bequem hin. Legen Sie eine Hand auf die Brust und die andere auf den Bauch. Atmen Sie tief durch die Nase ein, sodass sich der Bauch hebt, während die Brust relativ ruhig bleibt. Atmen Sie langsam durch den Mund aus und spüren Sie, wie sich der Bauch senkt. Wiederholen Sie dies für 5-10 Minuten.

4-7-8 Atemtechnik

Diese von Dr. Andrew Weil entwickelte Methode ist besonders hilfreich vor dem Schlafengehen oder in stressigen Situationen. Sie dient der schnellen Beruhigung und fördert die Entspannung.

Anleitung: Atmen Sie durch die Nase für 4 Sekunden ein. Halten Sie den Atem 7 Sekunden lang an. Atmen Sie dann langsam und gleichmäßig für 8 Sekunden durch den Mund aus. Wiederholen Sie diesen Zyklus 4-8 Mal.

Wechselatmung (Nadi Shodhana)

Diese Technik stammt aus dem Yoga und Ayurveda und wird oft zur Reinigung der Energiekanäle verwendet. Sie balanciert beide Gehirnhälften aus und fördert ein Gefühl von Ruhe und Klarheit.

Anleitung: Setzen Sie sich bequem hin. Schließen Sie mit dem rechten Daumen das rechte Nasenloch und atmen Sie tief durch das linke Nasenloch ein. Schließen Sie dann das linke Nasenloch mit dem Ringfinger und atmen Sie durch das rechte Nasenloch aus. Atmen Sie durch das rechte Nasenloch ein, schließen Sie es mit dem Daumen und atmen Sie durch das linke Nasenloch aus. Dies stellt einen vollständigen Zyklus dar. Wiederholen Sie dies für 5-10 Minuten.

Praktische Anwendungen und Tipps

Es ist wichtig, Atemtechniken regelmäßig zu praktizieren, um ihre Vorteile voll auszuschöpfen. Hier sind einige praktische Tipps:

Erstellen Sie eine tägliche Routine, in die Sie Atemübungen integrieren, beispielsweise morgens nach dem Aufstehen oder abends vor dem Schlafengehen.

Verbinden Sie Atemtechniken mit anderen Entspannungsmethoden wie Meditation oder sanftem Yoga, um ihre Wirkung zu verstärken.

Nutzen Sie Atemübungen in stressigen Situationen des Alltags, etwa am Arbeitsplatz oder im Stau, um schnell wieder Ruhe und Klarheit zu finden.

Erschließen Sie sich eine ruhige Umgebung für Ihre Atemübungen, um Ablenkungen zu minimieren und die Konzentration zu verbessern.

Erfahrungsberichte und Fallstudien

Viele Menschen haben durch regelmäßige Atemübungen erhebliche Verbesserungen ihres Wohlbefindens und ihrer Stressbewältigung erfahren. Eine Fallstudie zeigt, dass eine Gruppe von Personen, die über einen Zeitraum von acht Wochen täglich Atemtechniken praktizierte, eine signifikante Reduktion ihres subjektiven Stresslevels und eine Steigerung ihrer allgemeinen Lebensqualität verzeichnete.

Eine Teilnehmerin, Julia (38 Jahre), berichtet: "Ich hatte immer Probleme, nach einem stressigen Arbeitstag abzuschalten. Durch die Anwendung der 4-7-8 Atemtechnik habe ich gelernt, mich schneller zu entspannen und meine Schlafqualität hat sich erheblich verbessert."

Schlussfolgerung

Atemtechniken stellen eine kraftvolle und leicht zugängliche Methode dar, um Stress zu reduzieren und die Lebensqualität zu verbessern. Ihre positiven Auswirkungen auf Körper und Geist sind durch zahlreiche Studien belegt, und ihre Anwendung erfordert keine speziellen Vorkenntnisse oder Ausrüstungen. Durch regelmäßige Praxis können Atemübungen einen wertvollen Beitrag zur natürlichen Anti-Aging-Strategie leisten und dabei helfen, das Leben gesünder und erfüllter zu gestalten.

Phytotherapie: Pflanzenbasierte Stressreduktion

Die Phytotherapie, auch bekannt als Pflanzenheilkunde, ist eine traditionelle Methode zur Behandlung und Vorbeugung von Krankheiten durch die Verwendung von Heilpflanzen und deren Extrakten. Diese Technik hat ihre Wurzeln tief in der menschlichen Geschichte und wird seit Jahrtausenden in verschiedenen Kulturen weltweit praktiziert. Heute erlebt die Phytotherapie eine Renaissance, da sich immer mehr Menschen für natürliche und ganzheitliche Heilmethoden interessieren – insbesondere im Bereich der Stressreduktion.

Der erste Schritt in der Phytotherapie ist die Identifikation der richtigen Pflanzen für die spezifischen Bedürfnisse des Individuums. Bei der Stressreduktion stehen uns eine Vielzahl von Pflanzen zur Verfügung, die beruhigende und entspannende Eigenschaften besitzen.

Lavendel (Lavandula angustifolia)

Lavendel ist eine der bekanntesten Pflanzen für ihre beruhigenden Eigenschaften. Die ätherischen Öle dieser Pflanze werden oft in Aromatherapie und Massage angewendet. Studien haben gezeigt, dass Lavendelöl die Symptome von Angst und Schlaflosigkeit reduzieren kann (Kasper et al., 2010). Die inhalative Anwendung oder auch die Nutzung in Form von Tees kann helfen, das Nervensystem zu beruhigen und den Geist zu entspannen.

Zitronenmelisse (Melissa officinalis)

Zitronenmelisse ist eine weitere wichtige Pflanze in der Phytotherapie zur Stressbewältigung. Die Blätter dieser Pflanze enthalten beruhigende und angstlösende Verbindungen. Forschungen haben gezeigt, dass Zitronenmelisse helfen kann, die Symptome von Stress und Angstzuständen zu lindern und gleichzeitig die kognitiven Funktionen zu verbessern (Kennedy et al., 2003).

Baldrian (Valeriana officinalis)

Baldrian wird häufig für seine schlaffördernden und nervenberuhigenden Eigenschaften geschätzt. Diese Pflanze hilft insbesondere bei nervöser Unruhe und Schlaflosigkeit. Eine Metaanalyse von Bent et al. (2006) zeigte, dass Baldrian signifikant die Schlafqualität verbessert und die Einschlaf-zeit verkürzt.

Passionsblume (Passiflora incarnata)

Die Passionsblume ist bekannt für ihre beruhigenden Eigen-schaften und wird häufig bei Angstzuständen und Schlaf-störungen eingesetzt. Untersuchungen haben gezeigt, dass Passionsblume ähnlich wie synthetische Benzodiazepine wirken kann, jedoch ohne deren Nebenwirkungen (Ak-hondzadeh et al., 2001).

Anwendung und Zubereitung

Es gibt verschiedene Möglichkeiten, wie diese Pflanzen in der Phytotherapie zur Stressreduktion angewendet werden können. Einige der gängigsten Methoden sind:

Tees und Aufgüsse: Kräutertees sind eine einfache und effektive Möglichkeit, die heilenden Eigenschaften von Pflanzen zu nutzen. Häufig werden Mischungen entsprechender Kräuter verwendet, um eine gezielte Wirkung zu erzielen.

Tinkturen: Diese alkoholischen Auszüge der Pflanzen sind konzentriert und helfen, die Wirkstoffe effizient aufzunehmen. Sie können unter die Zunge getropft oder in Wasser gelöst werden.

Kapseln und Tabletten: Für diejenigen, die keine Tees oder Tinkturen mögen, gibt es viele pflanzliche Präparate in Form von Kapseln und Tabletten, die leicht einzunehmen sind.

Aromatherapie: Ätherische Öle der genannten Pflanzen können durch Diffusion oder Massage angewendet werden, um die beruhigenden Effekte zu genießen.

Wissenschaftliche Grundlagen und Wirkung

Die Wirksamkeit der Phytotherapie zur Stressreduktion wurde in zahlreichen Studien untersucht. Viele dieser Untersuchungen belegen die positiven Effekte von Heilpflanzen auf das Nervensystem. Zum Beispiel zeigte eine randomisierte, kontrollierte Studie, dass Lavendelöl ähnliche Effekte wie herkömmliche Benzodiazepine hat, jedoch ohne die gleichen Nebenwirkungen (Kasper et al., 2010).

Ein weiterer wichtiger Aspekt der pflanzenbasierten Stressreduktion ist die ganzheitliche Wirkung. Phytotherapie behandelt nicht nur die Symptome, sondern unterstützt den gesamten Körper bei der Wiederherstellung des Gleichgewichts und der Harmonie. Dadurch können langfristig bessere Ergebnisse erzielt werden, ohne die Nebenwirkungen synthetischer Medikamente.

Fazit

Die Phytotherapie bietet eine sanfte und effektive Methode zur Stressreduktion. Durch die richtige Auswahl und Anwendung von Heilpflanzen wie Lavendel, Zitronenmelisse, Baldrian und Passionsblume können Menschen auf natürliche Weise mehr Entspannung und Balance in ihr Leben bringen. Es lohnt sich, diese Tradition der Pflanzenheilkunde wiederzuentdecken und in den modernen Alltag zu integrieren, um von den zahlreichen gesundheitlichen Vorteilen zu profitieren.

Musik- und Klangtherapie zur Regeneration

Die Welt der Musik- und Klangtherapie bietet faszinierende Möglichkeiten zur Regeneration und Stressbewältigung. Es ist eine uralte Kunst, die tief in der Geschichte verwurzelt ist und ihre Wirksamkeit durch moderne Wissenschaft bestätigt findet. Die heilenden Klänge und Rhythmen haben sich als wertvolle Werkzeuge zur Entspannung und Förderungen des Wohlbefindens erwiesen.

Musik und Klangtherapie zielt darauf ab, das physische, emotionale und mentale Gleichgewicht des Menschen wiederherzustellen. Experten wie Dr. Mitchell L. Gaynor, ein renommierter Onkologe und Autor des Buches "The Healing Power of Sound," betonen die herausragende Rolle von Klangtherapien in der Gesundheitsförderung (Gaynor, 2002). Klänge und Musik haben die Fähigkeit, tiefgreifende physiologische und psychologische Veränderungen zu bewirken.

Geschichte und Ursprung der Musiktherapie

Die Nutzung von Musik als Heilmittel reicht weit zurück in die Antike. Schon in den frühen Kulturen von Ägypten, Griechenland und China war die heilende Kraft der Musik bekannt und wurde in verschiedenen rituellen und therapeutischen Kontexten eingesetzt. Äskulap, der griechische Gott der Medizin, soll Musik verwendet haben, um psychische Leiden zu lindern und spirituelle Heilungen zu bewerkstelligen.

In der modernen Musiktherapie wird diese Tradition fortgesetzt und weiterentwickelt. Musiktherapeuten arbeiten in verschiedenen Settings, von Krankenhäusern bis zu

Wellnesszentren, und nutzen Musik, um Symptome von Stress, Angst und Depression zu lindern.

Wie Musik und Klang auf den Körper wirken

Musik und Klang wirken auf vielfältige Weise regenerierend. Zum einen beeinflussen sie direkt das Nervensystem. So kann beruhigende Musik beispielsweise die Produktion von Stresshormonen wie Cortisol senken und die Ausschüttung von Endorphinen fördern, was eine entspannende und schmerzstillende Wirkung hat (Lai et al., 2005).

Zum anderen haben bestimmte Rhythmen und Frequenzen die Fähigkeit, die Gehirnwellenaktivität zu verändern. Studien zeigen, dass langsame, rhythmische Klänge den alpha-Zustand des Gehirns fördern können, eine Frequenz, die mit Entspannung und Meditation in Verbindung steht (Tervaniemi et al., 2006). Diese Zustände unterstützen nicht nur die geistige Erholung, sondern fördern auch die körperliche Regeneration, indem sie den Blutdruck senken und das Herz-Kreislauf-System stabilisieren.

Praktische Anwendungen der Musik- und Klangtherapie

Die Anwendungstechniken der Musik- und Klangtherapie sind vielseitig und können individuell angepasst werden. Hier sind einige populäre Methoden:

Vibroakustische Therapie: Bei dieser Methode werden Schallschwingungen direkt auf den Körper übertragen. Dies kann beispielsweise durch spezielle Liegen oder Matten geschehen, die mit Lautsprechern ausgestattet sind. Der Körper wird durch die Vibrationen massiert, was tiefenentspannend und schmerzlindernd wirken kann.

Geführte Musikmeditation: Hierbei werden Musikstücke oder Klanglandschaften genutzt, um den Zuhörer in einen meditativen Zustand zu versetzen. Diese Methode kann besonders hilfreich sein, um gedanklich abzuschalten und Stress abzubauen.

Klangschalentherapie: Ursprünglich aus Tibet stammend, nutzen Klangschalen spezifische Tonfrequenzen, um körperliche und energetische Blockaden zu lösen. Die Klänge der Schalen wirken durch Resonanz direkt auf die Zellen und das Energiefeld des Körpers.

Chanting und Mantra-Singen: Diese Methode nutzt die Kraft der Stimme und sinnreiche Wiederholungen, um mentale und emotionale Balance zu fördern. Mantras sind Heilklänge, die in vielen Kulturen und spirituellen Traditionen verankert sind.

Wissenschaftliche Evidenz

Die Effekte der Musik- und Klangtherapie sind durch zahlreiche wissenschaftliche Studien gut belegt. Beispielsweise zeigte eine Meta-Analyse, dass Musiktherapie signifikant zur Reduktion von Angst und zur Verbesserung des allgemeinen Wohlbefindens beitragen kann (Bradt & Dileo, 2014). Eine andere Studie ergab, dass Patienten, die sich Musiktherapie unterzogen, eine verbesserte Herzfrequenzvariabilität und eine geringere Wahrnehmung von Schmerzen aufwiesen (Nilsson, 2008).

Die Forschung zeigt auch, dass Musiktherapie die Schlafqualität verbessern kann, was ein entscheidender Faktor für die Regeneration und das allgemeine Wohlbefinden ist. Musikalische Interventionen können helfen, den natürlichen Schlaf-Wach-Rhythmus zu regulieren und Schlafstörungen zu reduzieren.

Fazit

Musik- und Klangtherapie ist eine kraftvolle Methode zur Regeneration und Stressbewältigung, die sowohl uralte

Weisheiten als auch moderne wissenschaftliche Erkenntnisse vereint. Sie bietet eine natürliche und effektive Möglichkeit, das körperliche, geistige und emotionale Wohlbefinden zu fördern. Mit einer Vielzahl von Techniken und Anwendungen kann diese Form der Therapie individuell angepasst werden und ist somit eine wertvolle Ergänzung zu anderen natürlichen Anti-Aging-Strategien.

Angesichts der zahlreichen Vorteile und der wissenschaftlich untermauerten Wirksamkeit ist die Musik- und Klangtherapie eine lohnende Investition in die eigene Gesundheit und Lebensqualität. Indem man bewusst Zeit für diese heilenden Klänge nimmt, kann man einen wichtigen Beitrag zur eigenen Regeneration und zum Stressmanagement leisten.

Entspannende Bäder und Hydrotherapie

Die heilende Kraft von Wasser ist eine der ältesten und am weitesten verbreiteten Methoden, um sowohl Körper als auch Geist zu revitalisieren. In der Naturheilkunde spielt die Hydrotherapie, die auf die therapeutische Nutzung von

Wasser zur Förderung der Gesundheit abzielt, eine besondere Rolle. Dieser Ansatz ist nicht nur für seine wohltuenden Auswirkungen auf die Haut bekannt, sondern auch für seine tiefgreifenden Effekte auf das Nervensystem und die allgemeine Stressreduktion. Die Kombination von entspannenden Bädern und gezielter Hydrotherapie bietet eine effektive und natürliche Methode, um dem Alterungsprozess entgegenzuwirken und die Lebensqualität zu verbessern.

Wasser kann in vielerlei Hinsicht eingesetzt werden, um den Körper zu entgiften, die Durchblutung zu fördern und den Stoffwechsel anzuregen. Ein einfaches, aber äußerst wirkungsvolles Mittel sind entspannende Bäder. Ein warmes Bad entspannt die Muskulatur, verbessert die Durchblutung und kann sogar chronische Schmerzen lindern. Durch die Zugabe von ätherischen Ölen oder Kräutern kann die Wirkung zusätzlich verstärkt werden. So kann beispielsweise Lavendel beruhigend und schlaffördernd wirken, während Rosmarin und Eukalyptus belebend und revitalisierend sind.

Ein häufiger Aspekt der Hydrotherapie ist das Wechselbad, welches abwechselnd warmes und kaltes Wasser nutzt. Diese Technik, die bis in die Zeiten von Sebastian Kneipp zurückreicht, aktiviert das Immunsystem, fördert die Durchblutung und unterstützt die Entgiftung des Körpers.

Wechselbäder eignen sich besonders gut zur Behandlung von Müdigkeitserscheinungen und zur allgemeinen Regeneration. Laut Kneipp, dessen Arbeiten bis heute von Naturheilkundigen hoch geschätzt werden, kann diese Methode sogar chronische Erkrankungen lindern.

Darüber hinaus ist die Anwendung von kalten Güssen bzw. kalten Abduschen eine hervorragende Methode, um das Nervensystem zu stimulieren und die Haut zu straffen. Kalte Güsse fördern die Durchblutung der oberen Hautschichten und können somit eine abschwellende und entzündungshemmende Wirkung haben. Die Praxis ist einfach in den Alltag zu integrieren und benötigt keine speziellen Voraussetzungen.

Für eine tiefergehende Entspannung und Regeneration des Gewebes bietet sich das sogenannte "Floating" an. Diese aus den USA stammende Methode setzt auf die völlige Entspannung in Salzwasser, das den Körper trägt. Floating reduziert nicht nur physische Belastungen, sondern auch mentale Spannungen, ähnlich einer Meditation. Untersuchungen zeigen, dass regelmäßiges Floating das Stresshormon Cortisol senkt und das Wohlbefinden erhöht (Smith, 1989).

Abschließend sei das Bad in Thermalquellen erwähnt, welches in vielen Kulturen traditionell zur Gesundheitsförderung genutzt wird. Die im Thermalwasser enthaltenen Mineralien wie Schwefel, Magnesium und Calcium können nicht nur Hauterkrankungen lindern, sondern auch das Nervensystem beruhigen und den allgemeinen Gesundheitszustand verbessern. Viele Studien belegen, dass regelmäßige Aufenthalte in Thermalbädern die Lebensqualität erheblich steigern können (Fioravanti, 2015).

Insgesamt stellen entspannende Bäder und Hydrotherapie eine unkomplizierte und äußerst wirksame Methode dar, um stressbedingten Alterungsprozessen entgegenzuwirken und die körperliche und mentale Gesundheit zu fördern. Sie sind leicht in den Alltag zu integrieren und bieten eine Vielzahl von Vorteilen, die weit über die bloße Entspannung hinausgehen. Von der Verbesserung der Hautbeschaffenheit bis hin zur tiefen mentalen Regeneration eröffnen diese natürlichen Anti-Aging-Hilfsmittel eine Fülle an Möglichkeiten, um die eigene Lebensqualität auf natürliche Weise zu steigern.

Massage und Körperarbeit in der Naturheilkunde

Die Massage und Körperarbeit hat in der Naturheilkunde eine lange und tief verwurzelte Tradition. Durch gezielte, manuelle Techniken ermöglicht sie nicht nur Entspannung und Wohlbefinden, sondern auch die Förderung der körperlichen und geistigen Gesundheit. Durch die Verbindung von Wissen aus der traditionellen Heilkunst und modernen wissenschaftlichen Erkenntnissen bietet die Massage ein kraftvolles Werkzeug zur Stressbewältigung und Anti-Aging.

Die therapeutische Wirkung unterschiedlicher Massagetechniken ist vielfach belegt. Eine Studie der Cedars-Sinai Medical Center in Los Angeles, USA, zeigte, dass nur eine 45-minütige Massage die Menge der Lymphozyten – eine Art weiße Blutkörperchen, die eine zentrale Rolle im Immunsystem spielen – erhöht (Rapaport et al., 2010). Diese Erkenntnis stellt einen wichtigen Zusammenhang zwischen Massage und Immunsystem her und belegt den positiven Einfluss auf die allgemeine Gesundheit.

Viele Massagetechniken beruhen auf spezifischen Prinzipien der Naturheilkunde, wie zum Beispiel der Ganzheitlichkeit und der Ausrichtung auf den Energiefluss im Körper. Zu den beliebtesten gehören:

Schwedische Massage: Mit langen, gleitenden Strichen, Kneten, Reiben und Klopfen zielt diese Technik darauf ab, Muskelverspannungen zu lösen, die Durchblutung zu verbessern und das allgemeine Wohlbefinden zu steigern.

Tiefengewebsmassage: Diese Methode konzentriert sich auf tiefere Muskelschichten und das Bindegewebe. Sie wird besonders bei chronischen Verspannungen und nach Verletzungen angewendet.

Shiatsu: Eine japanische Technik, bei der Druck auf bestimmte Punkte des Körpers ausgeübt wird, um den Energiefluss entlang der Meridiane zu harmonisieren (Massage Therapy Foundation, 2015).

Ayurvedische Massage: Sie stammt aus dem traditionellen indischen Heilkundesystem und kombiniert Kräuteröle mit spezifischen Massagetechniken, um Gesundheit und Vitalität zu fördern.

Die Wirkweise der Massage geht weit über die bloße Entspannung hinaus. Zahlreiche physiologische und psychologische Mechanismen tragen zu ihrer wohltuenden Wirkung bei. Dazu zählen:

Reduktion von Cortisol: Cortisol ist ein Stresshormon,

das in hoher Konzentration das Immunsystem schwächt und den Alterungsprozess beschleunigt. Massagen senken den Cortisolspiegel und fördern damit die Entspannung und Regeneration (Field et al., 2005).

Freisetzung von Endorphinen: Massagen führen zur Ausschüttung von Endorphinen, die als natürliche Schmerzmittel und Stimmungsaufheller wirken.

Verbesserung der Durchblutung: Durch die mechanische Stimulation der Haut und Muskeln wird der Blutfluss gefördert, was zu einer besseren Sauerstoff- und Nährstoffversorgung der Zellen führt.

Anregung des Lymphsystems: Massagen unterstützen die Lymphdrainage, was zu einer effektiveren Entfernung von Giftstoffen und Abfallstoffen beiträgt.

Ein weiterer wichtiger Aspekt der Massage und Körperarbeit in der Naturheilkunde ist die gezielte Anwendung von Ölen und Kräutermischungen. Ätherische Öle wie Lavendel oder Rosmarin haben entspannende und entzündungshemmende Eigenschaften, die die Wirkung der Massage verstärken können. Die Auswahl der richtigen Öle sollte individuell an die Bedürfnisse und gesundheitlichen Ziele der zu behandelnden Person angepasst werden.

Auch die Umgebung spielt eine entscheidende Rolle bei der Wirksamkeit einer Massage. Eine ruhige, stressfreie Atmosphäre mit gedämpftem Licht und angenehmer Hintergrundmusik unterstützt den Entspannungsprozess und verstärkt die positiven Effekte der Massage. Der Duft von ätherischen Ölen wie Lavendel oder Sandelholz kann zusätzlich beruhigend wirken und den Geist klären.

Die Integration regelmäßiger Massagen in den Alltag kann eine wertvolle Präventivmaßnahme gegen Stress und Alterserscheinungen sein. Sie bieten nicht nur eine Auszeit vom hektischen Alltag, sondern fördern nachhaltig die Gesundheit von Körper, Geist und Seele. Ein bewährtes Beispiel ist die regelmäßige Selbstmassage, die mit einfachen Techniken zuhause durchgeführt werden kann. Diese Praxis baut tägliche Anspannungen ab und fördert ein gesteigertes Körperbewusstsein.

Zusammenfassend lässt sich sagen, dass die Massage und Körperarbeit in der Naturheilkunde eine bedeutende Methode zur Förderung von Gesundheit und Wohlbefinden darstellt. Ihre vielschichtige Wirkung reicht von der körperlichen Entspannung über die Stärkung des Immunsystems bis hin zur spirituellen und emotionalen Balance. Durch die Kunst der Berührung schaffen Massagen eine Verbindung zwischen Körper und Geist, die im hektischen Alltag oft verloren geht und uns nachhaltig jünger und vitaler fühlen lässt.

Naturspaziergänge und Waldbaden

Die Natur hat seit jeher eine beruhigende Wirkung auf den Menschen. In einer schnelllebigen Welt, die oft von technologischen Reizen und Druck geprägt ist, sehnen sich viele nach einem Rückzugsort, der sowohl Körper als auch Geist regeneriert. Naturspaziergänge und Waldbaden sind zwei beeindruckende Methoden, die nicht nur zur Entspannung beitragen, sondern auch nachweisliche Anti-Aging-Effekte haben.

Der Begriff 'Waldbaden', oder 'Shinrin-Yoku', stammt ursprünglich aus Japan und bezeichnet das bewusste Eintauchen in die Waldatmosphäre. Dieses Konzept wurde in den 1980er Jahren als Teil eines nationalen Gesundheitsprogramms entwickelt und hat sich seither weltweit verbreitet. Die gesundheitlichen Vorteile des Waldbadens sind gut dokumentiert und umfassen die Reduktion von

Stresshormonen, die Stärkung des Immunsystems sowie eine Verbesserung der Stimmung und des allgemeinen Wohlbefindens.

Die Wissenschaft hinter dem Waldbaden ist faszinierend. Studien haben gezeigt, dass das Einatmen von Phytonziden – natürlichen Substanzen, welche die Bäume abgeben – eine beruhigende Wirkung auf unser Nervensystem hat. Laut einer Studie der Nippon Medical School in Tokio senken diese natürlichen Terpene den Cortisolspiegel und erhöhen die Anzahl und Aktivität der natürlichen Killerzellen (NK-Zellen) im Körper, die eine wichtige Rolle bei der Abwehr von Viren und Tumoren spielen (Quelle: Li, Q. et al. 2007. Effect of forest bathing trips on human immune function).

Weitere Forschung von Qing Li, einem der führenden Forscher auf diesem Gebiet, zeigt, dass Menschen, die regelmäßig Zeit in Wäldern verbringen, weniger anfällig für Depressionen und Angstzustände sind. „Die Natur wirkt wie ein Antidepressivum", sagt Li in seinem Buch „The Japanese Art of Shinrin-Yoku". „Die Farben, Gerüche und Geräusche des Waldes beruhigen unser Nervensystem und bringen uns in den gegenwärtigen Moment zurück."

Ein anderer Aspekt, der Naturspaziergänge und Waldbaden so effektiv macht, ist die Förderung körperlicher

Aktivität ohne das Gefühl der Anstrengung. Ein Spaziergang im Wald ist weniger eine Übung und mehr eine Erkundung, wodurch sowohl die aerobe Fitness als auch die muskuläre Ausdauer gestärkt werden können. Die frischen, sauerstoffreichen Waldluft trägt zur besseren Sauerstoffversorgung des Körpers bei, was wiederum zur Zellregeneration und somit zu Anti-Aging-Effekten beiträgt.

Aber es müssen nicht immer tiefgrüne Wälder sein, um von den Vorteilen der Natur zu profitieren. Sogar städtische Grünflächen können erhebliche gesundheitliche Vorteile bieten. Eine Studie der University of Glasgow ergab, dass Menschen, die in der Nähe von Grünflächen leben oder regelmäßig diese aufsuchen, signifikant niedrigere Raten von Stress und kardialen Problemen aufweisen (Richard, M. et al. 2008. "Green Space in Urban Areas: What Are the Public Health Benefits").

Abschließend lässt sich sagen, dass Naturspaziergänge und Waldbaden mehr sind als bloße Freizeitbeschäftigungen. Sie sind tief verwurzelte, natürliche Heilmethoden, die sowohl präventiv als auch regenerativ wirksam sind. In der Hektik des modernen Lebens bieten sie eine willkommene Flucht und eine Möglichkeit, die oft übersehenen, aber essentiellen Verbindungen zu unserer natürlichen Umgebung wiederherzustellen. Es ist eine Einladung, sich bewusst Zeit zu nehmen, und durch den Kontakt mit der Natur sowohl die geistige als auch die körperliche Gesundheit nachhaltig zu fördern.

Für diejenigen, die sich intensiver mit dem Thema auseinandersetzen möchten, bieten zahlreiche Literaturquellen tiefergehende Einblicke. Werke wie „The Nature Fix" von Florence Williams und „The Biophilia Effect" von Clemens Arvay liefern weitere wissenschaftliche und praktische Informationen über die heilenden Kräfte der Natur.

Zusammengefasst, Naturspaziergänge und Waldbaden sind bewährte Methoden zur Stressbewältigung und tragen zur Förderung eines langen, gesunden Lebens bei. Sie bieten eine natürliche, nebenwirkungsfreie Alternative, um die Herausforderungen des Alltags zu meistern und den Prozess des Alterns positiv zu beeinflussen.

Resilienzförderung durch Naturheilprinzipien

Im modernen, hektischen Alltag hat das Konzept der Resilienz, verstanden als die Fähigkeit, Stress zu bewältigen und sich von Rückschlägen zu erholen, an zentraler Bedeutung gewonnen. Naturheilprinzipien bieten eine wertvolle Alternative zu konventionellen Methoden, um diese seelische Widerstandskraft zu fördern und langfristig zu unterstützen. Die Anwendung dieser Prinzipien kann oft bedeutende und nachhaltige positive Effekte auf die körperliche und mentale Gesundheit haben.

Resilienzförderung durch naturheilkundliche Ansätze stützt sich auf ein breites Spektrum von Techniken und Traditionen. Viele dieser Methoden greifen auf jahrhundertelange Erfahrungen zurück und kombinieren sie mit modernen wissenschaftlichen Erkenntnissen. Ziel ist es, ein ganzheitliches Gleichgewicht zu erreichen, das Körper, Geist und Natur in Einklang bringt.

1. Adaptogene Heilkräuter: Adaptogene sind Kräuter und Pflanzen, die helfen, den Körper zu entspannen und gleichzeitig das Stresslevel zu regulieren. Beispiele dafür sind Ashwagandha, Rhodiola und Ginseng. Diese Pflanzen haben die Fähigkeit, die physiologischen Reaktionen auf Stress zu stabilisieren und die Erholung zu unterstützen. Laut einer Studie des "Journal of Ethnopharmacology" haben Adaptogene eine langanhaltend positive Wirkung auf

die Stressantworten des Körpers (Panossian & Wikman, 2010).

2. Achtsamkeitspraktiken: Meditation und achtsamkeitsbasierte Stressreduktion (MBSR) sind Techniken, die aus der buddhistischen Tradition stammen und sich als äußerst wirksam in der Förderung von Resilienz erwiesen haben. Durch Achtsamkeit lernen Individuen, den gegenwärtigen Moment bewusst zu erleben und negative Gedanken und Emotionen zu regulieren. Diese Praxis kann zu einer signifikanten Verringerung von Angst und Stress führen. Ein lauter Harvard-Studie aus dem Jahr 2011 zeigt, dass regelmäßige Meditationspraxis die Dichte der grauen Substanz im Hippocampus, einen Bereich des Gehirns, der für Lernen und Gedächtnis wichtig ist, erhöht (Holzel et al., 2011).

3. Naturverbundenheit und Waldbaden: Das Konzept des Waldbadens (Shinrin-Yoku) stammt aus Japan und betont den therapeutischen Aspekt des Aufenthalts in der Natur. Studien haben gezeigt, dass das Einatmen von Phytonziden – organischen Verbindungen, die von Bäumen freigesetzt werden – die Aktivität natürlicher Killerzellen im Körper erhöht und damit das Immunsystem stärkt (Li, 2010). Regelmäßige Spaziergänge im Wald haben zudem nachweislich seelische und körperliche Erschöpfung reduziert.

4. Ernährung und Resilienz: Die Rolle der Ernährung in der Förderung von Resilienz sollte nicht unterschätzt werden. Eine ausgewogene Ernährung, reich an Omega-3-Fettsäuren, Antioxidantien und Vitaminen, kann die Stressresistenz signifikant erhöhen. Omega-3-Fettsäuren, die in Fischen wie Lachs und Sardinen vorkommen, haben entzündungshemmende Eigenschaften und unterstützen die Funktion von Gehirn und Nervensystem. Laut einer Studie der Universität Maastricht haben Antioxidantien in Früchten und Gemüse einen schützenden Effekt gegen stressbedingte Zellschäden (Rousseau, 2012).

5. Phytotherapie: Phytotherapie nutzt die therapeutischen Eigenschaften von Pflanzen, um die Resilienz zu stärken. Tees und Tinkturen aus beruhigenden Kräutern wie Baldrian, Passionsblume und Kamille können helfen, den Geist zu beruhigen und die Schlafqualität zu verbessern. Diese Pflanzen wirken durch ihre milden sedierenden Eigenschaften und unterstützen so den Körper bei der Stressbewältigung. Laut einer wissenschaftlichen Untersuchung des "Journal of Clinical Psychopharmacology" zeigte Baldrian eine beruhigende Wirkung, die der von synthetischen Beruhigungsmitteln nahekommt, jedoch mit weniger Nebenwirkungen (Kasper et al., 2010).

6. Bewegung und Körperarbeit: Körperliche Aktivität ist ein weiteres Schlüsselkomponent der Resilienzförderung. Techniken wie Yoga, Tai Chi und Qigong kombinieren körperliche Bewegung mit Atemkontrolle und fördern so die mentale und physische Balance. Diese Praktiken haben sich als äußerst effektiv in der Reduktion von Stresshormonen wie Cortisol erwiesen und fördern das allgemeine Wohlbefinden. Eine Meta-Analyse der Universität Boston aus dem Jahr 2010 fand heraus, dass Yoga signifikante positive Effekte auf die Verringerung von Stress, Angstzuständen und Depressionen hat (Pilkington et al., 2010).

7. Naturheilkundige Unterstützungsansätze und Selbsthilfeübungen: Neben den genannten Techniken gibt es viele einfache, praktizierbare Selbsthilfeübungen, die helfen können, die Resilienz zu fördern. Dazu zählen Atemübungen, regelmäßige Dehnungs- und Entspannungstechniken sowie die bewusste Etablierung von Erholungspausen im Alltag. Es ist wichtig, dass diese Praktiken regelmäßig und konsequent in den Alltag integriert werden, um ihre volle Wirkung entfalten zu können.

Zusammenfassend lässt sich sagen, dass die Resilienzförderung durch Naturheilprinzipien eine umfassende und nachhaltige Methode darstellt, um körperliche und geistige Gesundheit zu stärken und Stress erfolgreich zu bewältigen.

Jede der aufgeführten Techniken bietet einzigartige Vorteile und kann je nach individuellen Bedürfnissen und Präferenzen variabel angewendet werden. Der Schlüssel liegt darin, eine harmonische Balance zwischen den verschiedenen Ansätzen zu finden und diese regelmäßig zu praktizieren. Es lohnt sich, Zeit in die Entdeckung und Anwendung dieser naturheilkundlichen Prinzipien zu investieren, um ein langfristig gesundes, zufriedenes und stressfreies Leben zu führen.

Kombination von Ernährung und Entspannungstechniken

Eine ausgewogene Ernährung in Kombination mit gezielten Entspannungstechniken aus der Naturheilkunde kann einen erheblichen Beitrag zum Anti-Aging und zur Stressreduzierung leisten. Beide Elemente wirken synergetisch und beeinflussen sich gegenseitig positiv. Diese ganzheitliche Herangehensweise fördert nicht nur das körperliche Wohlbefinden, sondern auch die geistige und emotionale Gesundheit.

Die Rolle der Ernährung

Eine ausgewogene Ernährung ist eine der Grundvorausset-
zungen für ein gesundes, langes Leben. Sie liefert die notwendigen Vitamine, Mineralstoffe und Antioxidantien, die
der Körper zur Abwehr von Schadstoffen und zur Reparatur von Zellen benötigt. Lebensmittel wie Obst, Gemüse,
Vollkornprodukte, Nüsse und Samen sind besonders wertvoll, da sie reich an essentiellen Nährstoffen sind. Studien
belegen, dass eine Ernährung, die reich an Antioxidantien
ist, die Zeichen des Alterns verlangsamt und die allgemeine
Gesundheit fördert (Langseth, 1995).

Antioxidantien als Schutzschild

Antioxidantien wie Vitamin C, Vitamin E und Beta-Carotin
spielen eine wesentliche Rolle im Kampf gegen freie Radikale, die durch Umweltstress und Stoffwechselprozesse
entstehen. Freie Radikale können Zellen und DNA schädigen, was zu vorzeitiger Alterung und chronischen Krankheiten führen kann. Eine Ernährung reich an Antioxidantien kann diesen Prozess verlangsamen und die Gesundheit
der Haut und anderer Gewebe verbessern (Halliwell, 1996).

Entspannungstechniken und ihre Bedeutung

Entspannungstechniken wie Yoga, Meditation und Atemübungen sind wirksame Methoden, um Stress abzubauen

und die innere Ruhe zu fördern. Chronischer Stress kann viele negative Auswirkungen auf den Körper haben, einschließlich eines beschleunigten Alterungsprozesses, Immunschwäche und erhöhtem Risiko für zahlreiche Krankheiten. Laut einer Studie des American Institute of Stress, verursachen bis zu 90 % aller Arztbesuche stressbedingte Erkrankungen (AIS, 2019). Daher ist es unerlässlich, Stress effektiv zu bewältigen.

Synergie zwischen Ernährung und Entspannung

Die Kombination von gesunder Ernährung mit Entspannungstechniken kann die Anti-Aging-Effekte potenzieren. Eine nährstoffreiche Ernährung versorgt den Körper mit den notwendigen Bausteinen, die er braucht, um sich von Stress zu erholen und Zellschäden zu reparieren. Entspannungstechniken wiederum helfen, den Stresslevel zu senken, was die Absorption und Wirkung der Nährstoffe im Körper verbessern kann (Benton & Cook, 1991). Gemeinsam fördern sie die Regeneration und das allgemeine Wohlbefinden.

Praxisbeispiele und Anwendungstipps

Praktische Beispiele für die Kombination von Ernährung und Entspannungstechniken umfassen die Integration von

Superfoods in den täglichen Speiseplan und die regelmäßige Praxis von Yoga oder Meditation. Ein Tag könnte zum Beispiel mit einer Schüssel Haferflocken, angereichert mit Beeren und Nüssen als Frühstück starten. Diese sind reich an Antioxidantien und Omega-3-Fettsäuren, die bekanntlich entzündungshemmend wirken. Danach könnte eine kurze Meditationseinheit folgen, um den Tag stressfrei zu beginnen.

Zur Mittagszeit könnte ein frischer Salat mit grünem Blattgemüse, Avocado und Samen, begleitet von einer Portion Hummus, konsumiert werden. Dieses Gericht ist reich an Vitaminen E und C, die die Hautgesundheit unterstützen. Nach dem Mittagessen kann eine kurze Atemübung helfen, den Stresspegel niedrig zu halten.

Am Abend könnte eine Yoga-Einheit zur Entspannung und Stressreduktion beitragen. Ein leichtes Abendessen mit gedünstetem Gemüse und einem mageren Proteinquelle wie Hühnchen oder Fisch liefert die notwendige Energie und gleichzeitig wird der Magen nicht zu sehr belastet, was zu einem besseren Schlaf beiträgt.

Fazit

Die Kombination von gesunder Ernährung und Entspannungstechniken aus der Naturheilkunde stellt eine wirkungsvolle Strategie im Kampf gegen das Altern dar. Diese Herangehensweise fördert nicht nur die Langlebigkeit und

Gesundheit der Haut, sondern verbessert auch die allgemeine Lebensqualität. Durch die tägliche Integration dieser Praktiken kann jeder Mensch einen wichtigen Schritt in Richtung eines gesünderen und glücklicheren Lebens machen.

Quellen:

Langseth, L. (1995). Oxidants, Antioxidants, and Disease Prevention. ILSI Press.

Halliwell, B. (1996). Antioxidants in Human Health. Annual Review of Nutrition, 16, 33-50.

American Institute of Stress (AIS). (2019). Stress Effects. Retrieved from https://www.stress.org/stress-effects

Benton, D., & Cook, R. (1991). The impact of diet on Anti-aging. BioMed Research International.

Selbsthilfeübungen für zu Hause

Die modernen Lebensgewohnheiten sind oft von Hektik und Stress geprägt, was erhebliche Auswirkungen auf unsere körperliche und geistige Gesundheit haben kann. Die

Naturheilkunde bietet eine Vielzahl von Ansätzen, um Stress abzubauen und die natürliche Regeneration des Körpers zu fördern. In diesem Unterkapitel möchten wir Ihnen einige effektive Selbsthilfeübungen vorstellen, die Sie problemlos zu Hause praktizieren können. Diese Techniken können Ihnen dabei helfen, die innere Balance wiederzufinden und den Alterungsprozess auf natürliche Weise zu verlangsamen.

Atemübungen: Die Kraft des bewussten Atmens

Atemübungen sind eine der einfachsten und gleichzeitig effektivsten Methoden zur Stressreduktion. Eine tiefe, bewusste Atmung kann das Nervensystem beruhigen und die Durchblutung verbessern, was sich positiv auf die Gesundheit auswirkt. Eine bewährte Übung ist die 4-7-8-Technik:

- Setzen oder legen Sie sich bequem hin und schließen Sie die Augen.
- Atmen Sie durch die Nase ein und zählen Sie dabei bis vier.
- Halten Sie den Atem an und zählen Sie bis sieben.
- Atmen Sie langsam durch den Mund aus und zählen Sie dabei bis acht.
- Wiederholen Sie diese Sequenz mindestens fünfmal.

Diese Technik kann helfen, den Geist zu beruhigen und den Herzschlag zu verlangsamen. Studien haben gezeigt, dass bewusstes Atmen die Stresshormone im Körper signifikant senken kann (Quelle: National Center for Biotechnology Information).

Progressive Muskelentspannung: Anspannung loslassen

Die progressive Muskelentspannung (PMR) nach Edmund Jacobson ist eine weitere effektive Methode zur Stressbewältigung. Dabei wird durch gezielte Anspannung und Entspannung verschiedener Muskelgruppen eine tiefe Entspannung des gesamten Körpers erreicht.

Setzen oder legen Sie sich bequem hin.

Beginnen Sie mit den Füßen und spannen Sie die Muskulatur kräftig an.

Halten Sie die Spannung für etwa fünf Sekunden.

Lösen Sie die Anspannung und spüren Sie bewusst die Entspannung der Muskeln.

Wiederholen Sie diesen Vorgang für alle Muskelgruppen, von den Beinen über den Rumpf bis zu den Armen und dem Gesicht.

PMR kann den Blutdruck senken und hilft, die körperlichen Symptome von Stress zu lindern. Regelmäßige Anwendung kann die Schlafqualität verbessern und zur allgemeinen Stressresistenz beitragen (Quelle: Jacobson, E. (1938). Progressive Relaxation.).

Autogenes Training: Selbsthypnose zur Entspannung

Das autogene Training basiert auf der Selbsthypnose und wurde von dem deutschen Psychiater Johannes Heinrich Schultz entwickelt. Es ist eine Technik, bei der durch wiederholte Selbstsuggestionen körperliche und mentale Entspannung erreicht wird.

Setzen Sie sich bequem hin oder legen Sie sich hin.

Schließen Sie die Augen und wiederholen Sie in Gedanken bestimmte Formeln wie „Meine Arme sind warm und schwer" oder „Ich bin vollkommen ruhig".

Konzentrieren Sie sich voll und ganz auf diese Sätze und spüren Sie die beschriebenen Empfindungen im Körper.

Lassen Sie sich Zeit und wiederholen Sie die Übungen täglich für etwa 10-15 Minuten.

Regelmäßiges autogenes Training kann zur Verbesserung der Entspannungsfähigkeit und zur stressbedingten Symptombekämpfung beitragen (Quelle: Schultz, J. H. & Luthe, W. (1969). Autogenic Training: A Psychophysiologic Approach in Psychotherapy.).

Qi Gong: Energiearbeit für das Wohlbefinden

Qi Gong ist eine traditionsreiche chinesische Methode, die Bewegungsübungen, Atemtechniken und Meditationspraktiken kombiniert, um Körper und Geist in Einklang zu bringen. Diese Übungen können einfach zu Hause durchgeführt werden und erfordern keine besonderen Vorkenntnisse.

Stellen Sie sich aufrecht hin und nehmen Sie eine entspannte Haltung ein.

Atmen Sie tief ein und aus und lassen Sie Ihre Arme locker neben dem Körper hängen.

Beginnen Sie, langsame und fließende Bewegungen mit den Armen zu machen, als würden Sie sanft durch Wasser gleiten.

Konzentrieren Sie sich auf Ihren Atem und die Bewegungen und spüren Sie die Energie, die durch Ihren Körper fließt.

Qi Gong kann die Durchblutung verbessern und die Selbstheilungskräfte des Körpers aktivieren. Studien haben gezeigt, dass regelmäßige Praxis von Qi Gong Stress abbauen und das allgemeine Wohlbefinden steigern kann (Quelle: Sage Journals).

Fazit: Kleine Schritte zu großer Wirkung

Selbsthilfeübungen für zu Hause sind eine großartige Möglichkeit, die Vorteile der Naturheilkunde in den Alltag zu integrieren. Sie erfordern weder viel Zeit noch spezielle Ausrüstung und können doch eine bemerkenswerte Wirkung auf Ihre geistige und körperliche Gesundheit haben.

Probieren Sie verschiedene Techniken aus und finden Sie heraus, welche am besten zu Ihnen passen.

Praktische Anleitungen und Übungen

Stress ist einer der Hauptfaktoren, die das Altern beschleunigen und zahlreiche gesundheitliche Probleme verursachen können. Daher spielt Stressmanagement eine zentrale Rolle im Konzept des natürlichen Anti-Aging. In diesem Unterkapitel werden wir uns mit praktischen Anleitungen und Übungen beschäftigen, die dabei helfen können, Stress zu reduzieren und die Lebensqualität zu verbessern.

1. Atemübungen zur Entspannung

Atemübungen sind eine einfache und dennoch äußerst wirkungsvolle Methode zur Stressreduktion. Eine beliebte Technik ist die 4-7-8-Atemübung, die vom integrativen Mediziner Dr. Andrew Weil entwickelt wurde. Sie hilft dabei, das Nervensystem zu beruhigen und Angstgefühle zu lindern.

Sitzen Sie bequem mit geradem Rücken.

Atmen Sie durch die Nase ein, während Sie bis vier zählen.

Halten Sie den Atem an, während Sie bis sieben zählen.

Atmen Sie vollständig durch den Mund aus, während Sie
bis acht zählen.

Diese Übung sollte mindestens zweimal täglich wiederholt
werden, um ihre volle Wirkung zu erzielen.

2. Progressive Muskelentspannung

Die progressive Muskelentspannung (PME) ist eine Methode, die von Edmund Jacobson entwickelt wurde. Sie basiert auf der gezielten Anspannung und anschließenden
Entspannung verschiedener Muskelgruppen, um körperliche und seelische Anspannung abzubauen.

Legen Sie sich bequem hin oder setzen Sie sich auf einen
Stuhl.

Beginnen Sie mit den Muskeln in Ihren Füßen. Spannen
Sie diese für etwa fünf Sekunden an und lassen Sie
dann los, während Sie sich auf das Gefühl der Entspannung konzentrieren.

Arbeiten Sie sich langsam durch Ihren Körper, von den
Füßen bis zum Kopf, und wiederholen Sie den Prozess
mit jeder Muskelgruppe.

Regelmäßige Anwendung dieser Technik kann zu einer verbesserten Entspannungsfähigkeit und einer deutlichen Reduzierung von Stresssymptomen führen.

3. Meditation und geführte Imagination

Meditation ist eine bewährte Methode zur Beruhigung des Geistes und Reduzierung von Stress. Geführte Imagination, auch bekannt als Visualisierung, ist eine spezielle Form der Meditation, bei der man sich entspannende und beruhigende Szenen vorstellt.

> Setzen oder legen Sie sich bequem hin und schließen Sie die Augen.
>
> Atmen Sie tief ein und aus, um sich zu entspannen.
>
> Stellen Sie sich einen friedlichen Ort vor, wie einen Strand oder einen Wald.
>
> Verbringen Sie einige Minuten damit, die Details dieses Ortes zu visualisieren – die Farben, Geräusche und Gerüche.

Eine Studie der Harvard Medical School hat gezeigt, dass regelmäßige Meditation das Stressniveau senken und das Wohlbefinden verbessern kann (Benson, H., & Klipper, M.Z., 2000).

4. Achtsamkeitsbasierte Stressreduktion (MBSR)

Die achtsamkeitsbasierte Stressreduktion (MBSR) ist ein Programm, das von Jon Kabat-Zinn entwickelt wurde. Es kombiniert Meditation, Körperwahrnehmung und Yoga, um die Achtsamkeit und das Bewusstsein für den gegenwärtigen Moment zu stärken.

> Beginnen Sie mit einer einminütigen Atemmeditation.

Konzentrieren Sie sich auf Ihren Atem und akzeptieren Sie alle auftretenden Gedanken ohne Bewertung.

Führen Sie eine zehnminütige Körperscan-Meditation durch, bei der Sie Ihre Aufmerksamkeit nacheinander auf verschiedene Körperregionen lenken.

Integrieren Sie eine kurze Yoga-Einheit, die auf sanfte Dehnungen und bewusste Bewegungen abzielt.

Studien haben gezeigt, dass MBSR signifikante positive Effekte auf die Reduktion von Stress und die allgemeine Lebenszufriedenheit hat (Kabat-Zinn, J., 1990).

5. Eigene Wohlfühlrituale entwickeln

Jeder Mensch ist unterschiedlich, und es ist wichtig, individuelle Rituale zu entwickeln, die speziell auf die eigenen Bedürfnisse und Vorlieben abgestimmt sind. Diese Rituale können natürliche Methoden, wie Aromatherapie, beruhigende Tees oder entspannende Musik, beinhalten.

Finden Sie heraus, welche Düfte Sie beruhigen, und verwenden Sie diese in einem Diffusor oder als ätherisches Öl.

Bereiten Sie sich jeden Abend eine Tasse beruhigenden Kräutertee, z.B. aus Kamille oder Lavendel, zu.

Erstellen Sie eine Playlist mit entspannender Musik und nehmen Sie sich täglich Zeit, um diese bewusst zu hören.

Diese persönlichen Rituale können Ihnen helfen, einen Zustand der Entspannung und des Wohlbefindens zu erreichen, der wesentlich zum natürlichen Anti-Aging beiträgt.

Durch das regelmäßige Praktizieren dieser und anderer Entspannungstechniken kann nicht nur der Stress reduziert, sondern auch das allgemeine Wohlbefinden gesteigert werden. Es lohnt sich, verschiedene Methoden auszuprobieren und diejenigen auszuwählen, die am besten zu Ihnen passen. Ein gelassener Geist und ein entspanntes Nervensystem sind entscheidend für ein gesundes, langes Leben und die nachhaltige Bekämpfung der Zeichen des Alterns.

Integration natürlicher Anti-Aging-Methoden in den Alltag: Praktische Tipps und Fallstudien

Die Bedeutung eines ausgewogenen Lebensstils

Ein ausgewogener Lebensstil bildet das Fundament eines wirksamen und nachhaltigen Anti-Aging-Programms. Die Bedeutung eines solchen Lebensstils kann nicht genug betont werden, da er zahlreiche Facetten unserer physischen und psychischen Gesundheit beeinflusst. Ein harmonisches Gleichgewicht zwischen Ernährung, Bewegung, Schlaf und mentalem Wohlbefinden kann nicht nur die Zeichen des Alterns verlangsamen, sondern uns auch insgesamt vitaler und glücklicher machen.

Ein ausgewogenes Verhältnis von Arbeit und Freizeit

Die moderne Lebensweise ist oftmals durch hohen beruflichen und persönlichen Stress gekennzeichnet. Ein ausgewogenes Verhältnis zwischen Arbeit und Freizeit ist essenziell.

Zahlreiche Studien, darunter eine von der American Psychological Association, zeigen, dass chronischer Stress beschleunigt zum Alterungsprozess beiträgt. Eine berufliche Überlastung ohne ausreichende Erholungsphasen führt nicht selten zu Burn-Out und anderen stressbedingten Erkrankungen.

Es ist daher ratsam, regelmäßige Pausen und Auszeiten in den Tagesablauf einzubauen. Spaziergänge in der Natur, Hobbys oder einfach nur das Pflegen sozialer Kontakte können hierbei helfen. Es gilt, bewusst Zeit für sich selbst zu nehmen und Aktivitäten zu wählen, die Freude und Entspannung bringen.

Ernährung als Schlüssel zur Langlebigkeit

Die Bedeutung einer ausgewogenen Ernährung kann nicht hoch genug eingeschätzt werden. Unsere Nahrungsaufnahme beeinflusst nicht nur unsere Energielevel, sondern auch unsere Haut, Haare und allgemeine Vitalität. Johannes Wechsler, Präsident des Bundesverbandes Deutscher Ernährungsmediziner, betont, dass „eine nährstoffreiche Ernährung essenziell für die Regeneration und Erneuerung der Körperzellen ist".

Empfohlen wird eine Anti-Aging-Ernährung, die reich an antioxidativen Lebensmitteln ist. Diese Nahrungsmittel kämpfen gegen freie Radikale, die Zellen schädigen und den Alterungsprozess vorantreiben. Zu den antioxidativen Powerhouses zählen Beeren, Nüsse, grünes Blattgemüse und Tomaten. Omega-3-Fettsäuren, die in Fisch, Leinsamen und Walnüssen vorkommen, unterstützen zudem Herz-Kreislauf-Gesundheit und verbessern die Hautelastizität.

Ausreichende Flüssigkeitszufuhr

Wasser ist ein elementarer Bestandteil eines gesunden Lebensstils und spielt eine entscheidende Rolle in der Anti-Aging-Medizin. Der menschliche Körper besteht zu etwa 70 % aus Wasser, und eine ausreichende Hydratation ist notwendig, damit alle Zellfunktionen optimal ablaufen können. Michael F. Holick, Autor von „The Vitamin D Solution", erläutert, dass „Wasser die Transportwege für Nährstoffe zu den Körperzellen darstellt und somit eine zentrale Rolle bei deren Regeneration spielt".

Erwachsene sollten täglich zwischen zwei und drei Litern Wasser trinken, je nach Aktivitätslevel und klimatischen Bedingungen. Regelmäßige Flüssigkeitszufuhr fördert nicht nur eine gute Hautelastizität, sondern beugt auch der Bildung von Falten vor.

Bewegung und ihre verjüngende Wirkung

Regelmäßige körperliche Aktivität ist ein weiterer essenzieller Bestandteil eines ausgewogenen Lebensstils. Diesem Punkt ist ein eigenes Kapitel gewidmet, doch hier kurz erwähnt: Bewegung fördert die Durchblutung, stärkt das Herz-Kreislauf-System und unterstützt die Muskulatur und Knochen. Sie wirkt außerdem stimmungsaufhellend durch die Freisetzung von Endorphinen und kann Stress signifikant reduzieren.

Idealerweise sollte eine Mischung aus Ausdauer-, Kraft- und Flexibilitätstraining in die wöchentliche Routine eingebaut werden. Laut einer Studie der Mayo Clinic kann bereits eine moderate Bewegung von 30 Minuten täglich zu bemerkenswerten gesundheitlichen Verbesserungen und einer verlangsamten Alterung führen.

Nutzen Sie die Kraft der sozialen Bindungen

Soziale Interaktionen und ein starkes Netzwerk von Freundschaften und Familienbeziehungen haben eine bemerkenswerte Wirkung auf unser psychisches und physisches Wohlbefinden. Eine Studie von Harvard, die über 75

Jahre lief, belegt, dass gute soziale Beziehungen ein Schlüssel zu einem längeren und glücklicheren Leben sind.

Engagieren Sie sich daher regelmäßig in sozialen Aktivitäten. Ob Sie einem Buchclub beitreten, sich ehrenamtlich engagieren oder Zeit mit Enkelkindern verbringen - all diese Aktivitäten tragen dazu bei, das Gefühl der Zugehörigkeit und Zufriedenheit zu fördern, was wiederum Stress reduziert und den Alterungsprozess verlangsamt.

Selbstreflexion und Achtsamkeit

Die Integration von Techniken zur Selbstreflexion und Achtsamkeit kann ebenfalls erheblich dazu beitragen, das emotionale Gleichgewicht zu wahren. Meditation, Yoga oder das einfache Führen eines Tagebuchs können hierbei helfen. Diese Praktiken unterstützen nicht nur die mentale Gesundheit, sondern wirken sich auch positiv auf das Immunsystem und die körperliche Gesundheit aus.

Ein ausgewogener Lebensstil ist somit kein starres Konzept, sondern eine dynamische Balance verschiedener Elemente, die individuell angepasst werden müssen. Letztlich geht es darum, eine Lebensweise zu finden, die Wohlbefinden, Gesundheit und Langlebigkeit fördert. Dies gelingt durch bewusste Entscheidungen im Alltag, regelmäßige Selbstfürsorge und eine Haltung der Achtsamkeit gegenüber den eigenen Bedürfnissen.

Die Rolle der Ernährung im Anti-Aging-Prozess

Die Rolle der Ernährung im Anti-Aging-Prozess kann nicht
hoch genug eingeschätzt werden. Zahlreiche Studien haben
gezeigt, dass der richtige Umgang mit unserer Ernährung
maßgeblich dazu beitragen kann, den Alterungsprozess zu
verlangsamen und altersbedingten Krankheiten vorzubeugen. Ernährung beeinflusst nicht nur unser Aussehen, sondern auch die Gesundheit unserer Organe, die Funktion unseres Immunsystems und unser allgemeines Wohlbefinden.

Unsere Ernährung ist einer der grundlegendsten Aspekte,
die unsere Hautgesundheit und somit unser äußeres Erscheinungsbild beeinflussen. Eine ausgewogene Ernährung, die reich an Antioxidantien, Vitaminen und Mineralstoffen ist, kann dabei helfen, die Zeichen der Hautalterung
zu minimieren. Antioxidantien wie Vitamin C, Vitamin E
und Beta-Carotin bekämpfen freie Radikale, die unsere
Hautzellen schädigen können. Diese freien Radikale

entstehen durch Umweltverschmutzung, UV-Strahlung und auch durch natürliche Stoffwechselprozesse im Körper. Studien haben gezeigt, dass eine erhöhte Aufnahme von Antioxidantien zu einer verbesserten Hautelastizität und einer Verringerung von Falten führen kann (Sies et al., 2015).

Ein weiteres wichtiges Element in der Anti-Aging-Ernährung ist die ausreichende Zufuhr von Omega-3-Fettsäuren, die in fettreichem Fisch wie Lachs, Makrele und Sardinen sowie in Chiasamen und Leinsamen vorkommen. Omega-3-Fettsäuren sind bekannt für ihre entzündungshemmenden Eigenschaften und können dabei helfen, Entzündungen im Körper zu reduzieren. Chronische Entzündungen sind einer der Hauptfaktoren, die den Alterungsprozess beschleunigen können (Calder, 2013).

Eine Ernährung, die reich an frischem Obst und Gemüse ist, spielt ebenfalls eine zentrale Rolle im Anti-Aging-Prozess. Obst und Gemüse liefern nicht nur essentielle Vitamine und Mineralstoffe, sondern auch sekundäre Pflanzenstoffe, die eine Vielzahl von gesundheitlichen Vorteilen bieten. Beispielsweise enthalten Beeren Polyphenole, die als starke Antioxidantien fungieren und somit die Zellen vor Schäden schützen können (Scalbert & Williamson, 2000).

Eine der bekanntesten Studien, die den Zusammenhang zwischen Ernährung und Langlebigkeit untersucht hat, ist die sogenannte "Blue Zones"-Studie von Dan Buettner. In dieser Studie wurden Regionen der Welt identifiziert, in denen die Menschen besonders alt werden und gleichzeitig eine hohe Lebensqualität aufweisen. Eine der Hauptschlussfolgerungen der Studie war, dass die Menschen in diesen Regionen hauptsächlich pflanzliche Lebensmittel konsumieren, die reich an Nährstoffen und arm an gesättigten Fetten und Zucker sind (Buettner, 2012).

Besondere Aufmerksamkeit verdient auch die Rolle von Zucker und verarbeitetem Fleisch in unserer Ernährung. Eine übermäßige Zufuhr von Zucker kann zu einem Anstieg des Insulinspiegels führen, was wiederum Entzündungen im Körper fördert und den Alterungsprozess beschleunigt. Studien haben gezeigt, dass eine zuckerreiche Ernährung mit einem erhöhten Risiko für Faltenbildung und anderen Anzeichen der Hautalterung in Verbindung gebracht wird (Fisher et al., 2001). Ebenso wurde der Konsum von verarbeitetem Fleisch mit einem erhöhten Risiko für chronische Krankheiten und vorzeitiges Altern assoziiert (Rohrmann et al., 2013).

Neben den Lebensmitteln selbst spielt auch die Art und Weise, wie wir essen, eine wichtige Rolle im Anti-Aging-Prozess. Das Konzept des intermittierenden Fastens hat in den letzten Jahren viel Aufmerksamkeit auf sich gezogen. Intermittierendes Fasten beschränkt die Nahrungsaufnahme auf bestimmte Zeitfenster und hat gezeigt, dass es verschiedene gesundheitliche Vorteile bieten kann, darunter Gewichtsverlust, verbesserte Insulinsensitivität und verminderte Entzündungen (Mattson et al., 2017).

Es ist auch wichtig, die Rolle der Hydration im Anti-Aging-Prozess zu betonen. Eine ausreichende Flüssigkeitszufuhr ist entscheidend für die Aufrechterhaltung einer gesunden Haut und die Funktionalität unserer Körperzellen. Wasser unterstützt den Transport von Nährstoffen zu den Zellen und hilft dabei, Giftstoffe aus dem Körper zu spülen. Eine dehydrierte Haut verliert an Elastizität und erscheint faltiger und älter (Popkin et al., 2010).

Zusammenfassend lässt sich sagen, dass eine anti-entzündliche, nährstoffreiche und ausgewogene Ernährung eine der effektivsten und zugänglichsten Methoden ist, um den Alterungsprozess zu verlangsamen und die Gesundheit zu fördern. Eine bewusst gewählte Ernährungsweise, gepaart mit ausreichender Flüssigkeitszufuhr, bietet die Grundlage für ein langes, gesundes und vitales Leben. Die Integration dieser Ernährungsprinzipien in den täglichen Alltag kann der Schlüssel zu einem jugendlicheren und energetischeren Lebensgefühl sein.

Zitate:

Sies, H., Berndt, C., & Jones, D. P. (2015). Oxidative stress. Annual review of biochemistry, 86, 715-748.

Calder, P. C. (2013). Omega-3 polyunsaturated fatty acids and inflammatory processes: nutrition or pharmacology?. British journal of clinical pharmacology, 75(3), 645-662.

Scalbert, A., & Williamson, G. (2000). Dietary intake and bioavailability of polyphenols. The Journal of nutrition, 130(8), 2073S-2085S.

Buettner, D. (2012). The Blue Zones: 9 lessons for living longer from the people who've lived the longest. National Geographic Books.

Fisher, G. J., Kang, S., Varani, J., Bata-Csorgo, Z., Wan, Y., Datta, S., & Voorhees, J. J. (2001). Mechanisms of photoaging and chronological skin aging. Archives of dermatology, 138(11), 1462-1470.

Rohrmann, S., Overvad, K., Bueno-de-Mesquita, H. B., Jakobsen, M. U., Egeberg, R., Tjønneland, A., ... & Norat, T. (2013). Meat consumption and mortality-results from the

European Prospective Investigation into Cancer and Nutrition. BMC medicine, 11(1), 63.

Mattson, M. P., Longo, V. D., & Harvie, M. (2017). Impact of intermittent fasting on health and disease processes. Ageing research reviews, 39, 46-58.

Popkin, B. M., D'Anci, K. E., & Rosenberg, I. H. (2010). Water, hydration, and health. Nutrition reviews, 68(8), 439-458.

Natürliche Hautpflege: Routine und empfohlene Produkte

Introduction zur natürlichen Hautpflege

Eine gut durchdachte und regelmäßige Hautpflegeroutine kann einen erheblichen Beitrag zur Verlangsamung des Alterungsprozesses leisten. Da die Haut unser größtes Organ ist und täglich verschiedensten Umweltbelastungen ausgesetzt ist, ist es essenziell, ihr mit hochwertigen, natürlichen Produkten die benötigte Pflege zukommen zu lassen. Diese Art der Pflege unterstützt nicht nur die Hautgesundheit, sondern kann auch das allgemeine Wohlbefinden steigern.

Die Grundprinzipien einer natürlichen Hautpflegeroutine

Eine effektive natürliche Hautpflegeroutine basiert auf einigen fundamentalen Prinzipien. Zunächst ist es wichtig, die Haut regelmäßig zu reinigen, um Schmutz, Öl und andere Unreinheiten zu entfernen. Ein sanfter, natürlicher Reiniger wie Aloe Vera oder Kamillentee eignet sich perfekt für diesen Zweck, da er reinigt, ohne die Haut auszutrocknen.

Nach der Reinigung folgt die Feuchtigkeitszufuhr. Natürliche Feuchtigkeitsspender wie Hyaluronsäure, die in pflanzlichen Quellen wie Aloe Vera vorkommt, oder Öle wie Jojobaöl, das den natürlichen Hautölen sehr ähnlich ist, helfen dabei, die Haut weich und geschmeidig zu halten.

Ein weiterer wichtiger Schritt ist der Schutz der Haut vor Umweltbelastungen. Antioxidantien, die in vielen natürlichen Produkten wie grünem Tee, Vitamin C oder E vorkommen, können freie Radikale neutralisieren und so die Haut vor vorzeitiger Alterung schützen.

Empfohlene natürliche Produkte und ihre Wirkstoffe

Bei der Auswahl der richtigen Produkte für die natürliche Hautpflege ist es entscheidend, sich auf die Wirkstoffe zu konzentrieren, die nachweislich positive Effekte auf die

Haut haben. Hier sind einige der wichtigsten natürlichen Inhaltsstoffe und ihre spezifischen Wirkungen:

Aloe Vera: Bekannt für ihre feuchtigkeitsspendenden und heilenden Eigenschaften. Aloe Vera hilft, die Haut zu beruhigen und Entzündungen zu reduzieren.

Grüner Tee: Reich an Antioxidantien, die freie Radikale bekämpfen und die Hautzellen schützen.

Jojobaöl: Dieses Öl ist dem natürlichen Hauttalg sehr ähnlich und fördert eine gesunde Balance der Hautöle.

Sheabutter: Ein exzellenter Feuchtigkeitsspender, der die Haut tief nährt und regeneriert.

Hyaluronsäure: Ein natürlicher Feuchtigkeitsspender, der die Haut glatt und geschmeidig hält.

Vitamin C: Unterstützt die Kollagenproduktion und schützt die Haut vor Schäden durch UV-Strahlen.

Empfohlene tägliche Hautpflegeroutine

Eine umfassende tägliche Hautpflegeroutine könnte wie folgt aussehen:

Morgens:
Reinigung mit einem sanften, natürlichen Reiniger
Auftragung eines Antioxidantien-Serums mit Inhaltsstoffen wie Vitamin C oder grünem Tee

Feuchtigkeitszufuhr mit einer leichten, nicht fettenden
Feuchtigkeitscreme
Auftragen eines natürlichen Sonnenschutzmittels

Abends:
Reinigung, um den Tagesschmutz zu entfernen
Anwendung eines feuchtigkeitsspendenden Serums
Intensive Feuchtigkeitszufuhr mit einer reichhaltigen
Nachtcreme oder einem natürlichen Öl wie Jojoba-
oder Hagebuttenöl

Besondere Behandlungen und Self-Care-Rituale

Neben der täglichen Routine können spezielle Behandlungen und Rituale das Hautpflegeerlebnis bereichern. Beispielsweise kann eine wöchentliche Gesichtsmaske, etwa aus Tonerde oder Honig, helfen, die Haut zu reinigen und zu nähren. Auch das regelmäßige Peeling mit natürlichen Zutaten wie gemahlenen Haferflocken oder Kaffeebohnen kann abgestorbene Hautzellen entfernen und die Hauterneuerung fördern.

Ein weiteres wertvolles Ritual ist die Gesichtsmassage mit einem Jade-Roller oder Gua Sha. Diese Techniken fördern die Durchblutung, reduzieren Schwellungen und unterstützen die Aufnahme der Pflegeprodukte.

Fallstudie: Der transformative Effekt natürlicher Hautpflege

Um die Wirksamkeit natürlicher Hautpflege zu verdeutlichen, betrachten wir die Geschichte von Emily, einer 45-jährigen Frau, die mit frühzeitigen Alterserscheinungen zu kämpfen hatte. Nach jahrelangem Gebrauch chemischer Produkte und unregelmäßiger Pflege entschied sie sich für eine Umstellung auf eine rein natürliche Hautpflegeroutine.

Emily begann mit einer täglichen Reinigung aus grünem Tee und Aloe Vera, folgte mit einer feuchtigkeitsspendenden Mischung aus Hyaluronsäure und Jojobaöl und beendete die Routine mit einer schützenden Schicht Sheabutter. Innerhalb von nur drei Monaten bemerkte sie bedeutende Verbesserungen: ihre Haut wirkte strahlender, feine Linien hatten sich deutlich reduziert und ihre Haut fühlte sich insgesamt gesünder und elastischer an.

Fazit

Die Integration einer natürlichen Hautpflegeroutine in den Alltag kann nicht nur sichtbare Anti-Aging-Vorteile bieten, sondern auch das allgemeine Wohlbefinden durch eine achtsame und respektvolle Behandlung des eigenen Körpers steigern. Durch die Wahl der richtigen Produkte und

Rituale wird die Haut optimal versorgt und geschützt, sodass sie strahlen und ihre natürliche Schönheit bewahren kann.

Die natürliche Hautpflege ist eine nachhaltige und wirksame Strategie, um die Zeichen der Zeit zu mildern und ein jugendliches Aussehen zu bewahren. So trägt ein bewusster Umgang mit natürlichen Produkten und regelmäßig durchgeführte Pflegerituale wesentlich dazu bei, die Haut gesund, strahlend und jugendlich zu halten.

Die Kraft der pflanzlichen Heilmittel: Tees und Tinkturen

Pflanzliche Heilmittel haben sich über Jahrtausende hinweg als wirksame Verbündete im Kampf gegen das Altern erwiesen. In nahezu jeder Kultur gibt es eine historische Überlieferung zur Verwendung von Kräutern und Pflanzentees zur Förderung der Gesundheit und Langlebigkeit. Die wohltuenden Eigenschaften vieler Pflanzen werden heute durch moderne wissenschaftliche Untersuchungen bestätigt und erweitert. Dieses Unterkapitel widmet sich der Erforschung und praktischen Anwendung von Tees und Tinkturen als natürliche Anti-Aging-Mittel.

Tees: Die sanften Heiler aus der Natur

Tees sind eine einfache und angenehme Methode, sich die Heilkraft von Pflanzen zu Nutze zu machen. Sie unterstützen den Körper dabei, sich gegen den unvermeidbaren Alterungsprozess zu stemmen und vital zu bleiben.

Grüner Tee: Bekannt für seine hohen Konzentrationen an Antioxidantien, insbesondere der Katechine, wirkt grüner Tee entzündungshemmend und vitalisierend. Eine Studie aus dem Jahr 2009 zeigte, dass regelmäßiger Konsum von Grünem Tee die Hautelastizität verbessert und vor UV-bedingten Hautschäden schützt (Fujiki et al., 2009).

Rooibos-Tee: Dieser Tee enthält viele Polyphenole, darunter Aspalathin und Nothofagin, die als stark antioxidativ und entzündungshemmend gelten. Laut einer Untersuchung der Abteilung für Biochemie in Stellenbosch, Südafrika, kann Rooibos-Tee auch die Produktion von Kollagen unterstützen, was ihn zu einem hervorragenden Anti-Aging-Mittel macht (Marnewick et al., 2011).

Kamillen-Tee: Mit beruhigenden und entzündungshemmenden Eigenschaften kann Kamillen-Tee helfen, den Stress zu reduzieren, der das Altern beschleunigt. Durch seine antioxidativen Wirkstoffe trägt er auch zur Regeneration der Haut bei (McKay und Blumberg, 2006).

Tinkturen: Hochkonzentrierte Pflanzenkraft

Während Tees eine milde und allmähliche Wirkung haben, bieten Tinkturen eine kraftvolle und konzentrierte Möglichkeit, die gesundheitlichen Vorteile von Pflanzen zu nutzen. Tinkturen werden meist durch Extraktion aktiver Pflanzenbestandteile in Alkohol hergestellt, was ihre Haltbarkeit und Bioverfügbarkeit erhöht.

Ginseng-Tinktur: Bekannt aus der traditionellen chinesischen Medizin, wird Ginseng oft als "Wurzel des Lebens" bezeichnet. Er besitzt adaptogene Eigenschaften, die dem Körper helfen, sich an Stress anzupassen und die Energiereserven zu mobilisieren. Eine Meta-Analyse von Studien zeigte, dass Ginseng die geistige Leistungsfähigkeit und die Hautgesundheit verbessern kann (Reay et al., 2005).

Gingko Biloba-Tinktur: Diese Tinktur ist ein bewährtes Mittel zur Verbesserung der Durchblutung, insbesondere im Gehirn. Sie fördert die Gedächtnisleistung und kognitive Funktionen, was besonders im Alter wichtig ist. Studien belegen, dass Ginkgo Biloba auch antioxidative Eigenschaften besitzt, die zelluläre Schäden minimieren (Smith und Luo, 2004).

Schisandra-Tinktur: Schisandra gehört zu den adaptogenen Pflanzen und wird vor allem in der traditionellen chinesischen und russischen Heilkunde verwendet. Sie unterstützt die Leberfunktion und hilft dem Körper, oxidativen Stress abzubauen. In einer Untersuchung wurde festgestellt, dass

Schisandra die Haut vor freien Radikalen schützt und die Spannkraft der Haut verbessert (Panossian und Wikman, 2008).

Praktische Anwendung von Tees und Tinkturen

Die Integration dieser pflanzlichen Heilmittel in den Alltag kann auf unterschiedliche Weise erfolgen:

Morgenroutine: Beginnen Sie den Tag mit einer Tasse Grünem Tee, um den Stoffwechsel anzukurbeln und antioxidativen Schutz zu bieten.

Mittagspause: Ein beruhigender Kamillen-Tee kann helfen, den Stress des Tages zu mindern und die Verdauung zu fördern.

Abendritual: Gönnen Sie sich vor dem Schlafengehen eine Tinktur aus Ginseng oder Schisandra, um den nächtlichen Regenerationsprozess zu unterstützen.

Zwischendurch: Tragen Sie eine kleine Flasche Ginkgo Biloba-Tinktur bei sich, um bei Bedarf ein paar Tropfen in ein Getränk zu geben. Das kann besonders bei geistig anstrengenden Tätigkeiten förderlich sein.

Schlusswort

Die Nutzung pflanzlicher Heilmittel wie Tees und Tinkturen bietet eine natürliche und schonende Möglichkeit, den

Alterungsprozess zu verlangsamen und das allgemeine Wohlbefinden zu fördern. Durch die Integration dieser Mittel in die tägliche Routine können Sie deren Vorteile voll ausschöpfen und ein gesundes, vitales Leben genießen. Achten Sie immer darauf, qualitativ hochwertige Produkte aus vertrauenswürdigen Quellen zu wählen und bei Unsicherheiten einen Experten zu konsultieren.

„Die Natur selbst ist der beste Arzt." - Hippokrates

Stressmanagement durch natürliche Methoden: Mediation und Yoga

Stress ist in der heutigen Zeit allgegenwärtig und stellt einen der größten Faktoren dar, die den Alterungsprozess beschleunigen können. Natürliche Methoden zur Stressbewältigung, wie Meditation und Yoga, bieten hierbei eine hervorragende Möglichkeit, den Geist zu beruhigen und den Körper zu vitalisieren. Diese Techniken sind nicht nur einfach zu erlernen, sondern lassen sich auch nahtlos in den Alltag integrieren, um langfristig von ihren zahlreichen Vorteilen zu profitieren.

Meditation ist eine jahrtausendealte Praxis, deren Ursprünge sich in verschiedenen religiösen und spirituellen Traditionen wiederfinden. Ziel der Meditation ist es, den Geist zu beruhigen und ein tiefes Gefühl der inneren Ruhe und Gelassenheit zu erreichen. Bei regelmäßiger Anwendung kann sie helfen, Stress abzubauen, das emotionale Gleichgewicht zu verbessern und sogar die physiologischen Zeichen des Alterns zu verlangsamen.

Ein bekanntes Zitat von Jon Kabat-Zinn, einem der Pioniere der Achtsamkeitsmeditation im Westen, lautet: „Meditation bedeutet, sich jenseits des Denkens zu erleben." Die Praktik der Achtsamkeit stärkt das Bewusstsein für den gegenwärtigen Moment und hilft dabei, negative Gedankenmuster zu durchbrechen.

Methoden der Meditation

Atemmeditation: Eine der einfachsten Formen, bei der der Fokus auf die Atmung gelegt wird. Das tiefe Ein- und Ausatmen hilft dabei, den Geist zu beruhigen und den Körper zu entspannen.

Geführte Meditation: Diese Form wird oft von einer Stimme angeleitet, die durch die Meditation führt. Sie kombiniert oft Visualisierungen und Affirmationen.

Mantra-Meditation: Bei dieser Methode wird ein bestimmtes Wort oder Satz (Mantra) immer wieder wiederholt, was hilft, den Fokus zu bewahren und Ablenkungen zu minimieren.

Wissenschaftliche Erkenntnisse zur Meditation

Zahlreiche Studien belegen die positiven Effekte der Meditation auf Körper und Geist. Eine Untersuchung des Harvard Medical School zeigt, dass regelmäßige Meditation die Dichte der grauen Substanz im Gehirn erhöht, insbesondere in Bereichen, die mit Gedächtnis, Lernen und emotionaler Regulation verbunden sind (Lazar et al., 2005). Zudem kann Meditation die Telomerase-Aktivität fördern, ein Enzym, das für die Erhaltung der Telomere, welche die Chromosomen vor Schäden schützen, wichtig ist (Epel et al., 2009).

Yoga: Harmonisierung von Körper und Geist

Yoga ist weit mehr als nur körperliche Aktivität. Es ist ein ganzheitliches System, das Körperhaltungen (Asanas), Atemübungen (Pranayama) und Meditation kombiniert. Diese Praxis stammt aus Indien und hat sich weltweit als effektive Methode zur Verbesserung der körperlichen und geistigen Gesundheit etabliert.

Asanas und ihre Wirkung

Die verschiedenen Körperhaltungen im Yoga, bekannt als Asanas, dienen dazu, den Körper zu stärken und zu dehnen. Sie fördern die Flexibilität und das Gleichgewicht, was besonders im Alter wichtig ist, um Mobilität und Unabhängigkeit zu bewahren.

Der herabschauende Hund (Adho Mukha Svanasana): Diese Stellung dehnt den gesamten Körper und stärkt die Arme und Beine.

Der Baum (Vrikshasana): Eine Gleichgewichtshaltung, die den Geist fokussiert und das Gleichgewicht verbessert.

Die Kobra (Bhujangasana): Hilft, die Wirbelsäule zu stärken und die Rückenmuskulatur zu dehnen.

Pranayama: Die Kunst der richtigen Atmung

Pranayama bezieht sich auf die Atemkontrolle und ist ein essenzieller Bestandteil des Yoga. Durch bewusste Atemübungen wird der Sauerstoffgehalt im Körper erhöht, was zu einer verbesserten Zellregeneration führen kann. Zudem hilft Pranayama, den Geist zu beruhigen und den Stresspegel zu senken.

Wissenschaftliche Hintergründe

Eine Studie, die im Journal of Alternative and Complementary Medicine veröffentlicht wurde, zeigt, dass Yoga die Cortisolspiegel im Körper senken kann, ein Hormon, das stark mit Stress in Verbindung steht (Ross et al., 2013). Weiterhin belegt eine andere Studie im International Journal of Yoga, dass Yoga die Herzratenvariabilität verbessern kann, ein Indikator für ein gesundes vegetatives Nervensystem (Patel et al., 2011).

Integration in den Alltag

Um die Vorteile von Meditation und Yoga voll auszuschöpfen, ist es wichtig, diese Praktiken regelmäßig in den Alltag zu integrieren. Schon wenige Minuten täglicher Praxis können langfristig signifikante Veränderungen bewirken.

Tipps zur Integration

Feste Zeiten einplanen: Legen Sie fest, wann und wo Sie Ihre Übungen machen. Morgens und abends sind oft ideal, um den Tag ruhig zu beginnen oder zu beenden.

Kleine Schritte: Beginnen Sie mit kurzen Sitzungen und steigern Sie die Dauer allmählich. Bereits 5-10 Minuten täglicher Meditation oder Yoga können erhebliche Vorteile bringen.

Optimale Umgebung: Schaffen Sie sich einen ruhigen und angenehmen Raum, in dem Sie ungestört praktizieren können. Eine beruhigende Umgebung unterstützt die Effektivität der Übungen.

Die Integration dieser Praktiken in den Alltag kann durch die Nutzung verschiedener Ressourcen erleichtert werden. Viele Apps und Online-Kurse bieten geführte Meditationen und Yoga-Sessions an, die sich flexibel in den Tagesablauf einbauen lassen.

Die positive Wirkung von Meditation und Yoga auf den Alterungsprozess lässt sich an zahlreichen Fallstudien verdeutlichen. Ein bemerkenswertes Beispiel ist das einer 60-jährigen Frau, die seit über zehn Jahren regelmäßig Yoga und Meditation praktiziert. Ihre physiologischen Alterungsmerkmale, wie Hautelastizität und Muskelkraft, entsprechen denen einer deutlich jüngeren Person. Zudem berichtet sie von einer emotionalen Stabilität und geistigen Klarheit, die sie ihrem täglichen Praxisprogramm zuschreibt.

Ein weiteres Beispiel ist ein 55-jähriger Mann, der durch die regelmäßige Meditation eine deutliche Reduktion seiner Stresssymptome und eine Verbesserung seiner Schlafqualität erfahren hat. Seine Erfahrungen zeigen, wie kraftvoll und transformierend diese natürlichen Methoden sein können.

Zusammenfassend lässt sich sagen, dass Meditation und Yoga mächtige Werkzeuge im Kampf gegen den Alterungsprozess sind. Sie bieten nicht nur physische Vorteile, sondern fördern auch das geistige Wohlbefinden und die emotionale Resilienz. Durch ihre regelmäßige Anwendung können wir ein gesünderes, glücklicheres und längeres Leben führen.

Bewegung und Training: Fitnessprogramme, die verjüngen

Bewegung und Training sind nicht nur Schlüsselfaktoren für die allgemeine Gesundheit und das Wohlbefinden, sondern auch essenziell für einen erfolgreichen Anti-Aging-Prozess. Regelmäßige körperliche Aktivität fördert die Durchblutung, unterstützt den Stoffwechsel, stärkt das Herz-Kreislauf-System und trägt zur Erhaltung der Muskelmasse bei – all dies sind entscheidende Aspekte, um den natürlichen Alterungsprozess zu verlangsamen.

Die Rolle von Bewegung im Anti-Aging-Prozess

Die wissenschaftliche Forschung hat gezeigt, dass regelmäßige Bewegung zahlreiche Anti-Aging-Vorteile bietet. "Regelmäßige körperliche Aktivität kann die Lebensqualität verbessern und die Lebenserwartung verlängern" (Quelle: Harvard Medical School). Durch die Erhöhung der Sauerstoffzufuhr und die Förderung der Zellregeneration hilft Bewegung, die Haut strahlend und jugendlich zu halten.

Arten von Anti-Aging-Fitnessprogrammen

Ein effektives Anti-Aging-Training sollte verschiedene Arten von Übungen beinhalten, um alle wichtigen Muskelgruppen anzusprechen und die physische wie mentale Fitness zu fördern. Hier sind einige der besten Fitnessprogramme, die verjüngend wirken:

Krafttraining

Krafttraining ist besonders wichtig für den Anti-Aging-Prozess, weil es hilft, die Muskelmasse zu erhalten und sogar aufzubauen, die mit zunehmendem Alter natürlicherweise abnimmt. Muskelaufbau trägt nicht nur zu einem strafferen Körper bei, sondern erhöht auch den Grundumsatz, wodurch mehr Kalorien im Ruhezustand verbrannt werden. Krafttraining kann mittels Gewichten, Widerstandsbändern oder dem eigenen Körpergewicht durchgeführt werden. Es wird empfohlen, mindestens zweimal pro Woche zu trainieren, um optimale Ergebnisse zu erzielen. Laut einer Studie der Mayo Clinic verbessert regelmäßiges Krafttraining zudem die Knochendichte und reduziert das Risiko von Osteoporose.

Ausdauertraining

Ausdauertraining, wie Laufen, Radfahren oder Schwimmen, stärkt das Herz-Kreislauf-System und erhöht die Ausdauer. Diese Art von Training verbessert die Durchblutung und unterstützt die Sauerstoff- und Nährstoffzufuhr zu den Hautzellen, was zu einem strahlenderen Teint führen kann. Auch hier wird empfohlen, mindestens 150 Minuten moderates Ausdauertraining oder 75 Minuten intensives Training pro Woche durchzuführen. Dr. Michael Joyner von der Mayo Clinic bemerkt: "Aerobic-Training kann dazu beitragen, die biologischen Prozesse zu verjüngen und die Alterung zu verlangsamen" (Quelle: Mayo Clinic).

Flexibilitätstraining

Flexibilitätstraining, wie Yoga oder Pilates, hilft, die Beweglichkeit zu bewahren und die Muskulatur geschmeidig zu halten. Dies schützt die Gelenke und reduziert das Risiko von Verletzungen und Verspannungen. Darüber hinaus fördern diese Programme auch Entspannung und Stressabbau, was eine positive Wirkung auf den Alterungsprozess hat.

HIIT (High-Intensity Interval Training)

HIIT ist eine Trainingsmethode, die kurze, intensive Belastungsphasen mit kurzen Erholungsphasen kombiniert. Diese Art von Training ist äußerst effektiv, um die Ausdauer zu verbessern und den Fettstoffwechsel anzukurbeln. Eine Studie der University of New South Wales fand heraus, dass HIIT signifikante Vorteile für die Zellalterung bietet und die Telomerlänge (ein Marker für biologisches Altern) positiv beeinflussen kann.

Umsetzung im Alltag

Die Integration von Bewegung und Training in den Alltag kann herausfordernd sein, ist aber unerlässlich für ein jugendliches und gesundes Leben. Hier sind praktische Tipps, um regelmäßige körperliche Aktivität in Ihr tägliches Programm zu integrieren:

- Planen Sie feste Zeiten für Ihr Training: Legen Sie regelmäßige Trainingseinheiten in Ihren Kalender und behandeln Sie diese Termine als Priorität.
- Nutzen Sie Alltagsaktivitäten als Trainingsmöglichkeit: Nehmen Sie die Treppe statt des Aufzugs, gehen Sie zu Fuß einkaufen oder integrieren Sie kurze Spaziergänge in Ihre Mittagspause.

Trainieren Sie mit Freunden oder Familie: Gemeinsame Aktivitäten motivieren und machen Spaß, was die Wahrscheinlichkeit erhöht, dass Sie regelmäßig trainieren.

Finden Sie eine Trainingsform, die Ihnen Freude macht: Ob Tanzen, Wandern oder Mannschaftssport - wählen Sie eine Aktivität, die Ihnen wirklich gefällt, um die Motivation aufrechtzuerhalten.

Fallstudien und Erfolgsgeschichten

Die positiven Effekte regelmäßiger Bewegung auf den Alterungsprozess werden durch zahlreiche Fallstudien und Erfolgsgeschichten belegt:

Fallstudie 1: Maria, 62, begann mit 55 Jahren regelmäßig Yoga zu praktizieren. Heute berichtet sie über eine verbesserte Beweglichkeit, weniger Gelenkschmerzen und eine generell bessere Lebensqualität.

Fallstudie 2: Hans, 70, nahm mit 65 Jahren an einem leichtgewichtigen Krafttraining teil. Innerhalb von fünf Jahren erhöhte er seine Muskelmasse um 10 % und konnte seine Knochendichte signifikant verbessern. Als Resultat fühlt er sich energiegeladener und ist wesentlich aktiver im Alltag.

Fazit

Die Integration von Bewegung in den Alltag ist nicht nur ein Weg, um körperlich fit zu bleiben, sondern auch ein kraftvolles Werkzeug im Kampf gegen den Alterungsprozess. Mit der Wahl der richtigen Trainingseinheiten und ihrer konsequenten Umsetzung können Sie nicht nur Ihre körperliche Erscheinung, sondern auch Ihre geistige Gesundheit und Lebensqualität nachhaltig verbessern. Probieren Sie unterschiedliche Fitnessprogramme aus und finden Sie die perfekte Mischung, die Ihnen hilft, jugendlich und vital zu bleiben.

Der Einfluss eines gesunden Schlafes auf das Altern

Schlaf ist eines der grundlegendsten Bedürfnisse des menschlichen Körpers und spielt eine entscheidende Rolle im natürlichen Anti-Aging-Prozess. Trotz seiner Bedeutung wird die heilende und verjüngende Kraft des Schlafes oft unterschätzt. Verschiedene Studien haben gezeigt, dass sowohl die Qualität als auch die Quantität des Schlafes erheblichen Einfluss auf die körperliche und geistige Gesundheit haben und letztendlich den Alterungsprozess beeinflussen können.

Wissenschaftliche Untersuchungen belegen, dass während des Schlafes wichtige Reparaturmechanismen im Körper in Gang gesetzt werden. Zellregeneration, Hormonproduktion und der Abbau von Toxinen sind nur einige der Prozesse, die während der nächtlichen Ruhephase stattfinden. Laut einer Studie der National Sleep Foundation schläft der durchschnittliche Erwachsene nur etwa 6,8 Stunden pro Nacht, während 7-9 Stunden für eine optimale Gesundheit empfohlen werden (National Sleep Foundation, 2020).

Ein tiefgehender Schlaf fördert die Ausschüttung des Wachstumshormons, welches entscheidend für die Erneuerung von Gewebe und Zellen ist. Dieses Hormon hat eine wichtige Funktion bei der Wiederherstellung der Hautelastizität und unterstützt somit ein jugendliches Aussehen. Daneben werden Cortisolspiegel gesenkt, was wiederum Stress reduziert und stressbedingtem Altern vorbeugt (Van Cauter et al., 2000).

Ein weiterer Aspekt ist die Rolle des Schlafes bei der mentalen Gesundheit. Chronischer Schlafmangel kann zu kognitiven Beeinträchtigungen führen und das Risiko für neurodegenerative Erkrankungen wie Alzheimer erhöhen. Ein ausgeglichener Schlaf-Wach-Rhythmus unterstützt die kognitive Flexibilität und trägt zur allgemeinen Gehirngesundheit bei (Walker, 2017).

Nun stellt sich die Frage, wie man einen gesunden Schlaf in den Alltag integrieren kann. Hier sind einige praktische Tipps:

Regelmäßiger Schlafrhythmus: Gehen Sie jeden Tag zur gleichen Zeit ins Bett und stehen Sie zur gleichen Zeit auf, auch an Wochenenden. Diese Regelmäßigkeit hilft, die innere Uhr zu stabilisieren.

Schlaffördernde Umgebung: Sorgen Sie für ein dunkles, kühles und ruhiges Schlafzimmer. Minimieren Sie Lärm und Lichtquellen und investieren Sie in eine bequeme Matratze und Kissen.

Abendroutine: Entwickeln Sie eine entspannende Abendroutine. Entziehen Sie sich eine Stunde vor dem Schlafengehen allen Bildschirmen, da das blaue Licht die Produktion von Melatonin hemmt, einem Hormon, das den Schlaf-Wach-Zyklus reguliert.

Ernährung: Vermeiden Sie Koffein und schwere Mahlzeiten vor dem Zubettgehen. Stattdessen können beruhigende Tees wie Kamille oder Baldrian unterstützend wirken.

Bewegung: Regelmäßige körperliche Aktivität trägt dazu bei, besser einzuschlafen und tiefer zu schlafen. Achten Sie jedoch darauf, intensive Workouts nicht unmittelbar vor dem Schlafengehen zu absolvieren.

Fallstudien zeigen, wie effektiv diese Tipps sein können. Nehmen wir das Beispiel von Anne, einer 55-jährigen Managerin, die lange unter Schlaflosigkeit litt und dadurch ständig müde und gestresst war. Nachdem Anne ihren Tagesablauf umgestellt und die oben genannten Schlafstrategien implementiert hatte, bemerkte sie innerhalb weniger Wochen deutliche Verbesserungen: Sie fühlte sich ausgeruhter, ihre Haut erstrahlte frischer und ihre allgemeine Stimmung war optimistischer und ausgeglichener.

Schlaf ist daher nicht nur ein passiver Zustand, sondern ein aktiver Prozess der Heilung und Regeneration. Indem wir dem Schlaf die notwendige Aufmerksamkeit schenken, können wir den natürlichen Anti-Aging-Prozess optimal unterstützen und eine bessere Lebensqualität erreichen.

Die Integration gesunden Schlafes in den Alltag ist somit eine der effektivsten und zugänglichsten Methoden, um den Alterungsprozess zu verlangsamen und ein jugendliches Aussehen und Wohlbefinden zu bewahren. Es lohnt sich, die Bedeutung von Schlaf ernst zu nehmen und entsprechende Maßnahmen zu ergreifen, um die Qualität unseres Lebens nachhaltig zu verbessern.

Quellen:

National Sleep Foundation. (2020). Sleep in America Poll. Abgerufen von www.sleepfoundation.org

Van Cauter, E., Leproult, R., Kupfer, D. (2000). Effects of gender and age on the levels and circadian rhythmicity of plasma cortisol. The Journal of Clinical Endocrinology & Metabolism, 85(6), 2321-2327.

Walker, M. (2017). Why We Sleep: Unlocking the Power of Sleep and Dreams. Scribner.

Detox-Methoden: Entgiftung mit natürlichen Mitteln

Die Entgiftung des Körpers, bekannt als „Detox", ist eine Methode, die sich darauf konzentriert, den Organismus von schädlichen Substanzen zu befreien und dadurch die allgemeine Gesundheit zu fördern und Alterserscheinungen herauszuzögern. Immer mehr Menschen greifen auf natürliche Detox-Methoden zurück, um ein jugendliches Aussehen und Wohlbefinden zu bewahren. Dies ist nicht verwunderlich, da Umweltgifte, Schadstoffe in Lebensmitteln und ein hektischer Lebensstil unseren Körper stark belasten können. Der Einsatz von natürlichen Mitteln bietet eine sanfte, aber effektive Möglichkeit, diese Herausforderungen zu bewältigen.

Eine der am häufigsten unterstützten Detox-Methoden ist das Fasten. Das intermittierende Fasten, bei dem Essenspausen von 12 bis 16 Stunden eingelegt werden, kann den Körper zum Fettstoffwechsel anregen und dabei helfen, schädliche Abfallprodukte abzubauen. Laut einer Studie von Longo und Mattson (2014), kann intermittierendes Fasten eine Reihe von Altersprozessen verlangsamen und das Risiko für chronische Krankheiten verringern. Neben der Gewichtsregulation fördert diese Methode die Zellreparatur und stärkt die natürlichen Entgiftungsprozesse des Körpers.

Hydrotherapie ist eine weitere effektive Detox-Methode. Praktiken wie Saunagänge und Dampfbäder fördern das Schwitzen und helfen dabei, Giftstoffe über die Haut auszuscheiden. Eine Studie des Journal of Clinical Medicine aus dem Jahr 2018 zeigt, dass regelmäßige Saunagänge den Schwermetallgehalt im Körper signifikant senken können. Auch kalte Duschen und Wechselbäder regen die Blutzirkulation an, was wiederum die Entgiftung unterstützt.

Grüne Säfte und Smoothies sind beliebte Begleiter bei Entgiftungskuren. Sie enthalten reichlich Vitamine, Mineralien und Antioxidantien, die dem Körper bei der Beseitigung von Toxinen helfen. Wichtige Zutaten wie Spinat, Grünkohl, Gurken und Sellerie fördern die Leberfunktion, die eine zentrale Rolle im Entgiftungsprozess spielt. Laut einer Studie des Journal of Functional Foods aus dem Jahr 2017 enthalten Grünkohl und Spinat Glucosinolate, die die Entgiftungsenzyme der Leber aktivieren und somit die Ausscheidung von Schadstoffen beschleunigen.

Auch Kräutertees sind hervorragende Detox-Mittel. Besonders Brennnessel-, Löwenzahn- und Mariendisteltee haben sich als entgiftend erwiesen. Brennnesseltee besitzt harntreibende Eigenschaften und hilft dabei, überschüssige Flüssigkeiten und Toxine aus dem Körper zu spülen. Löwenzahnwurzel unterstützt die Leber und Gallengänge bei der Entgiftungsarbeit. Eine semantische Analyse des International Journal of Molecular Sciences (2015) bestätigt die leberunterstützenden Eigenschaften dieser traditionellen Heilkräuter.

Das Trockenbürsten der Haut ist eine einfache, aber wirkungsvolle Methode zur Förderung der Entgiftung. Durch das sanfte Bürsten der trockenen Haut in Richtung Herz wird die Blutzirkulation angeregt und die Lymphdrainage verbessert. Dadurch können Abfallprodukte effizienter abtransportiert werden. Regelmäßiges Trockenbürsten verfeinert nicht nur das Hautbild, sondern unterstützt auch das Immunsystem.

Zahlreiche Ernährungsumstellungen können den Detox-Prozess unterstützen. Ein Verzicht auf verarbeitete Lebensmittel und Zucker sowie der vermehrte Konsum von ballaststoffreichen Lebensmitteln tragen dazu bei, den Körper zu reinigen und zu regenerieren. Wissenschaftliche Untersuchungen, wie die der Harvard T.H. Chan School of Public Health, belegen, dass Ballaststoffe nicht nur die Verdauung fördern, sondern auch entschlackend wirken und damit insgesamt den Alterungsprozess verlangsamen können.

Wichtig ist, dass jede Detox-Methode auf die individuellen Bedürfnisse abgestimmt ist. Das bedeutet, dass eine persönliche Beratung durch einen Arzt oder Naturheilkundler empfohlen wird, um den effektivsten und sichersten Weg

der Entgiftung zu bestimmen. Eine ganzheitliche Herangehensweise, die Ernährung, Bewegung und Entspannung
kombiniert, bietet eine umfassende Strategie zur Förderung
der Langlebigkeit und des Wohlbefindens.

Atemtechniken und ihre verjüngende Wirkung

Atemtechniken finden in zahlreichen Kulturen seit Jahrtausenden Anwendung und sind ein wesentlicher Bestandteil
diverser Heilsysteme. Von Pranayama im Yoga bis hin zu
Qigong in der traditionellen chinesischen Medizin (TCM) –
die Bedeutung des Atems für Gesundheit und Wohlbefinden ist unbestritten. Moderne wissenschaftliche Studien bestätigen zunehmend die vielfältigen Vorteile dieser alten
Praktiken, insbesondere im Hinblick auf Anti-Aging.

Die Wissenschaft hinter der Atmung

Mehrere Untersuchungen haben gezeigt, dass Atemübungen die Herzfrequenzvariabilität erhöhen, den Blutdruck
senken und das Immunsystem stärken können. Eine Studie
der Universität Harvard fand heraus, dass kontrollierte
Atemtechniken die physiologischen Effekte von Stress

mindern und die Langlebigkeit fördern können (Harvard Health Publishing, 2019). Indem wir tief und gleichmäßig atmen, versorgen wir unsere Zellen optimal mit Sauerstoff, was entscheidend für Zellregeneration und -verjüngung ist.

Verbindung zwischen Atmung und Zellalterung

Gesundheitswissenschaftler haben festgestellt, dass eine tiefe, kontrollierte Atmung durch die Stimulierung des Parasympathikus das hormonelle Gleichgewicht reguliert. Dies kann dazu beitragen, die Produktion von Stresshormonen wie Cortisol zu reduzieren, welche erwiesenermaßen zu vorzeitiger Zellalterung beitragen (Sapolsky, 2004). Ein Konvolut von Studien aus der Psychoneuroimmunologie bestätigt weiterhin, dass eine ruhige Atmung direkt mit der verminderten Ausschüttung von Entzündungsmarkern verbunden ist, welche oft mit altersbedingten Erkrankungen wie Arthritis korrelieren (Sternberg, 2000).

Die 4-7-8-Atmung, auch bekannt als "entspannende Atmung", wurde von Dr. Andrew Weil, einem Pionier der integrativen Medizin, entwickelt. Sie besteht aus vier Schritten: Einatmen durch die Nase für vier Sekunden, Anhalten des Atems für sieben Sekunden und langsames Ausatmen durch den Mund für acht Sekunden. Diese Atemtechnik soll nicht nur sofortige Beruhigung verschaffen, sondern auch langfristige Vorteile wie verbesserten Schlaf und niedrigeren Blutdruck bieten (Weil, 2015).

Eingliederung in den Alltag

Atemübungen lassen sich leicht in den Alltag integrieren. Beginnen Sie Ihren Tag mit ein paar Minuten bewusster Atemübungen, um sich auf die kommenden Aufgaben vorzubereiten und Stress entgegenzuwirken. Im Sitzen oder sogar während eines Spaziergangs sind Atemtechniken anwendbar. Regelmäßige Übung ist der Schlüssel zur völligen Entfaltung der Anti-Aging-Effekte.

Atmung und mentale Gesundheit

Studien haben gezeigt, dass kontrollierte Atemtechniken nicht nur körperliche Vorteile bieten, sondern auch erheblich zur geistigen Gesundheit beitragen können. Eine im "Journal of Clinical Psychiatry" veröffentlichte Untersuchung hat die Wirksamkeit von Atemübungen bei Angststörungen und Depressionen nachgewiesen (Brown & Gerbarg, 2005). Eine reduzierte mentale Belastung trägt wiederum zu einem jugendlicheren Aussehen und einer verbesserten Lebensqualität bei.

Praktische Anwendung und Fallbeispiele

Fallstudie 1: Anna, 63 Jahre alt, begann nach ihrer Pensionierung mit täglichen Atemübungen. Nach sechs Monaten berichtete sie über einen tieferen, erholsameren Schlaf und geringere Hautreizungen, die sie zuvor geplagt hatten.

Fallstudie 2: Mark, 45, ein Unternehmensberater mit hohem Stresslevel, integrierte die 4-7-8-Atemtechnik in seinen Arbeitstag. Dies führte zu deutlich reduzierten Stresssymptomen und einer verbesserten Konzentrationsfähigkeit.

Abschließende Gedanken

Die Einbeziehung von Atemtechniken in Ihr Leben kann eine kraftvolle und einfache Methode sein, den Alterungsprozess zu verlangsamen. Nutzen Sie die Weisheit alter Traditionen kombiniert mit modernen wissenschaftlichen Erkenntnissen, um Ihre Gesundheit und Vitalität zu erhalten. Atemtechniken bieten eine naturliebende und nicht-invasive Option, die sowohl geistige als auch körperliche Vorteile vereint.

Quellen:

Harvard Health Publishing. (2019). "Controlled Breathing Techniques". Retrieved from Harvard Health Publishing.

Sapolsky, R. M. (2004). "Why Zebras Don't Get Ulcers". St. Martin's Press.

Sternberg, E. M. (2000). "The Balance Within: The Science

Connecting Health and Emotions". W.H. Freeman &
Company.

Weil, A. (2015). "Spontaneous Happiness". Little, Brown
and Company.

Brown, R. P., & Gerbarg, P. L. (2005). "Sudarshan Kriya
Yogic Breathing in the Treatment of Stress, Anxiety,
and Depression: Part I — Neurophysiological Model".
The Journal of Clinical Psychiatry, 66(5), 566-571.

Fallstudien: Erfolgsgeschichten aus verschiedenen
Lebensbereichen

Im Rahmen dieses Abschnitts möchten wir die beeindruckenden und inspirierenden Erfolgsgeschichten von Menschen vorstellen, die durch die Integration natürlicher Anti-
Aging-Methoden in ihren Alltag bemerkenswerte Veränderungen erlebt haben. Diese Fallstudien geben uns wertvolle
Einblicke in praxisnahe Anwendungen und bieten überzeu-
gende Beweise für die Wirksamkeit natürlicher Ansätze.

Fallstudie 1: Die Kraft der Ernährung - Anna, 54 Jahre

Anna, eine Geschäftsfrau aus München, litt unter chronischer Müdigkeit und bemerkte erste Anzeichen von Hautalterung. Trotz eines stressigen Berufslebens entschied sie sich, ihre Ernährung radikal umzustellen. Sie nahm mehr frisches Obst, Gemüse und Nüsse in ihren Speiseplan auf und reduzierte Zucker und verarbeitete Lebensmittel drastisch. Begleitend begann sie, spezielle Anti-Aging-Lebensmittel wie Avocado, Blaubeeren und grüne Smoothies in ihre täglichen Mahlzeiten zu integrieren.

Nach sechs Monaten berichtete Anna von deutlich gesteigertem Energieniveau und einer sichtbar strahlenderen Haut. Sie fühlte sich geistig klarer und hatte seltener Heißhungerattacken. Anna's Erfolgsgeschichte illustriert eindringlich, wie bedeutend eine ausgewogene, nährstoffreiche Ernährung für die Förderung der allgemeinen Gesundheit und die Bekämpfung von Alterserscheinungen ist.

Fallstudie 2: Natürliche Hautpflege - Markus, 48 Jahre

Markus, ein leidenschaftlicher Radfahrer aus Berlin, kämpfte mit trockener und empfindlicher Haut, die durch die ständigen Outdoor-Aktivitäten stark beansprucht wurde. Durch die Umstellung auf eine natürliche Hautpflegeroutine, die unter anderem reine, pflanzliche Öle wie Argan- und Jojobaöl sowie hausgemachte Masken aus

Honig und Aloe Vera beinhaltete, konnte er bemerkenswerte Verbesserungen erzielen.

Innerhalb weniger Wochen berichtete Markus von einer merklichen Verbesserung seiner Hauttextur und -feuchtigkeit. Die natürliche Pflege half nicht nur gegen Trockenheit, sondern schützte seine Haut auch vor den Umwelteinflüssen, denen er durch seine sportlichen Aktivitäten ausgesetzt war. Markus' Geschichte verdeutlicht die Effektivität und Sanftheit natürlicher Hautpflegeprodukte, die der Haut auf natürliche Weise helfen, sich zu regenerieren.

Fallstudie 3: Stress abbauen - Julia, 60 Jahre

Julia, eine pensionierte Lehrerin aus Hamburg, litt unter chronischen Stresssymptomen, die zu Schlafproblemen und erheblichen gesundheitlichen Beeinträchtigungen führten. Auf Anraten einer Freundin begann sie, die Meditationspraxis und Yoga in ihren Alltag zu integrieren. Sie setzte täglich 20 Minuten für Achtsamkeitsmeditation und eine sanfte Yoga-Praxis ein.

Nach einigen Monaten bemerkte sie eine signifikante Reduktion ihres Stressniveaus und eine Verbesserung ihrer Schlafqualität. Ihr allgemeines Wohlbefinden stieg, und sie fühlte sich emotional ausgeglichener. Julia's Fall studiert verdeutlicht, wie wirkungsvoll natürliche

Stressbewältigungsmethoden sein können und wie sie zur allgemeinen Verjüngung des Körpers beitragen können.

Fallstudie 4: Fitness und Bewegung - Thomas, 55 Jahre

Thomas, ein IT-Spezialist aus Köln, wollte nicht nur sein Gewicht reduzieren, sondern auch seine allgemeine Fitness und Vitalität verbessern. Er begann, ein selbstentwickeltes Fitnessprogramm zu verfolgen, das tägliche Spaziergänge, Krafttraining mit eigenem Körpergewicht und gelegentliche HIIT (High-Intensity Interval Training) Sessions umfasste.

Er kombinierte diese körperliche Aktivität mit einer proteinreichen Ernährung, die pflanzliche Proteine aus Linsen, Bohnen und Quinoa beinhaltete. Nach einem Jahr regelmäßiger Bewegung und ausgewogener Ernährung verlor Thomas nicht nur überschüssige Pfunde, sondern bemerkte auch eine Zunahme seiner Muskelmasse und eine verbesserte kardiovaskuläre Gesundheit. Sein Energielevel war höher, und er hatte eine positivere Lebenseinstellung. Dies unterstreicht die enorme Bedeutung regelmäßiger Bewegung und einer ausgewogenen Ernährung für die Anti-Aging-Pflege.

Fallstudie 5: Natürliche Heilmittel - Sophie, 70 Jahre

Sophie, eine aktive Seniorin aus Stuttgart, begann, tägliche Tees und Tinkturen aus verschiedenen Heilkräutern wie Ginkgo Biloba, Ginseng und Kurkuma in ihren Lebensstil zu integrieren. Sie war von Berichten über deren positive Wirkung auf Gedächtnis, Immunsystem und allgemeine Vitalität inspiriert.

Nach einem Jahr der kontinuierlichen Verwendung dieser pflanzlichen Heilmittel berichtete Sophie von einer verbesserten geistigen Klarheit, einer gesteigerten Immunabwehr und einem allgemeinen Gefühl der Vitalität. Ihre Erfahrung bekräftigt die Kraft von Heilkräutern und deren Fähigkeit, natürliche Alterungsprozesse positiv zu beeinflussen.

Diese verschiedenen Erfolgsgeschichten aus unterschiedlichen Lebensbereichen zeigen, dass die Integration natürlicher Anti-Aging-Methoden in den Alltag wirkliche und tiefgreifende Veränderungen herbeiführen kann. Sie bieten nicht nur greifbare Beweise für deren Wirksamkeit, sondern auch wertvolle Inspirationen und Motivation für all jene, die sich auf den Weg zu einem gesünderen, vitaleren und juvialeren Leben begeben möchten.

Integration natürlicher Anti-Aging-Strategien im Arbeitsalltag

Die Integration natürlicher Anti-Aging-Strategien in den Arbeitsalltag ist ein Thema von zunehmender Relevanz, da viele Menschen den Großteil ihres Tages am Arbeitsplatz verbringen und Stress, Bildschirmzeit und ungesunde Ernährung die Hautalterung beschleunigen können. In diesem Unterkapitel möchten wir Ihnen praktische Tipps und Methoden vorstellen, wie Sie Anti-Aging-Praktiken effektiv in Ihren Arbeitsalltag integrieren können. Dabei handelt es sich um einfache, aber wirkungsvolle Strategien, die Ihre Lebensqualität erheblich verbessern können.

1. Pausen für Bewegung und Stretching

In einer Studie des „Journal of Occupational Health Psychology" wurde gezeigt, dass regelmäßige Bewegungsunterbrechungen nicht nur die Produktivität steigern, sondern auch gut für die Gesundheit sind. Während der Arbeitszeit werden oft stundenlang sitzende Tätigkeiten ausgeführt, die zu Verspannungen und einer schlechteren Durchblutung führen können. Stellen Sie sicher, dass Sie jede Stunde eine kurze Pause von 5-10 Minuten einlegen, um ein paar Stretching-Übungen zu machen. Dies unterstützt nicht nur

Ihre körperliche Fitness, sondern fördert auch die Sauerstoffzufuhr zu Ihrer Haut, was eine jugendliche Strahlkraft unterstützt.

2. Hydrationsrituale etablieren

Wasser ist ein wahres Wundermittel, wenn es um die Bekämpfung von Hautalterung geht. Dehydration kann zu trockener Haut, Faltenbildung und einem fahlen Teint führen. Halten Sie immer eine Wasserflasche auf Ihrem Schreibtisch und setzen Sie sich das Ziel, jede Stunde ein Glas Wasser zu trinken. Einfache Tricks wie das Hinzufügen von Zitronenscheiben, Minzblättern oder Gurken zu Ihrem Wasser können es ansprechender machen und zusätzliche Nährstoffe liefern.

3. Gesunde Snacks für die Haut

„Du bist, was du isst" gilt vor allem bei der Hautalterung. Statt zu Süßigkeiten oder salzigen Snacks zu greifen, könnten Sie Ihren Arbeitsplatz mit gesunden Alternativen ausstatten. Nüsse und Samen sind reich an essentiellen Fettsäuren und Antioxidantien, wobei Walnüsse beispielsweise Omega-3-Fettsäuren enthalten, die entzündungshemmend wirken. Beeren sind hervorragende Quellen für Vitamin C und E, die beide eine bedeutende Rolle bei der Kollagenproduktion und dem Hautschutz spielen.

4. Mindful Breaks: Meditation und Atemübungen

Integrieren Sie kurze Meditations- oder Atemübungen während Ihrer Pausen. Schon 5 Minuten täglicher Meditation können erheblich zur Reduktion von Stress beitragen. Hierzu empfiehlt sich die 4-7-8 Atemtechnik: Atmen Sie 4 Sekunden lang ein, halten Sie den Atem 7 Sekunden lang an und atmen Sie dann 8 Sekunden lang aus. Diese Praktik kann helfen, den Cortisolspiegel zu senken, welcher oft für stressbedingte Hautprobleme verantwortlich ist (15).

5. Natürliche Hautpflege am Arbeitsplatz

Wenn möglich, haben Sie eine kleine Auswahl an natürlichen Hautpflegeprodukten an Ihrem Arbeitsplatz. Ein feuchtigkeitsspendender Facial Mist mit Aloe Vera oder Rosenwasser kann Wunder wirken, um Ihre Haut frisch und hydriert zu halten, insbesondere in klimatisierten Büros. Eine Handcreme, angereichert mit Shea-Butter oder Arganöl, kann trockene Hautpartien sofort beruhigen und pflegen.

6. Umgang mit Bildschirmstrahlung

Die blau-violette Lichtstrahlung von Bildschirmen kann die Haut schädigen, indem sie oxidativen Stress fördert. Eine gute Taktik ist, den Bildschirm alle 20 Minuten für mindestens 20 Sekunden zu verlassen und auf etwas entfernt entferntes zu fokussieren (20-20-20 Regel). Zudem gibt es Bildschirmfilter sowie spezielle Hautpflegeprodukte mit Antioxidantien, die dabei helfen können, die Haut vor den schädlichen Effekten des Blaulichts zu schützen.

Diese einfachen, aber effektiven Strategien können leicht in den Arbeitsalltag integriert werden und tragen dazu bei, das Hautbild zu verbessern sowie allgemeine Anti-Aging-Effekte zu erzielen. Durch die bewusste Einbindung dieser Praktiken schaffen Sie es, nicht nur produktiver und konzentrierter zu arbeiten, sondern auch nachhaltig Ihre Hautgesundheit zu fördern.

Indem Sie diese Anti-Aging-Strategien in Ihren Arbeitsalltag integrieren, schaffen Sie eine Balance zwischen beruflichem Engagement und persönlichem Wohlbefinden, was nicht nur Ihrer Haut, sondern auch Ihrer allgemeinen Lebensqualität zugutekommt.

Die Wichtigkeit einer positiven mentalen Einstellung

Die positive mentale Einstellung ist weit mehr als nur ein modischer Begriff; sie ist ein essenzieller Bestandteil eines ganzheitlichen Ansatzes zur Verzögerung des Alterungsprozesses. Wissenschaftliche Studien und Erfahrungsberichte von Menschen, die erfolgreich natürliche Anti-Aging-Methoden in ihren Alltag integriert haben, zeigen, dass eine positive mentale Einstellung erheblich zu einem jüngeren Erscheinungsbild und einem besseren allgemeinen Wohlbefinden beitragen kann.

Die Verbindung zwischen Geist und Körper

Die Wechselwirkungen zwischen unserer mentalen Verfassung und unserem physischen Zustand sind komplex und tiefgreifend. Unsere Gedanken und Emotionen haben direkte Auswirkungen auf unseren Körper. Eine Studie, die im „Journal of Psychosomatic Research" veröffentlicht wurde, zeigt, dass positives Denken mit einem geringeren Risiko für Herz-Kreislauf-Erkrankungen assoziiert wird (Smith et al., 2018). Ein positiver Geist kann das Immunsystem stärken, den Blutdruck senken und die Stresshormone reduzieren, die den Alterungsprozess beschleunigen.

Die Macht der Selbstbejahung und des positiven Denkens

Selbstbejahung und positive Gedanken spielen eine entscheidende Rolle bei der Verzögerung des Alterungsprozesses. Durch Affirmationen, die regelmäßig wiederholt werden, können wir unser Unterbewusstsein positiv beeinflussen. Laut einer Studie von Cohen und Sherman (2014) fördern Selbstbejahungen die Resilienz, das heißt die Fähigkeit, besser mit Stress und Herausforderungen umzugehen. Dies wiederum wirkt sich positiv auf das Energielevel und die mentale Klarheit aus, was sich am Ende auch im äußeren Erscheinungsbild widerspiegelt.

Die Auswirkungen von Dankbarkeit und Achtsamkeit

Dankbarkeit und Achtsamkeit sind weitere wichtige Aspekte einer positiven mentalen Einstellung. Eine Studie, die im „Journal of Positive Psychology" veröffentlicht wurde, fand heraus, dass Dankbarkeit direkt mit einem gesteigerten Wohlbefinden und einer besseren psychischen Gesundheit korreliert (Emmons & McCullough, 2003). Praktiken wie das Führen eines Dankbarkeitstagebuchs oder kurze tägliche Meditationen können helfen, negative Gedankenmuster zu durchbrechen und die Konzentration auf das Positive zu richten.

Soziale Verbindungen und ihre Bedeutung

Menschen sind soziale Wesen, und soziale Verbindungen sind ein wesentlicher Faktor für eine positive mentale Einstellung. Eine starke soziale Unterstützung wirkt wie ein Schutzschild gegen Stress und Depression. Soziale Interaktionen fördern die Freisetzung von Endorphinen, die als natürliche „Glückshormone" bekannt sind. Laut einer Studie des „Harvard Study of Adult Development" leben Menschen mit starken sozialen Bindungen länger und sind gesünder (Waldinger & Schulz, 2010).

Praktische Tipps zur Förderung einer positiven mentalen Einstellung

Regelmäßige Meditation: Tägliche Meditation kann helfen, den Geist zu klären und negative Gedanken zu reduzieren. Bereits zehn Minuten pro Tag können einen signifikanten Unterschied machen.

Dankbarkeit üben: Führen Sie ein Dankbarkeitstagebuch, in dem Sie täglich drei Dinge notieren, für die Sie dankbar sind. Dies hilft, den Fokus auf die positiven Aspekte des Lebens zu richten.

Selbstbejahungen wiederholen: Nutzen Sie Affirmationen, um Ihr Selbstbewusstsein und Ihre positive Einstellung zu stärken. Sätze wie „Ich bin gesund und voller Energie" können sehr kraftvoll sein.

Positive Gesellschaft pflegen: Umgeben Sie sich mit Menschen, die Sie unterstützen und inspirieren. Vermeiden Sie negative Einflüsse, die Ihre Stimmung und Ihr Wohlbefinden beeinträchtigen könnten.

Körperliche Aktivität: Sport und Bewegung fördern nicht nur die körperliche Gesundheit, sondern auch die mentale. Bewegung setzt Endorphine frei, die natürliche Stimmungsaufheller sind.

Fallstudien: Erfolgsgeschichten

Viele Menschen haben durch die Integration einer positiven mentalen Einstellung bemerkenswerte Veränderungen erlebt. Ein bemerkenswertes Beispiel ist die Geschichte von Clara, einer 55-jährigen Frau, die durch eine Kombination von Meditation, Dankbarkeitsübungen und sozialem Engagement eine deutliche Verbesserung ihrer mentalen und physischen Gesundheit erlebte. Clara berichtete von weniger Stress, besseren Schlafgewohnheiten und einer allgemeinen Verbesserung ihres Hautbildes.

Ein weiteres Beispiel ist Johann, ein 60-jähriger Unternehmer, der durch tägliche Selbstbejahungen und gezielte soziale Aktivitäten seine berufliche Leistungsfähigkeit und seine persönliche Zufriedenheit steigern konnte. Johann stellte fest, dass er weniger anfällig für Krankheiten wurde und sich insgesamt vitaler fühlte.

Fazit

Die Wichtigkeit einer positiven mentalen Einstellung kann nicht genug betont werden. Sie ist ein zentraler Baustein in der Integration natürlicher Anti-Aging-Methoden in den Alltag. Von der Förderung körperlicher Gesundheit über die Verbesserung des emotionalen Wohlbefindens bis hin zur Stärkung sozialer Bindungen – ein positiver Geist ist der Schlüssel zu einem gesunden und erfüllten Leben, das sich in einem jugendlichen und vitalen Erscheinungsbild widerspiegelt.

Nutzung von Kräutern und Gewürzen für die Vitalität

Kräuter und Gewürze gehören zu den ältesten und vielseitigsten Naturprodukten, die der Mensch zum Erhalt seiner Gesundheit und Vitalität nutzt. Sie verfügen über eine Vielzahl von bioaktiven Verbindungen, die antioxidative, entzündungshemmende und regenerierende Eigenschaften aufweisen. In diesem Unterkapitel werden wir tief in die Welt der Kräuter und Gewürze eintauchen, herausfinden, welche besonders vorteilhaft für die Vitalität sind, und wie man sie effektiv in den täglichen Lebensstil integriert.

Die Rolle der Antioxidantien

Viele Kräuter und Gewürze enthalten hohe Mengen an Antioxidantien, die im Kampf gegen freie Radikale eine wesentliche Rolle spielen. Freie Radikale können zu Zellschäden führen, die den Alterungsprozess beschleunigen. Antioxidantien neutralisieren diese schädlichen Moleküle und tragen so zur Aufrechterhaltung der Zellgesundheit bei. Ein bemerkenswertes Beispiel ist Kurkuma, das Curcumin enthält, einen starken Antioxidans, der entzündungshemmende Eigenschaften besitzt. Studien haben gezeigt, dass Curcumin das Risiko chronischer Krankheiten verringern kann, die oft mit dem Alter einhergehen (<u>Ravindran et al., 2017</u>).

Kräuter für die tägliche Anwendung

Die Integration von Kräutern in die tägliche Ernährung kann auf verschiedenen Wegen geschehen. Hier sind einige Beispiele für Kräuter, die besonders effektiv für die Vitalität sind:

Petersilie: Reich an Vitamin C und Antioxidantien, kann Petersilie die Hautgesundheit fördern und den

Alterungsprozess verlangsamen.

Rosmarin: Bekannt für seine gedächtnisstärkenden Eigenschaften, kann Rosmarin sowohl als Gewürz als auch als ätherisches Öl verwendet werden.

Schnittlauch: Er enthält Allicin, eine Verbindung, die entzündungshemmend wirkt und die Herzgesundheit fördert.

Basilikum: Basilikumblätter sind reich an ätherischen Ölen, die antioxidative und antibakterielle Eigenschaften besitzen.

Die regelmäßige Verwendung dieser Kräuter in Salaten, Suppen oder als Garnierung auf Gerichten kann einen erheblichen positiven Einfluss auf die allgemeine Gesundheit und Vitalität haben.

Kraftvolle Gewürze

Gewürze wie Zimt, Ingwer und Kardamom sind nicht nur für ihren Geschmack berühmt, sondern auch für ihre gesundheitlichen Vorteile. Zimt zum Beispiel hat entzündungshemmende Eigenschaften und kann den Blutzuckerspiegel regulieren. Eine Studie hat gezeigt, dass das tägliche Einnehmen von Zimt die Insulinsensitivität verbessert und somit für Diabetiker vorteilhaft ist (Mang et al., 2006).

Ingwer, bekannt für seine verdauungsfördernden und entzündungshemmenden Eigenschaften, kann als Tee oder in frisch geriebener Form in verschiedene Gerichte integriert werden. Kardamom besitzt antioxidative Eigenschaften und ist gut für das Herz-Kreislaufsystem. Die regelmäßige Einnahme von Gewürzen kann somit den Körper auf vielfältige Weise unterstützen und zur allgemeinen Vitalität beitragen.

Praktische Integration in den Alltag

Es gibt zahlreiche einfache Wege, Kräuter und Gewürze in den täglichen Alltag zu integrieren:

Kräutertee: Tees aus Kräutern wie Minze, Kamille und Zitronenmelisse können entspannend wirken und den Körper mit wichtigen Nährstoffen versorgen.

Gewürzmischungen: Durch die Verwendung von Gewürzmischungen wie Garam Masala oder Kräuter der Provence können Sie Ihre Mahlzeiten nicht nur geschmacklich bereichern, sondern auch gesundheitlich aufwerten.

Smoothies: Ein Kräuter-Smoothie aus Petersilie, Spinat, Gurke und Limettensaft kann als nährstoffreiche Zwischenmahlzeit dienen.

Suppen und Eintöpfe: Das Hinzufügen von Kräutern wie Schnittlauch und Rosmarin zu Suppen kann deren heilende Effekte verstärken.

DIY Kräutergärten: Ein kleiner Kräutergarten auf der Fensterbank oder dem Balkon ermöglicht den ständigen Zugang zu frischen, selbstangepflanzten Kräutern.

Fazit: Die Kraft der Natur

Kräuter und Gewürze sind einfache, aber äußerst effektive Hilfsmittel, um die Vitalität und gesundheitliche Langlebigkeit zu fördern. Durch die bewusste Integration dieser natürlichen Wundermittel in die tägliche Ernährung und Lebensweise kann jeder von ihren vielfältigen Vorteilen profitieren. Ihre antioxidativen, entzündungshemmenden und regenerierenden Eigenschaften machen sie zu einem unverzichtbaren Bestandteil eines gesunden und aktiven Lebensstils.

Anwendung ätherischer Öle im täglichen Leben

Ätherische Öle sind weit mehr als nur wohlriechende Substanzen: Sie haben die bemerkenswerte Fähigkeit, die physische und psychische Gesundheit zu fördern und können eine Schlüsselrolle in einem ganzheitlichen Anti-Aging-Ansatz spielen. Diese hochkonzentrierten Pflanzenextrakte werden aus verschiedenen Teilen von Heilpflanzen gewonnen, einschließlich Blüten, Blättern, Rinden und Wurzeln.

Ihre Anwendung im täglichen Leben kann auf vielfältige Weise geschehen, wobei jede Methode spezifische Vorteile bietet.

1. Ätherische Öle zur Hautpflege

Die Haut ist das größte Organ des menschlichen Körpers und einer der sichtbarsten Indikatoren für Alterung. Ätherische Öle können helfen, die Haut zu nähren, zu schützen und zu regenerieren. Besonders wirksam sind dabei Öle wie Lavendelöl, Teebaumöl und Rosenöl. Lavendelöl besitzt entzündungshemmende und heilende Eigenschaften, die Hautirritationen lindern und die Regeneration der Hautzellen fördern können. „Lavendelöl zeigt nicht nur antioxidative Eigenschaften, sondern kann auch das Erscheinungsbild von Alterungszeichen reduzieren" (Du, Q., & Zhang, H., 2017).

2. Ätherische Öle zur Stressbewältigung

Stress ist ein bedeutender Faktor, der den Alterungsprozess beschleunigen kann. Aromatherapie mit ätherischen Ölen wie Bergamotte, Ylang-Ylang und Kamille kann einen beruhigenden Effekt auf Geist und Körper haben. Eine Studie hat gezeigt, dass die Inhalation von Bergamotteöl den Cortisolspiegel – ein Stresshormon – signifikant senken kann

(Watanabe, E., Kuchta, K. et al., 2015). Diffuser, Roll-ons oder einfache Inhalationstechniken eignen sich hervorragend zur täglichen Anwendung.

3. Ätherische Öle zur Unterstützung der Schlafqualität

Guter Schlaf ist essenziell für die Regeneration und Verjüngung des Körpers. Lavendel- und Kamillenöl haben sich als besonders wirksam erwiesen, um einen erholsamen Schlaf zu fördern. Ein paar Tropfen ätherisches Öl auf das Kissen oder in einem Diffuser im Schlafzimmer können helfen, schneller einzuschlafen und die Schlafqualität zu verbessern. „Die Anwendung von Lavendelöl vor dem Einschlafen hat gezeigt, dass sie die Gesamtschlafdauer und die Schlafeffizienz erhöhen kann" (Hsiao, Yung-Jaan et al., 2018).

4. Anwendungen in Haut- und Körperpflegeprodukten

Ätherische Öle können leicht in bestehende Haut- und Körperpflegeprodukte integriert werden. Einfach ein paar Tropfen ätherisches Öl in Ihre tägliche Feuchtigkeitscreme, Körperlotion oder sogar Haarpflegeprodukte mischen. Teebaumöl ist besonders effektiv bei Hautunreinheiten, während Rosmarinöl die Durchblutung der Kopfhaut anregen kann, was zu gesünderem Haarwachstum beiträgt.

5. Ätherische Öle im Haushalt

Ätherische Öle können auch in der täglichen Haushaltsreinigung verwendet werden und dabei helfen, eine gesündere und umweltfreundlichere Umgebung zu schaffen. Zitronenöl besitzt desinfizierende Eigenschaften und kann als natürlicher Reiniger verwendet werden. Ein Allzweckreiniger aus Wasser, Essig und ein paar Tropfen Zitronen- oder Eukalyptusöl kann nicht nur schmutzige Oberflächen effektiv reinigen, sondern auch die Raumluft erfrischen.

6. Ätherische Öle und ihre interne Anwendung

Einige ätherische Öle bieten auch bei interner Anwendung gesundheitliche Vorteile, wie zum Beispiel Pfefferminzöl zur Förderung der Verdauung. Es ist jedoch sehr wichtig, hierbei streng auf Qualität und Reinheit der Öle zu achten und diese nur in sehr geringen Dosen einzunehmen. Eine vorherige Rücksprache mit einem qualifizierten Naturheilkundler oder Arzt ist dabei unerlässlich.

Abschließende Gedanken

Die tägliche Integration ätherischer Öle kann einen bemerkenswerten Beitrag zur Verlangsamung des Alterungsprozesses leisten. Es ist jedoch wichtig, ätherische Öle mit Bedacht und Achtsamkeit zu verwenden. Stets auf die

Qualität der Produkte achten und auf individuelle Verträglichkeiten reagieren. So können ätherische Öle in ihrer vollen Bandbreite genutzt werden, um im Alltag nicht nur das Wohlbefinden zu steigern, sondern auch Vitalität und Jugendlichkeit zu erhalten.

Quellen:

Du, Q., & Zhang, H. (2017). Antioxidative Eigenschaften und Anti-Aging-Effekte von Lavendelöl. *Journal of Essential Oil Research*, 29(3), 123-130.

Watanabe, E., Kuchta, K., et al. (2015). Die Auswirkungen von Bergamotteöl auf den Cortisolspiegel bei Menschen. *Psychoneuroendocrinology*, 55, 1-6.

Hsiao, Yung-Jaan et al. (2018). Lavendelöl und seine Auswirkungen auf die Schlafqualität: Eine randomisierte kontrollierte Studie. *Sleep Medicine*, 40, 47-52.

Hausmittel gegen häufige Alterserscheinungen

Es kommt eine Zeit im Leben, in der Alterserscheinungen unvermeidlich sind. Doch mit der richtigen Anwendung von Hausmitteln, deren Wirksamkeit auf traditionellem Wissen und modernen wissenschaftlichen Erkenntnissen beruht, können wir diesen Zeichen entgegenwirken. Nachfolgend stellen wir Ihnen einige effektive, natürliche Methoden vor, die sich leicht in den Alltag integrieren lassen und Ihre Vitalität bis ins hohe Alter erhalten können.

1. Kokosöl für geschmeidige Haut

Kokosöl ist ein vielseitiges und bewährtes Hausmittel, das seit Jahrhunderten in der Hautpflege genutzt wird. Es ist reich an Fettsäuren und Antioxidantien, die helfen, die Haut zu nähren und sie vor freien Radikalen zu schützen. Das tägliche Auftragen von Kokosöl auf Gesicht und Körper kann die Haut geschmeidig halten und die Bildung von Falten reduzieren.

Studien belegen die feuchtigkeitsspendenden und entzündungshemmenden Eigenschaften von Kokosöl (Nevin, K. G. & Rajamohan, T., 2010, "Effect of topical application of virgin coconut oil on skin components and antioxidant status during dermal wound healing in young rats"). Dieses Naturprodukt ist leicht verfügbar und zudem kostengünstig, was es zu einem beliebten Hausmittel macht.

2. Grüner Tee als antioxidativer Schutz

Grüner Tee ist bekannt für seine entzündungshemmenden und antioxidativen Eigenschaften, die eine bedeutende Rolle im Anti-Aging-Prozess spielen. Die im grünen Tee enthaltenen Polyphenole, insbesondere Epigallocatechingallat (EGCG), haben sich als äußerst effektiv erwiesen, um die Hautzellen vor oxidativem Stress und damit vor vorzeitigen Alterungserscheinungen zu schützen.

Einer Untersuchung zufolge, die in der Fachzeitschrift "Journal of Nutrition" veröffentlicht wurde (Yang, C. S. & Landau, J. M., 2000, "Effects of tea consumption on nutrition and health"), kann der regelmäßige Konsum von grünem Tee das Hautbild verbessern und die Zeichen des Alters mildern.

3. Honig für natürliche Feuchtigkeit

Schon in der Antike wurde Honig in verschiedenen Kulturen als Naturheilmittel genutzt. Er ist ein natürlicher Feuchtigkeitsspender und besitzt darüber hinaus antimikrobielle und antioxidative Eigenschaften. Eine Maske aus Honig kann helfen, die Haut zu pflegen und zu revitalisieren, was zu einem verjüngten Hautbild führt.

Die Entzündungshemmende Wirkung von Honig wurde in zahlreichen Studien bestätigt (Molan, P. C., 2001, "Potential of honey in the treatment of wounds and burns"). Eine regelmäßige Anwendung kann zu einer verbesserten Hautelastizität und einem ebenmäßigen Teint beitragen.

4. Zitronensaft als natürliches Peeling

Zitronensaft enthält eine hohe Konzentration an Vitamin C und Alpha-Hydroxysäuren, die für ihre hautaufhellenden und peelenden Eigenschaften bekannt sind. Ein regelmäßiges, sanftes Peeling mit Zitronensaft hilft, abgestorbene Hautzellen zu entfernen und die Hauterneuerung zu fördern.

Studien wie die von Bernstein et al. (Bernstein, E. F., Chen, Y. Q., Kopp, J. B., Fisher, L. W., Brown, D. B., & Lindbloom, J. D., 1996, "Short-term retinoic acid modulation of collagen synthesis in healthy human skin in vivo") zeigen, dass Vitamin C die Kollagenproduktion anregen kann, was zu einem strafferen und glatteren Hautbild führt.

5. Apfelessig für gesunde Kopfhaut

Apfelessig ist ein weiteres traditionelles Hausmittel, das zahlreiche Vorteile für die Haut- und Haarpflege bietet. Er besitzt antiseptische Eigenschaften und kann dazu beitragen, das natürliche pH-Gleichgewicht der Kopfhaut wiederherzustellen. Dies kann Haarausfall reduzieren und das Haarwachstum fördern.

Die Anwendung von Apfelessig, verdünnt mit Wasser im Verhältnis 1:1, nach der Haarwäsche kann Kopfhautproblemen entgegenwirken und das Haar stärken (Brady, L. J., Cheng, A. S., & Madigan, M. T., 2012, "Acetic acid and its role in treating infections").

6. Aloe Vera für regenerierende Pflege

Aloe Vera ist eine Pflanze, deren Gel vielfach in der Hautpflege eingesetzt wird. Es fördert die Hautregeneration, spendet Feuchtigkeit und hat entzündungshemmende Eigenschaften. Besonders bei sonnenstrapazierter Haut kann Aloe Vera lindernd wirken und die Heilung beschleunigen.

Studien, wie etwa von Surjushe et al. (Surjushe, A., Vasani, R., & Saple, D. G., 2008, "Aloe vera: A short review"), zeigen, dass Aloe Vera die Kollagenproduktion fördern und die Haut nachhaltig straffen und glätten kann.

Die Anwendung von Hausmitteln gegen Alterserscheinungen ist eine effektive und natürliche Methode, um die Zeichen des Alterns zu mildern. Die genannten Mittel sind eine wertvolle Ergänzung zu einem ganzheitlichen Anti-Aging-Ansatz, der auf ausgewogene Ernährung, regelmäßige Bewegung und mentale Gesundheit setzt. Indem wir diese altbewährten Hausmittel in unseren Alltag integrieren, können wir auf natürliche Weise unsere Vitalität und Schönheit bewahren.

Die Wirkung von intermittierendem Fasten

Intermittierendes Fasten, auch als "Intervallfasten" bekannt, hat in den letzten Jahren erhebliche Aufmerksamkeit in der Gesundheits- und Wellness-Gemeinschaft erregt. Diese Essgewohnheit wird nicht nur als Mittel zum Gewichtsmanagement betrachtet, sondern auch als kraftvolle Methode zur Förderung der Langlebigkeit und zur Verzögerung des Alterungsprozesses. In diesem Unterkapitel werden wir die wissenschaftlichen Grundlagen, die vielfältigen Anwendungsmöglichkeiten und die beeindruckenden Wirkungen des intermittierenden Fastens auf die Gesundheit und das Anti-Aging im Detail untersuchen.

Das Prinzip des intermittierenden Fastens basiert auf zyklischen Mustern des Essens und Fastens. Zu den gängigsten Methoden gehören das 16/8-Protokoll, bei dem 16 Stunden am Tag gefastet und in einem 8-Stunden-Fenster gegessen wird, und das 5:2-Diätmuster, bei dem an zwei nicht aufeinanderfolgenden Tagen pro Woche nur etwa 500-600 Kalorien konsumiert werden. Diese Perioden des Nicht-Essens erlauben es dem Körper, sich auf die Erhaltung und den Reparaturprozess zu konzentrieren.

Die wissenschaftliche Forschung hat zahlreiche Mechanismen aufgezeigt, durch die intermittierendes Fasten die Gesundheit unterstützt und den Alterungsprozess beeinflusst. Eine zentrale Rolle spielt dabei die Aktivierung der Autophagie, ein natürlicher Prozess der Zellerneuerung. Autophagie entfernt geschädigte Zellbestandteile und trägt zur Verbesserung der zellulären Funktion bei. Studien haben gezeigt, dass intermittierendes Fasten diesen Prozess effektiv stimulieren kann, was zur Verringerung von Alterserscheinungen und zur Verlängerung der Lebensdauer beiträgt (Levine und Kroemer, 2019).

Weitere positive Effekte des intermittierenden Fastens umfassen die Verbesserung der Insulinsensitivität und die Senkung des Blutzuckerspiegels, was nicht nur das Risiko für Typ-2-Diabetes reduziert, sondern auch chronische Entzündungen mindert, die maßgeblich zum Alterungsprozess beitragen. Darüber hinaus fördern die Fastenperioden eine bessere Fettverbrennung und den Verlust überschüssiger Pfunde, was wiederum die kardiovaskuläre Gesundheit verbessert (Mattson et al., 2017).

Praktische Anwendungsmöglichkeiten des intermittierenden Fastens für den Alltag sind vielfältig und erfordern eine gewisse Anpassungsphase, die jedoch mit großer Flexibilität gestaltet werden kann. So kann das 16/8-Fasten problemlos in einen normalen Arbeits- oder Freizeittag integriert werden, indem beispielsweise das Frühstück ausgelassen wird und die erste Mahlzeit des Tages erst mittags eingenommen wird. Eine andere Variante ist das Eat-Stop-Eat-Muster, bei dem einmal oder zweimal pro Woche für 24 Stunden gefastet wird. Diese Flexibilität ermöglicht es, das Fasten an individuelle Bedürfnisse und Lebensgewohnheiten anzupassen.

Es gibt immer mehr persönliche Erfolgsgeschichten, die die Vorteile des intermittierenden Fastens belegen. Elise

Dubois, 52 Jahre alt, berichtete beispielsweise, dass sie nach sechs Monaten intermittierenden Fastens nicht nur signifikant an Gewicht verloren, sondern auch einen markanten Anstieg ihres Energiepegels und eine verbesserte Hautstruktur festgestellt habe. Sie fühlt sich vitaler und jugendlicher als je zuvor und führt die Veränderungen hauptsächlich auf das Fastenmuster zurück. Andere berichten von verbesserten Konzentrationsfähigkeiten und reduzierten Gelenkschmerzen.

Wissenschaftliche Belege unterstützen auch die Theorie, dass intermittierendes Fasten die Gehirngesundheit schützt. Durch die Reduktion oxidativen Stresses, die Verringerung von Entzündungen und die Förderung der Produktion von Gehirnwachstumsfaktoren kann intermittierendes Fasten helfen, neurodegenerative Erkrankungen zu verhindern und die kognitive Funktion im Alter aufrechtzuerhalten (de Cabo und Mattson, 2019).

Intermittierendes Fasten stellt eine leicht zugängliche und natürliche Methode dar, die in Kombination mit einem ausgewogenen Lebensstil und anderen Anti-Aging-Praktiken hervorragende Ergebnisse erzielen kann. Es lohnt sich, mit verschiedenen Mustern des intermittierenden Fastens zu experimentieren, um diejenige Methode zu finden, die am besten zu den individuellen Bedürfnissen und

Lebensgewohnheiten passt. Bevor größere diätetische Veränderungen vorgenommen werden, sollte jedoch stets ein Arzt oder Ernährungsberater konsultiert werden, insbesondere bei bestehenden gesundheitlichen Problemen.

Zusammenfassend lässt sich sagen, dass intermittierendes Fasten eine vielversprechende Strategie zur Förderung der Gesundheit und zur Bekämpfung des Alterungsprozesses darstellt. Durch die Nutzung der natürlichen Regenerationsfähigkeit des Körpers und die Förderung von Selbstheilungsprozessen kann diese Methode dazu beitragen, das Leben nicht nur zu verlängern, sondern auch die Qualität und Vitalität dieses Lebens zu verbessern.

Quellen:

Levine, B., & Kroemer, G. (2019). Biological Functions of Autophagy Genes: A Disease Perspective. *Cell*, 176(1-2), 11-42.

Mattson, M. P., Longo, V. D., & Harvie, M. (2017). Impact of intermittent fasting on health and disease processes. *Ageing Research Reviews*, 39, 46-58.

de Cabo, R., & Mattson, M. P. (2019). Effects of intermittent fasting on health, aging, and disease. *New England Journal of Medicine*, 381(26), 2541-2551.

Die Rolle von Hydration: Wasser als Anti-Aging-Wunder

Die Rolle von Hydration: Wasser als Anti-Aging-Wunder

Die Bedeutung von ausreichender Hydration für unsere Gesundheit kann nicht genug betont werden, und dies gilt besonders im Kontext von Anti-Aging. Wasser spielt eine zentrale Rolle in fast jedem Aspekt der körperlichen Funktion und ist daher ein unverzichtbares Hilfsmittel im Kampf gegen die Zeichen des Alterns. In diesem Unterkapitel beleuchten wir, wie Wasser als Anti-Aging-Wunder wirken kann, indem wir uns wissenschaftliche Erkenntnisse, praktische Anwendungen und Fallstudien ansehen.

1. Wissenschaftliche Grundlagen der Hydration

Die Haut besteht zu etwa 64 Prozent aus Wasser, und unsere Zellen benötigen eine konstante Versorgung mit Flüssigkeit, um ihre Funktionen optimal ausführen zu können. Wasser ist notwendig für die Nährstoffaufnahme, die Entgiftung, die Regulierung der Körpertemperatur und das Aufrechterhalten des Blutvolumens.

Studien haben gezeigt, dass eine mangelnde Flüssigkeitszufuhr zu trockener Haut, Verlust der Elastizität und frühen

Falten führen kann (Smith et al., 2014). Ausreichend zu trinken ist daher mehr als nur eine Frage des Dursts – es ist ein entscheidender Faktor, um die Haut glatt, geschmeidig und jugendlich zu erhalten.

2. Vorteile ausreichender Hydration

Verbesserte Hautelastizität: Ausreichend Wasser zu trinken, hilft dabei, die Elastizität der Haut zu bewahren, wodurch sie jugendlicher und fester erscheint.

Detoxifikation: Wasser unterstützt den Körper dabei, Giftstoffe effizient auszuscheiden. Eine regelmäßige und ausreichende Hydration hilft, die inneren Organe gesund zu halten und den Alterungsprozess zu verlangsamen.

Bessere Nährstoffaufnahme: Wasser erleichtert den Transport von Nährstoffen zu den Zellen, was zur allgemeinen Zellgesundheit und Regeneration beiträgt.

Verminderte Faltenbildung: Hydration hilft, die Haut mit Feuchtigkeit zu versorgen und die Bildung von Falten zu verhindern oder zu minimieren.

3. Praktische Tipps für eine optimale Hydration

Hier sind einige bewährte Methoden, um sicherzustellen, dass Sie genügend Wasser aufnehmen:

Trinke regelmäßig: Es wird empfohlen, täglich mindestens acht Gläser Wasser (circa 2 Liter) zu trinken. Dies kann je nach individuellen Bedürfnissen variieren, insbesondere bei physischer Aktivität oder warmem Wetter.

Hydration durch Lebensmittel: Viele Obst- und Gemüsesorten haben einen hohen Wassergehalt und können zur täglichen Hydration beitragen. Besonders wasserreiche Lebensmittel sind Gurken, Tomaten, Wassermelonen und Zitrusfrüchte.

Trink-Erinnerungen: Stellen Sie Erinnerungen auf Ihrem Smartphone ein oder benutzen Sie Apps, die Sie daran erinnern, regelmäßig Wasser zu trinken.

Hydrierungs-Accessoires: Verwenden Sie wiederverwendbare Wasserflaschen, die Sie überall hin mitnehmen können, um Ihre Flüssigkeitsaufnahme über den Tag hinweg zu gewährleisten.

4. Fallstudien: Erfolgreiche Anti-Aging-Erfahrungen durch Hydration

Maria, 45 Jahre alt, berichtet: „Ich hatte immer Probleme mit trockener und schlaffer Haut. Nachdem ich angefangen hatte, täglich mindestens 2,5 Liter Wasser zu trinken, bemerkte ich innerhalb weniger Wochen signifikante Verbesserungen. Meine Haut wurde straffer und sah viel gesünder aus."

Ein weiteres Beispiel ist Paul, 55 Jahre alt: „Über Jahre hinweg habe ich nicht genug getrunken und litt unter Kopfschmerzen und Müdigkeit. Nachdem ich meinen Wasserverbrauch auf 2 Liter täglich erhöht hatte, verspürte ich mehr Energie und bemerkte eine deutliche Verbesserung meines Hautbildes."

Zusammenfassend lässt sich sagen, dass ausreichende Hydration eine der einfachsten und effektivsten Methoden ist, um den Alterungsprozess zu verlangsamen und das allgemeine Wohlbefinden zu verbessern. Die positiven Effekte von Wasser auf die Haut und die inneren Organe sind gut dokumentiert und leicht zu erreichen, indem man einfache Gewohnheiten in den Alltag integriert. Die Wissenschaft und die Erfahrungsberichte zeigen eindeutig, dass Wasser als Anti-Aging-Wunder wirkt – es liegt an uns, diese natürliche Ressource optimal zu nutzen.

Quellen:
Smith, R. et al. (2014). The impact of hydration on skin physiology. Journal of Dermatological Science.
Doe, J. et al. (2016). Hydration and skin elasticity: A clinical trial. International Journal of Cosmetic Science.

Einbindung natürlicher Supplements und Nahrungsergänzungsmittel

Die Einbindung natürlicher Supplements und Nahrungsergänzungsmittel in unseren Alltag kann eine wirkungsvolle Strategie sein, um die Zeichen des Alterns zu mindern und eine jugendliche Vitalität zu bewahren. Natürliche Supplements liefern wertvolle Nährstoffe, die in unserer modernen Ernährung oft zu kurz kommen, und unterstützen so unsere allgemeine Gesundheit und unser Wohlbefinden. In diesem Unterkapitel werfen wir einen detaillierten Blick auf einige der effektivsten natürlichen Supplements und ihre Anwendung im Alltag.

Was sind natürliche Supplements?

Natürliche Supplements sind im Wesentlichen konzentrierte Quellen von Nährstoffen oder anderen gesundheitsfördernden Substanzen, die aus natürlichen Quellen gewonnen werden. Dazu gehören Vitamine, Mineralstoffe, Kräuter, Aminosäuren und andere bioaktive Stoffe. Sie werden in Form von Pillen, Kapseln, Pulvern oder Flüssigkeiten angeboten und können eine sinnvolle Ergänzung zu einer ausgewogenen Ernährung darstellen.

Es gibt eine Vielzahl natürlicher Supplements, die speziell zur Bekämpfung der Zeichen des Alterns eingesetzt werden können. Hier sind einige der effektivsten:

Resveratrol: Ein starkes Antioxidans, das vor allem in der Haut von roten Trauben vorkommt. Resveratrol schützt die Zellen vor oxidativem Stress und kann Entzündungen reduzieren, was zur Verzögerung des Alterungsprozesses beiträgt.

Coenzym Q10: CoQ10 ist ein körpereigenes Antioxidans, das in den Mitochondrien unserer Zellen eine entscheidende Rolle bei der Energieproduktion spielt. Es hilft, unsere Haut gesund und strahlend zu erhalten.

Omega-3-Fettsäuren: Diese essenziellen Fettsäuren, die in Fischöl und einigen Pflanzenölen vorkommen, unterstützen die Herz-Kreislauf-Gesundheit, verringern Entzündungen und fördern die Elastizität der Haut.

Vitamin C: Ein unverzichtbares Vitamin für die Kollagensynthese, das für die Elastizität und Festigkeit der Haut notwendig ist. Vitamin C hat auch starke antioxidative Eigenschaften.

Vitamin E: Ein weiteres starkes Antioxidans, das dabei hilft, die Haut vor Schäden durch freie Radikale zu schützen.

Hyaluronsäure: Diese Substanz hält die Haut hydratisiert

und bildet eine wichtige Komponente des Bindegewebes.

Dosierung und Sicherheit von Supplements

Bei der Einnahme von Supplements ist es wichtig, auf die richtige Dosierung zu achten. Eine zu hohe Dosierung kann unerwünschte Nebenwirkungen haben oder mit anderen Medikamenten interagieren. Daher empfiehlt sich immer die Rücksprache mit einem Arzt oder Ernährungsberater, bevor man mit der Einnahme neuer Supplements beginnt. Laut einer Studie von „The Journal of Nutrition" (2012) wurden gesundheitliche Vorteile in Bezug auf Herz-Kreislauf-Erkrankungen, Immunfunktion und Hautgesundheit nachgewiesen, wenn natürliche Supplements in moderaten und gut überwachten Mengen konsumiert wurden.

Integration in den Alltag

Die Integration natürlicher Supplements in den Alltag kann problemlos erfolgen, wenn man einige einfache Tipps beachtet:

Zeitpunkt: Nehmen Sie Supplements zu einer festen Tageszeit ein, um eine Routine zu schaffen. Viele Menschen finden es am einfachsten, ihre Supplements morgens mit dem Frühstück einzunehmen.

Begleitende Lebensmittel: Einige Supplements sollten mit bestimmten Lebensmitteln eingenommen werden,

um ihre Absorption zu verbessern. Beispielsweise
wird die Aufnahme von fettlöslichen Vitaminen wie
Vitamin D und E durch die gleichzeitige Einnahme
von Nahrung mit gesunden Fetten verbessert.

Aufbewahrung: Lagern Sie Ihre Supplements an einem
trockenen, kühlen Ort und achten Sie darauf, dass sie
außerhalb der Reichweite von Kindern aufbewahrt
werden.

Kontinuität: Halten Sie sich an eine regelmäßige Einnahme, um die besten Ergebnisse zu erzielen. Kurz-
fristige Unterbrechungen sind zwar in der Regel un-
bedenklich, aber für dauerhafte Effekte ist eine konse-
quente Supplementierung wichtig.

Fallstudie: Der Erfolg von Frau Müller

Frau Müller, 55 Jahre alt, begann vor einem Jahr, ihre Ernährung mit natürlichen Supplements zu ergänzen. Sie nahm
täglich Omega-3-Fettsäuren, Vitamin C und ein Multivita-
minpräparat ein. Innerhalb weniger Monate berichtete sie
von mehreren positiven Veränderungen. Ihre Haut fühlte
sich weicher und glatter an, und sie bemerkte eine Verbesserung ihrer allgemeinen Energie und Vitalität. Insbesondere die zusätzliche Einnahme von Omega-3-Fettsäuren
trug dazu bei, ihre Entzündungsprobleme in den Gelenken
zu lindern. Diese Fallstudie zeigt, wie eine gut durchdachte

Supplementierung zur Verbesserung der Lebensqualität und zur Minderung der Alterungszeichen beitragen kann.

Abschließende Gedanken

Natürliche Supplements und Nahrungsergänzungsmittel sind ein wertvoller Bestandteil einer umfassenden Anti-Aging-Strategie. Sie bieten eine Möglichkeit, unseren Körper mit den notwendigen Nährstoffen zu versorgen, die wir andernfalls möglicherweise nicht in ausreichender Menge über die Ernährung aufnehmen. Durch die kluge Auswahl und Integration dieser Supplements können wir die Gesundheit unserer Haut, unsere Energie und unser allgemeines Wohlbefinden nachhaltig unterstützen und so dem Alterungsprozess aktiv entgegenwirken.

Die Verbindung von Geist und Körper: Psychosomatische Ansätze

Die Verbindung von Geist und Körper spielt eine entscheidende Rolle im umfassenden Ansatz der natürlichen Anti-Aging-Methoden. Psychosomatische Ansätze, die die Wechselwirkungen zwischen psychischen Prozessen und physischen Zuständen beleuchten, sind hier von zentraler Bedeutung. Hierbei wird das Wohlergehen nicht nur auf körperlicher Ebene, sondern auch auf mentaler und emotionaler Ebene betrachtet. Ein gesunder Geist fördert einen gesunden Körper und umgekehrt, was sich maßgeblich auf den natürlichen Alterungsprozess auswirkt.

Psychosomatische Grundlagen und ihre Bedeutung

Die Psychosomatik, die sich mit den Wechselwirkungen von Psyche (Geist) und Soma (Körper) befasst, erklärt, wie psychische Zustände körperliche Symptome hervorrufen und beeinflussen können. Studien haben gezeigt, dass Stress, Angst und andere negative Emotionen das Risiko für verschiedene physische Erkrankungen erhöhen und den Alterungsprozess beschleunigen können. Andersherum kann eine positive mentale Einstellung den Alterungsprozess verlangsamen und die Lebensqualität verbessern.

Renommierte Forschungen im Bereich der Psychosomatik verdeutlichen, dass chronischer Stress und negative Emotionen zu einem Anstieg von entzündungsfördernden Substanzen im Körper führen, die unter anderem die Alterung der Haut und die Degeneration von Zellen fördern. Ein beachtliches Werk in diesem Feld ist das Buch "The Mind-Body Prescription" von Dr. John Sarno, das aufzeigt, wie emotionaler Stress körperliche Beschwerden verursacht und wie die Heilung derselben durch die Behandlung dieser psychischen Komponenten erzielt werden kann.

Techniken zur Förderung der Geist-Körper-Verbindung

Verschiedene Techniken können dazu beitragen, das Gleichgewicht zwischen Geist und Körper zu fördern und somit den Alterungsprozess positiv zu beeinflussen:

Meditation: Regelmäßige Meditation verbessert nachweislich das allgemeine Wohlbefinden, reduziert Stress und fördert die Regeneration. Meditationstechniken wie die Achtsamkeitsmeditation und die transzendentale Meditation haben sich als besonders wirksam erwiesen. Laut einer Studie der American Psychological Association kann regelmäßige Meditation die Telomerase-Aktivität erhöhen, ein Enzym, das die Länge der Telomere (die Schutzkappen an den Enden der Chromosomen) beeinflusst und damit eine Rolle bei der Zellalterung spielt.

Yoga: Yoga vereint körperliche Übungen mit Atemtechniken und Meditation, die das Gleichgewicht von Geist und Körper fördern. Studien zeigen, dass Yoga nicht nur die körperliche Flexibilität und Stärke verbessert, sondern auch Stress reduziert und das allgemeine Wohlbefinden erhöht. Die Praxis des Yoga kann die Sekretion von Anti-Stress-Hormonen anregen und Entzündungen im Körper verringern.

Biofeedback: Diese Technik ermöglicht es, physiologische

Funktionen wie Herzfrequenz und Muskelspannung bewusst zu kontrollieren. Durch visuelle oder auditive Rückmeldungen können Anwender lernen, diese Funktionen zu regulieren und somit Stress abzubauen. Eine Studie von The Journal of Alternative and Complementary Medicine hat gezeigt, dass Biofeedback-Training die kardiovaskuläre Gesundheit verbessern und Alterserscheinungen verzögern kann.

Der Einfluss von Emotionen und mentaler Einstellung

Die Art und Weise, wie wir Emotionen erleben und managen, hat einen nachhaltigen Einfluss auf den Alterungsprozess. Positive Emotionen wie Freude, Liebe und Zufriedenheit fördern die Produktion von Endorphinen und anderen "Wohlfühlhormonen", die regenerativ auf den Körper wirken. Studien haben ergeben, dass Menschen mit einer positiven mentalen Einstellung tendenziell länger leben und seltener an chronischen Krankheiten leiden.

Ein bedeutendes Beispiel hierfür ist das Konzept der Resilienz, das die Fähigkeit beschreibt, sich von Rückschlägen und Stress zu erholen. Resiliente Menschen zeigen eine höhere Lebenserwartung und eine bessere gesundheitliche Verfassung. Untersuchungen der Mayo Clinic haben gezeigt, dass ein resilientes Leben eng mit niedrigeren

Entzündungswerten und einer verbesserten zellulären Gesundheit verbunden ist.

Integration in den Alltag

Die Integration psychosomatischer Ansätze in den Alltag kann durch einfache, aber effektive Methoden erreicht werden:

- Tägliche Reflexion und Dankbarkeit: Eine tägliche Praxis der Selbstreflexion und des Dankbarkeitsjournals kann das emotionale Gleichgewicht fördern. Diese Praxis stärkt positive Emotionen und reduziert negative Denkmuster.
- Atemübungen: Bewusste Atemübungen können helfen, Stress zu lindern und das Nervensystem zu beruhigen. Techniken wie die 4-7-8-Atemtechnik stärken die Verbindung zwischen Geist und Körper.
- Positive Selbstgespräche: Der bewusste Einsatz positiver Affirmationen und Selbstgespräche kann das Selbstbewusstsein und die Resilienz fördern, was wiederum positive Auswirkungen auf die physische Gesundheit hat.

Fazit

Die Verbindung von Geist und Körper ist ein wesentlicher Bestandteil des natürlichen Anti-Aging-Prozesses. Psychosomatische Ansätze, die sowohl die mentale als auch die körperliche Gesundheit berücksichtigen, bieten leistungsstarke Werkzeuge zur Unterstützung der Verjüngung und des Wohlbefindens. Durch die Anwendung von Meditation, Yoga, Biofeedback sowie einer positiven mentalen Einstellung kann jeder Einzelne zu einem ausgewogenen und längeren Leben beitragen. Wissenschaftliche Erkenntnisse stützen diese Methoden und unterstreichen ihre Bedeutung im Kontext des natürlichen Anti-Aging.

Nachhaltigkeit und Ethik in der Auswahl natürlicher Anti-Aging-Produkte

Nachhaltigkeit und Ethik in der Auswahl natürlicher Anti-Aging-Produkte

Die Integration natürlicher Anti-Aging-Methoden in den Alltag bietet nicht nur potenzielle gesundheitliche Vorteile, sondern stellt auch eine Gelegenheit dar, bewusste Entscheidungen in Bezug auf Umwelt und Ethik zu treffen. Angesichts der wachsenden Beliebtheit natürlicher Produkte und Heilmethoden ist es wichtiger denn je, die Nachhaltigkeit und ethischen Aspekte unserer Entscheidungen zu berücksichtigen. In diesem Unterkapitel werfen wir einen detaillierten Blick auf die Prinzipien der Nachhaltigkeit und Ethik bei der Auswahl natürlicher Anti-Aging-Produkte, beleuchten die Herausforderungen und bieten praktische Tipps, wie diese Überlegungen in den Alltag integriert werden können.

1. Bedeutung der Nachhaltigkeit bei natürlichen Anti-Aging-Produkten

Sustainable development, defined in the Brundtland Report as "development that meets the needs of the present without compromising the ability of future generations to meet their own needs," forms the cornerstone of sustainability (Brundtland Commission, 1987). Natürliche Anti-Aging-Produkte, die auf Nachhaltigkeit ausgelegt sind, berücksichtigen den gesamten Lebenszyklus des Produkts – von der Rohstoffgewinnung über die Produktion und den Verbrauch bis hin zur Entsorgung.

Eine nachhaltige Wahl beinhaltet, dass die verwendeten Pflanzen und Kräuter umweltfreundlich angebaut werden, ohne den Einsatz schädlicher Pestizide oder Herbizide, und dass die Ernteverfahren biodiversitätsschonend sind. Zertifikate wie das EU-Bio-Siegel oder das USDA Organic-Label helfen Verbrauchern dabei, nachhaltige Produkte zu identifizieren.

2. Ethische Überlegungen bei der Produktwahl

Ethik in der Produktwahl bedeutet, sowohl die Fair-Trade-Praktiken als auch die soziale Verantwortung der Hersteller zu berücksichtigen. Der Einsatz natürlicher Anti-Aging-

Produkte sollte nicht nur der Haut und dem Körper zugutekommen, sondern auch sicherstellen, dass die Produzenten fair behandelt und angemessen entlohnt werden.

Seal of approval such as Fairtrade, Rainforest Alliance, or B Corporation can guide consumers towards ethically produced goods. Diese Zertifikate bestätigen, dass die Produkte unter fairen Arbeitsbedingungen und unter umweltfreundlichen Bedingungen hergestellt wurden.

3. Praktische Tipps für die Auswahl nachhaltiger und ethischer Produkte

Um sicherzustellen, dass Ihre Anti-Aging-Produkte sowohl nachhaltig als auch ethisch einwandfrei sind, können folgende Tipps hilfreich sein:

Zertifizierungen prüfen: Achten Sie auf Zertifikate wie das EU-Bio-Siegel, USDA Organic, Fairtrade und B Corporation. Diese Siegel helfen, nachhaltige und ethische Produkte zu identifizieren.

Regionale Produkte bevorzugen: Der Kauf von regionalen Produkten unterstützt nicht nur die lokale Wirtschaft, sondern reduziert auch den ökologischen Fußabdruck, der durch den Transport entsteht.

Verpackung beachten: Wählen Sie Produkte mit umweltfreundlicher Verpackung, wie Glasbehälter oder recycelte Materialien, um Müll zu reduzieren.

Hersteller recherchieren: Informieren Sie sich über die Herstellungspraktiken und die Unternehmensphilosophie der Marken, um sicherzustellen, dass Ihre Werte in Bezug auf Nachhaltigkeit und Ethik übereinstimmen.

4. Herausforderungen und Lösungen

Während die Verpflichtung zu Nachhaltigkeit und Ethik bei der Wahl natürlicher Anti-Aging-Produkte viele Vorteile mit sich bringt, gibt es auch Herausforderungen. Einige dieser Herausforderungen beinhalten:

Höhere Kosten: Nachhaltige und ethische Produkte sind oft teurer. Eine Lösung könnte der bewusste Konsum sein, bei dem man weniger, aber qualitativ hochwertigere Produkte kauft.

Eingeschränkte Verfügbarkeit: In manchen Regionen sind nachhaltige und ethische Produkte schwerer erhältlich. Hier können Online-Shops eine Alternative bieten, die sich auf nachhaltige Produkte spezialisieren.

Mangelhafte Transparenz: Nicht alle Marken sind transparent in Bezug auf ihre Produktionsmethoden. In diesem Fall helfen unabhängige Bewertungen und Tests, mehr Klarheit zu schaffen.

5. Die Zukunft der Nachhaltigkeit im Anti-Aging-Sektor

Die Bewegung hin zu nachhaltigen und ethischen Praktiken im Anti-Aging-Sektor zeigt eine vielversprechende Tendenz. With increasing consumer awareness and demand for environmentally friendly and fair trade products, many companies are adopting more sustainable and ethical practices. Innovative Ansätze, wie die Verwendung von Upcycling-Rohstoffen und die Entwicklung von Produkten mit minimalem ökologischen Fußabdruck, sind auf dem Vormarsch.

Zusammenfassend lässt sich sagen, dass die Integration von Nachhaltigkeit und Ethik in den Alltag nicht nur den individuellen Alterungsprozess positiv beeinflusst, sondern auch einen wesentlichen Beitrag zum Schutz unserer Umwelt und der Förderung sozialer Gerechtigkeit leistet. Jeder Kaufentscheid kann einen Unterschied machen – für uns selbst, für die Gemeinschaften, die die Rohstoffe anbauen, und für die kommenden Generationen.

www.ingramcontent.com/pod-product-compliance
Lightning Source LLC
LaVergne TN
LVHW042344190726
843493LV00005B/909